SCHLACK / LARGO / MICHAELIS / NEUHÄUSER / OHRT
Praktische Entwicklungsneurologie

Praktische Entwicklungsneurologie

Herausgegeben von

HANS G. SCHLACK, **Bonn**
REMO H. LARGO, **Zürich**
RICHARD MICHAELIS, **Tübingen**
GERHARD NEUHÄUSER, **Gießen**
BARBARA OHRT, **München**

Unter Mitarbeit von

R. BRANDMAIER, München; D. EBERT, Bonn;
K. EDEBOL-EEG-OLOFSSON, Göteborg; G. HAAS, Tübingen;
H. KAHLE, Tübingen; I. KRÄGELOH-MANN, Tübingen;
U. S. MICHAELIS, Tübingen; A. R. MOINI, Bonn;
G. NIEMANN, Tübingen; K. RIEGEL, München

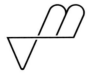

Hans Marseille Verlag GmbH München

Prof. Dr. H. G. SCHLACK
Kinderneurologisches Zentrum
Rheinische Landesklinik
Gustav-Heinemann-Haus
Waldenburger Ring 46
53119 Bonn

© 1994 by Hans Marseille Verlag GmbH, München
Inhaber: Hans Marseille, Verleger, München
Papier: BVS-Plus chlorfrei matt der Papierfabrik Scheufelen
Druck und Bindung: Mayr Miesbach, Am Windfeld 15

Inhaltsverzeichnis

Therapeutische Ansätze

Das entwicklungsgestörte Kind und seine Familie

Geleitwort

D. Palitzsch, Gelnhausen

Die hier vorgelegte Zusammenstellung von Publikationen aus der Entwicklungsneurologie zeigt, daß seit mehr als 10 Jahren die wissenschaftlichen Auffassungen über die Entwicklung des kindlichen Nervensystems einen Paradigmenwandel durchlaufen haben, der nicht zuletzt von den Autoren in Gang gesetzt worden ist. Diese Entwicklungsneurologen trafen und treffen sich, um in mühsamer Kleinarbeit Definitionen, Klassifikationen, Untersuchungstechniken und Screeninguntersuchungen zu erarbeiten und zu erstellen.

Ich bin den Kollegen, die sich als Gruppe verstehen, außerordentlich dankbar, daß sie auf meinen Vorschlag eingegangen sind, ihre entwicklungsneurologischen Konzepte umfassend einem großen Kreis praktizierender Kinderärzte vorzulegen, damit nunmehr bewiesene Anschauungen in die Praxis umgesetzt werden.

Da wir schon frühzeitig die Notwendigkeit einer Reform von Theorie und Praxis der Entwicklungsneurologie erkannt haben, wurden schon seit mehreren Jahren entsprechende Themen in die Bad Orber Programme, aber auch in die der Jahrestagungen aufgenommen. Somit ist vieles für Kinderärzte kein absolutes Neuland. Es mangelte aber bisher an einer geschlossenen Darstellung, zu der uns nunmehr diese Gruppe verhilft.

Zur Untermauerung der Ansichten und Erkenntnisse ist das vorgelegte Buch sehr wertvoll, weil diese Zusammenfassung hoffentlich den gewünschten Neuanfang einer verbesserten und sinnvollen Entwicklungsneurologie unterstützt.

Prof. Dr. D. Palitzsch
Kinderabteilung
Kreiskrankenhaus
Herzbachweg
63571 Gelnhausen

Vorwort

H. G. Schlack, Bonn

Vom Konzept zum Rezept?

Vorbemerkungen zu einer »praktischen« Entwicklungsneurologie

Der Begriff »Entwicklungsneurologie« geht auf Heinz Prechtl und seine Groninger Schule zurück. Zu deren wichtigsten Forschungsergebnissen gehörte die »Entdeckung« des kompetenten, aktiven Säuglings (der weit entfernt davon ist, ein »Reflexwesen« zu sein, wie es ihm jahrzehntelang nachgesagt wurde) und der Nachweis einer großen, physiologischen Variabilität in der frühkindlichen Entwicklung als Ausdruck der biologischen Anpassungsfähigkeit des Menschen.

Diese Erkenntnisse hatten nicht nur große heuristische Bedeutung für die Wissenschaft, sondern auch ganz praktische Konsequenzen. So wird man z. B., wenn man den Säugling nicht mehr als Reflexwesen ansieht, in der Diagnostik größeres Gewicht auf die Beobachtung und Beurteilung seines spontanen Verhaltens legen als auf Reflexe oder Reaktionen in teilweise sehr artifiziellen Auslösesituationen. Und man wird, wenn man mit der Variabilität als biologischem Entwicklungsprinzip vertraut ist, nicht allein deshalb eine Behandlung verordnen, weil ein Kind in seiner Entwicklung nicht einem idealtypischen Weg folgt.

Dennoch ist die Umsetzung der wissenschaftlichen Grundlagen der Entwicklungsneurologie in den praktischen, diagnostischen und therapeutischen Umgang mit entwicklungsauffälligen Kindern nicht einfach, nicht zuletzt wegen der Komplexität der Funktionen des zentralen Nervensystems, welche dem Wunsch nach einfachen Handlungsrezepten entgegensteht.

Die Herausgeber dieses Buches (Barbara Ohrt, München; Remo H. Largo, Zürich; Richard Michaelis, Tübingen; Gerhard Neuhäuser, Gießen; Hans G. Schlack, Bonn) haben in einer informell begonnenen, im Laufe der Jahre freundschaftlich verbundenen Arbeitsgruppe versucht, die Konzepte der Entwicklungsneurologie in die Praxis umzusetzen bzw. für die Praxis nutzbar zu machen.

»Rezepte« sind daraus wegen der schon erwähnten Komplexität der Materie nicht geworden. Trotzdem verstehen wir die Entwicklungsneurologie nicht nur als ein theoretisch-wissenschaftliches Paradigma, sondern sehen die Notwendigkeit, daraus die praktischen Konsequenzen für eine bestmögliche Betreuung entwicklungsgestörter Kinder abzuleiten.

Nach unserer Definition ist Entwicklungsneurologie die Lehre von der normalen und gestörten Entwicklung unter Beachtung der altersabhängigen Symptomatik neurologischer Störungen und Erkrankungen. Entwicklungsneurologische Diagnostik schließt die Beurteilung der motorischen, sensorischen, kognitiven, sprachlichen und sozial-emotionalen Entwicklung ein. Zum Aufgabenbereich der Entwicklungsneurologie gehören auch die Indikationsstellung und die Erfolgsbeurteilung therapeutischer Maßnahmen.

Im Laufe der nunmehr 12jährigen Zusammenarbeit haben die Mitglieder unserer Arbeitsgruppe eine Reihe von praxisorientierten Arbeiten veröffentlicht, die mehrheitlich in der Zeitschrift »pädiatrische praxis« erschienen sind. Die 1. Serie dieser Arbeiten wurde vom unvergessenen PAUL SCHWEIER initiiert. Sie wurden in diesem Buch zusammengefaßt und ergänzt durch einige thematisch darauf bezogene Publikationen, die an anderer Stelle erschienen sind. Unser Dank gilt allen Verlagen, welche die Erlaubnis zum Nachdruck der bei ihnen erschienenen Texte gegeben haben.

Ebenso danken wir Herrn Prof. Dr. D. PALITZSCH, der den Seminarkongreß des Berufsverbandes der Kinderärzte Deutschlands 1994 in Bad Orb unter das Thema »Entwicklungsneurologie« gestellt und unserer Arbeitsgruppe ein Forum geboten hat.

Der Charakter eines Sammelbandes bringt es mit sich, daß kleine thematische Überschneidungen nicht zu vermeiden sind. Das Bemühen um eine thematische Strukturierung wird hoffentlich trotzdem erkennbar. Wir hoffen, mit den in diesem Buch gesammelten Texten aktuelles und für die kinderärztliche Praxis brauchbares Wissen vermitteln zu können.

Normale und gestörte Entwicklung

Kindliche Entwicklung – normal und gestört

R. H. LARGO, Zürich

Ein wesentlicher Aspekt der pädiatrischen Tätigkeit stellt die Beurteilung der kindlichen Entwicklung dar. Eltern, denen die Entwicklung ihres Kindes im Vorschulalter Sorge bereitet, suchen in erster Linie den Kinderarzt auf. Sie erwarten, daß der Kinderarzt die Entwicklung ihres Kindes kompetent beurteilen kann.

So wird dem Kinderarzt beispielsweise ein 3jähriger italienischer Knabe vorgestellt, der lediglich 3 Worte spricht. Wie der Kinderarzt die Sprachentwicklung des Knaben beurteilt, hängt von seinen Vorstellungen einer normalen Sprachentwicklung ab. Sein Urteil wird zudem davon beeinflußt, welche Bedeutung er einerseits dem Milieu, dem das Kind entstammt, und andererseits der zerebralen Reifung zumißt. So mag er die verzögerte Sprachentwicklung des Knaben als Ausdruck des Fremdarbeitermilieus deuten oder die langsame Sprachentwicklung einer zerebralen Reifungsverzögerung zuschreiben. In seltenen Fällen wird er eine organische Störung als Ursache der Sprachverzögerung annehmen.

Wie wir aus diesem Beispiel ersehen können, wird der Kinderarzt in Entwicklungsfragen durch seine Vorstellungen der Normalität geleitet sowie dadurch, wie er die Bedeutung von Anlage und Umwelt einschätzt.

Im ersten Teil dieses Artikels werde ich mich mit den Vorstellungen der Normalität und im zweiten Teil mit der Anlage-Umwelt-Problematik auseinandersetzen. Ich werde mich notwendigerweise auf einige wenige Aspekte dieser beiden Fragenkomplexe beschränken müssen.

Normalität

Die einfachste Definition der Normalität stellen die sogenannten Faustregeln und Meilensteine dar. Sie bezeichnen ein Charakteristikum eines bestimmten Entwicklungsphänomens, z. B. den Zeitpunkt, zu dem dieses Phänomen am häufigsten zu beobachten ist. Ein wesentlicher Nachteil jeder Faustregel besteht darin, daß sie die

Variabilität von Entwicklungsprozessen nicht berücksichtigt.

Eine Faustregel besagt beispielsweise, daß sich die große Fontanelle mit 15 Monaten schließt. Diese Faustregel zieht die große Streubreite des Zeitpunktes, in dem die Fontanelle sich verschließen kann, nicht in Betracht. Abb. 1 gibt in Prozenten an, bei wievielen Kindern in welchem Alter die Fontanelle verschlossen ist (4). Die große Fontanelle ist lediglich bei etwas mehr als 50% der Kinder mit 15 Monaten verschlossen. Frühestens kann sie sich bereits mit 3 Monaten und spätestens erst mit 27 Monaten verschließen.

Nicht wenige der von uns verwendeten Faustregeln sind in ihrer Aussage unklar. Was meinen wir beispielsweise, wenn wir eine normale Sehschärfe mit 1,0 bezeichnen? Bedeutet dies etwa, daß die mittlere Sehschärfe 1,0 ist oder in der Normalpopulation die Sehschärfe gesunder Individuen mindestens 1,0 beträgt, oder daß ein Kind in der Schule und im Straßenverkehr einen Visus von mindestens 1,0 benötigt?

In Abb. 2 ist die Sehschärfe, bestimmt anhand von E-Tafeln, im Alter von 10 und 16 Jahren dargestellt (7). Für die Mehrheit der Kinder liegt die Sehschärfe nicht bei 1,0 sondern zwischen 1,0 und 2,0. Fast ¾ der Kinder weisen einen Visus von mindestens 1,5 auf, der Medianwert liegt bei 1,8. Abb. 2 zeigt ferner, daß die Sehschärfe einen sehr großen Streubereich aufweist, dem keine einfache Faustregel gerecht werden kann.

Während beim Wachstum uns in erster Linie die Ausprägung interessiert, d. h. beispielsweise, wie groß und schwer ein Kind ist, steht bei der psychomotorischen Entwicklung die Dynamik im Vordergrund, d. h. das Auftreten bestimmter Entwicklungsstufen.

Das normale Auftreten einer Entwicklungsstufe kann wie beim Wachstum durch einen sogenannten Normbereich definiert werden. In Abb. 3 ist ein entsprechendes Beispiel dargestellt. Diese Abbildung gibt in Prozenten an, in welchem Alter wieviele Kinder die ersten Schritte machen (8). Die große Variabilität des Geh-Alters wird daraus sofort ersichtlich. Die ersten Gehversuche können bei Schweizer Kindern frühestens mit 9,5 Monaten und spätestens mit 18,5 Monaten beobachtet werden. Der Medianwert liegt bei 13 Monaten; rund 35% der Kinder machen in diesem Alter die ersten Schritte.

Aufgrund dieses Histogrammes läßt sich ein Normbereich für das Geh-Alter definieren, indem man davon ausgeht, daß gesunde Kinder zwischen 10 und 18 Monaten die ersten Schritte machen. Idealerweise würden wir von einem Normbereich erwarten, daß alle Kinder, die motorische und neurologische Störungen aufweisen, außerhalb dieses Bereiches liegen.

Abb. 3 zeigt, daß diese Annahme für Kinder mit Zerebralparesen nur bedingt zu-

Abb. 1
Alter bei Fontanellenschluß (4)

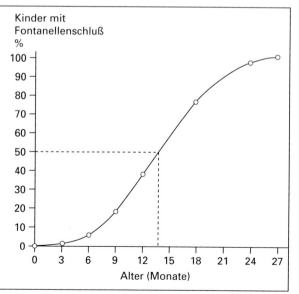

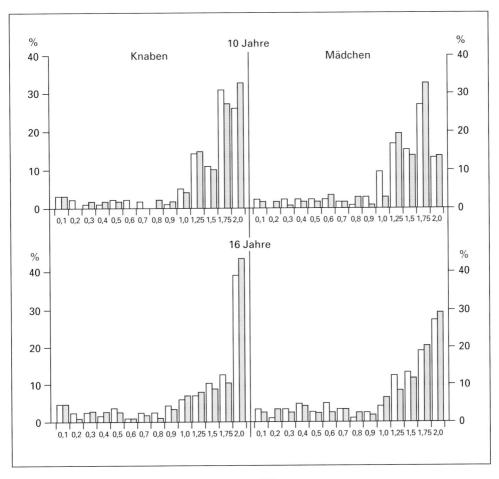

Abb. 2
Fernvisus im Alter von 10 und 16 Jahren
(nach 7)

trifft. Kinder mit einer schweren Zerebralparese liegen deutlich außerhalb des Normbereiches. Kinder mit einer mittelgradigen Zerebralparese liegen im oberen, Kinder mit einer leichten Zerebralparese im mittleren bis unteren Normbereich. Letztere machen die ersten Schritte etwa im gleichen Alter wie gesunde Kinder.

Wie soll man sich dies erklären? Eine naheliegende Erklärung ist die, daß eine leichte Zerebralparese wohl zu einer Verzögerung der motorischen Entwicklung führt, die aber so gering ist, daß das Geh-

Alter noch im Normbereich liegt. So darf man beispielsweise annehmen, daß ein Kind mit einer leichten Zerebralparese, das mit 13 Monaten geht, ohne seine leichte neurologische Behinderung die ersten Schritte bereits mit 10–12 Monaten gemacht hätte.

Ein normales Geh-Alter schließt also eine motorische Störung keineswegs aus. Will man eine leichte motorische Störung erfassen, ist es notwendig, nicht nur den Zeitpunkt des Gehens zu beurteilen, sondern auch die Art und Weise, wie das Kind sich bewegt.

15

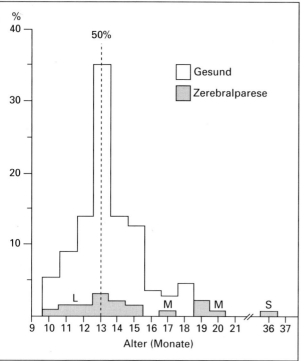

Abb. 3
Geh-Alter bei gesunden termingeborenen
Kindern und bei Kindern mit
Zerebralparese (nach 8)

L = leichte Zerebralparese
M = mittelgradige Zerebralparese
S = schwere Zerebralparese

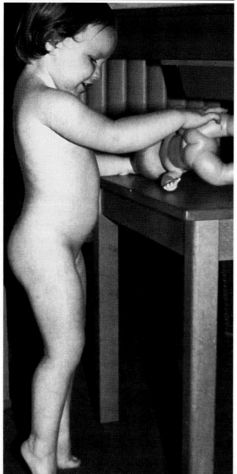

Abb. 4
18 Monate altes Mädchen
mit leichter spastischer Diplegie,
welches mit 13 Monaten
die ersten Schritte machte

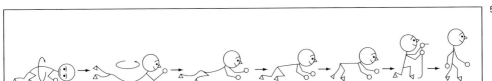

Drehen Drehen am Ort Robben Kriechen Vierfüßler Aufstehen Gehen

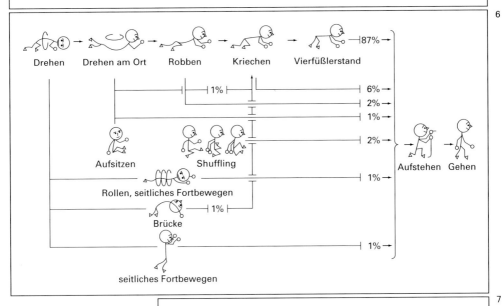

Drehen Drehen am Ort Robben Kriechen Vierfüßlerstand 87%

1% 6% →
2% →
1% →

Aufsitzen Shuffling 2% → Aufstehen Gehen

Rollen, seitliches Fortbewegen 1% →

1%

Brücke

1% →

seitliches Fortbewegen

Abb. 5
Entwicklung der frühen
Lokomotion:
alte Vorstellung

Abb. 6
Entwicklung der frühen
Lokomotion: neue
Vorstellung (nach 8)

Häufigkeit 2–5%

Beinhaltung

Vertikalsuspension
Kind streckt Beine nicht nach unten,
sondern nimmt eine Stellung wie beim Sitzen ein
Weder Robben noch Kriechen, oft Mühe mit Drehen
Später Gehbeginn (oft nach dem 18. Lebensmonat)

Ätiologie: Familiär (40%)
Sporadisch
Zerebralparese

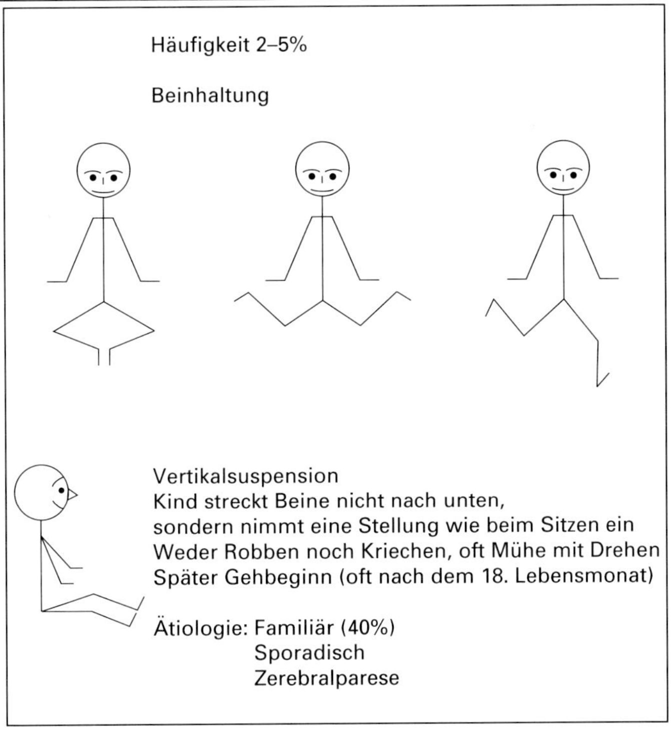

Abb. 7
Rutscher/Shuffler

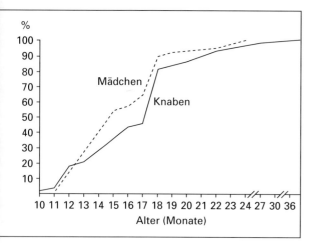

Abb. 8
Auftreten der ersten 3 Worte bei gesunden
termingeborenen Schweizer Knaben
und Mädchen

Abb. 4 zeigt ein Kind mit einer leichten Diplegie. Dieses Mädchen konnte wohl mit
13 Monaten gehen, doch seine Beine wiesen ein deutlich gestörtes Bewegungsmuster auf; es ging auf den Zehenspitzen.

Entwicklungsprozesse prägen sich nicht
nur unterschiedlich stark aus und laufen
unterschiedlich rasch ab. Sie können an-
statt einem auch verschiedene Wege nehmen. Abb. 5 zeigt, wie man sich den Verlauf der frühen Lokomotion bis vor kurzem vorgestellt hat. Als erste lokomotorische Betätigung dreht sich das Kind vom
Rücken auf den Bauch und vom Bauch auf
den Rücken. Anschließend dreht es sich
am Ort, beginnt zu robben, auf Händen
und Knien zu kriechen, geht dann in den
Vierfüßlerstand über, zieht sich zum Stehen auf und geht.

In der Vergangenheit erwartete man, daß
alle gesunden Kinder diese Stadien der
Lokomotion durchlaufen. Diese Vorstel-

lung führte dazu, daß Kinder, die nicht alle Stadien aufwiesen oder ungewöhnliche
Fortbewegungsmuster zeigten, als motorisch gestört angesehen wurden.

Abb. 6 zeigt die verschiedenen möglichen
Verläufe der frühen Lokomotion, wie wir
sie bei gesunden Kindern beobachtet haben (8). 87% der Kinder durchlaufen die
klassische Abfolge von Drehen, Drehen
an Ort, Robben, Kriechen und Vierfüßlergang. Gewisse Kinder lassen Stadien aus,
wie beispielsweise das Robben oder Kriechen. Sie stehen aus der Bauchlage auf
und machen die ersten Schritte.

Andere Kinder zeigen Fortbewegungsmuster, die selten und ungewöhnlich, aber
durchaus normal sind. So bewegen sich
einige Kinder rutschend fort, die sogenannten Shuffler, andere rollen oder
stoßen sich mittels einer Brückenhaltung
vorwärts. Selten bewegt sich ein Kind mit
schlangenähnlichen Bewegungen seitlich
fort.

Da die sogenannten Rutscher oder Shuffler nicht den klassischen Verlauf der
frühen Lokomotion zeigen, erhielten sie in
der Vergangenheit physiotherapeutische
Behandlung. Man glaubte, diesem Fortbewegungsmuster liege eine Zerebralparese zugrunde. Familienuntersuchungen
haben gezeigt, daß es sich beim Shuffling
meistens um ein wahrscheinlich autosomal dominant vererbtes Fortbewegungsmuster handelt (12).

Da das Shuffling immerhin bei 2–5% aller
Kinder vorkommt, sind die wichtigsten Ei-
genheiten dieser Kinder in Abb. 7 zusammengefaßt. Nicht alle Shuffler weisen die
gleiche Beinhaltung auf. Das Kind kann
sich im Schneidersitz, im umgekehrten
Schneidersitz oder mit einer asymmetrische Beinhaltung fortbewegen. Letzteres
wird gehäuft bei Zerebralparesen beobachtet.

Wird das 6–12 Monate alte Kind in Vertikalsuspension gehalten, fallen die Shuffler dadurch auf, daß sie die Beine nicht
gegen den Boden strecken, sondern eine
sitzende Stellung einnehmen. Diese Kin-

der zeigen weder ein Robben noch ein Kriechen und gehen oft erst nach dem 18. Lebensmonat frei.

Wie bereits erwähnt, kommt das Shuffling gehäuft familiär vor. Es kann aber auch sporadisch auftreten oder gelegentlich bei Zerebralparesen beobachtet werden, vor allem bei Hemisyndromen.

Unsere Vorstellungen der Normalität beruhen auf Annahmen, die wir uns von Entwicklungsprozessen machen. Ein Entwicklungsvorgang kann sich unterschiedlich stark ausprägen (Körpergröße oder Sehschärfe in einem bestimmten Alter), unterschiedlich rasch ablaufen (Geh-Alter) und unterschiedliche Verläufe nehmen (lokomotorische Entwicklung).

Ein Entwicklungsvorgang ist um so besser definiert, je vollständiger wir seine Variabilität hinsichtlich Ausprägung, Dynamik und Verlauf erfaßt haben. Für einen Teil der Entwicklungsbereiche können wir die Ausprägung mit Hilfe von Mittelwerten, Standardabweichungen oder Perzentilen beschreiben, nur in wenigen Bereichen kennen wir die Variabilität der Entwicklungsdynamik, und minimal ist schließlich unser Wissen in bezug auf die Vielfalt möglicher Entwicklungsvarianten in einem bestimmten Entwicklungsbereich.

Unsere Vorstellungen der Normalität sind daher in vielerlei Hinsicht noch sehr beschränkt. Wir sollten uns deshalb hüten, vorschnell bestimmte Verhaltensweisen als gestört abzustempeln.

Anlage und Umwelt

Nachfolgend sollen zuerst einige Anmerkungen zur Bedeutung der Umwelt und anschließend zu derjenigen der Anlage gemacht werden.

In Abb. 8 ist ein Teilaspekt der Sprachentwicklung, das Auftreten der ersten 3 Worte, bei gesunden Schweizer Knaben und Mädchen dargestellt. Die Kinder fangen frühestens mit 10–12 Monaten zu reden

an. Der Großteil der Kinder spricht zwischen 15 und 20 Monaten die ersten Worte, bei gewissen Kindern kann dies aber auch erst mit 24–30 Monaten der Fall sein. Die Mädchen zeigen eine etwas raschere Sprachentwicklung als die Knaben.

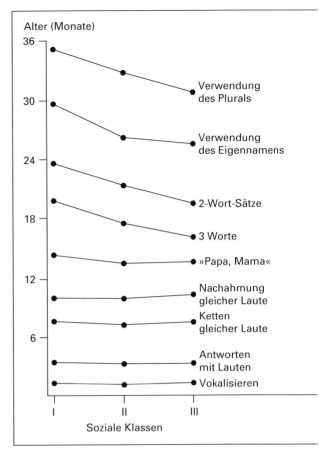

Abb. 9
Mittleres Auftreten von Stadien der Sprachentwicklung in Abhängigkeit von der sozialen Klasse

I = niedrigste soziale Klasse
II = mittlere soziale Klasse
III = höchste soziale Klasse

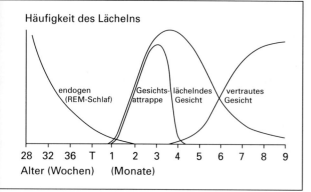

Häufigkeit des Lächelns

endogen (REM-Schlaf) — Gesichts-attrappe — lächelndes Gesicht — vertrautes Gesicht

28 32 36 T 1 2 3 4 5 6 7 8 9
Alter (Wochen) (Monate)

Abb. 10
Entwicklung des Lächelns
(Erläuterung siehe Text)

Abb. 11
Entwicklung der Trennungsangst
(Erläuterung siehe Text)

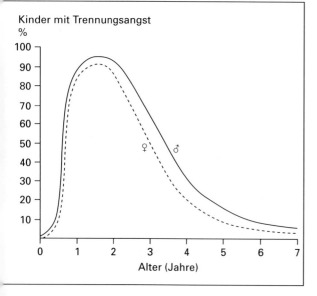

Kinder mit Trennungsangst
%

♀ ♂

Alter (Jahre)

Inwieweit ist diese große Streubreite der frühen Sprachentwicklung Ausdruck unterschiedlicher Umweltbedingungen?

Die Bedeutung des sozioökonomischen Milieus für die frühe Sprachentwicklung von Schweizer Kindern ist in Abb. 9 dargestellt. Die Familien der Kinder wurden in 3 soziale Klassen eingeteilt. Die Klasse I ist die tiefste soziale Klasse, Klasse II die mittlere und III die höchste soziale Klasse. Die sozialen Klassen waren einerseits durch die berufliche Stellung des Vaters und andererseits durch die schulische Ausbildung der Mutter definiert.

Das mittlere Auftreten verschiedener Stadien der Sprachentwicklung ist in Abhängigkeit der sozialen Klasse aufgezeichnet. Die ersten 4 Stadien der Sprachentwicklung, nämlich Vokalisieren, Antworten mit Lauten, Ketten gleicher Silben und Nachahmung gleicher Laute, treten in allen 3 sozialen Klassen etwa zur gleichen Zeit auf; d. h. im 1. Lebensjahr hat das sozioökonomische Milieu keinen wesentlichen Einfluß auf die Sprachentwicklung.

Bei den folgenden 3 Stadien, nämlich der spezifischen Anwendung der Wörter »Papa« und »Mama«, dem Auftreten der ersten 3 Worte und dem Auftreten von 2-Wort-Sätzen, zeigt sich, daß die soziale Klasse im Verlauf des 2. Lebensjahres von zunehmender Bedeutung wird.

Die Stadien treten in der höchsten sozialen Klasse früher auf als in der mittleren und tiefsten sozialen Klasse. Ende des 3. Lebensjahres treten die Sprachstadien in der höchsten sozialen Klasse im Mittel etwa 4 Monate früher auf als in der niedrigsten sozialen Klasse.

Die sozioökonomischen Unterschiede sind in der Schweiz glücklicherweise kleiner als in den meisten anderen Ländern. Sie sind aber dennoch so groß, daß sie sich deutlich auf die Sprachentwicklung auswirken und bei der Beurteilung der Sprachentwicklung eines Kindes berücksichtigt werden müssen.

Als Mediziner haben wir die Neigung, die Bedeutung der Anlage für die kindliche Entwicklung zu überschätzen, diejenige der Umwelt zu unterschätzen. Es gibt nun aber einen Entwicklungsbereich, in dem wir Mediziner die Bedeutung der Umwelt seit langem anerkannt, diejenige der Anlage aber unterschätzt haben. Diese Fehleinschätzung betrifft das Sozialverhalten.

Nachfolgend soll anhand von 3 Aspekten des Sozialverhaltens, nämlich des Lächelns, der Nachahmung und der Trennungsangst, gezeigt werden, daß der biologischen Determinierung des Sozialverhaltens eine größere Bedeutung zukommt als wir bis anhin angenommen haben.

Die Hinweise für eine biologische Determinierung des Sozialverhaltens sind zweifacher Art. Sie betreffen einerseits die Entwicklungsdynamik des Sozialverhaltens und andererseits den Umstand, daß bestimmte organische Störungen mit charakteristischen Veränderungen des Sozialverhaltens einhergehen können.

Betrachten wir zuerst das normale Sozialverhalten, dann seine Störung. Dem Lächeln kommt in der Entwicklung der Kind-Eltern-Bindung eine wichtige Funktion zu.

In Abb. 10 sind 4 entwicklungsspezifische Phasen des Lächelns dargestellt. Die 1. Phase beginnt bereits vor der Geburt mit dem sogenannten endogenen Lächeln. EMDE u. Mitarb. (5) haben gezeigt, daß beim frühgeborenen Kind im sogenannten REM-Schlaf mimische Veränderungen beobachtet werden können, die einem Lächeln gleichzusetzen sind. Das Auftreten dieses endogenen Lächelns konnte mit EEG-spezifischen Veränderungen der Hirnaktivität in Verbindung gebracht werden. Die Häufigkeit dieses endogenen Lächelns nimmt mit zunehmendem Gestationsalter ab. Es kann aber auch in den ersten Lebenswochen gelegentlich noch beobachtet werden. Die Mütter bezeichnen dieses Lächeln bei ihrem schlafenden Kind als ein Wehwehchen oder ein Engelslächeln.

Zwischen dem 1. und 4. Lebensmonat tritt eine Form des Lächelns beim wachen Kind auf, das durch einfache, aber spezifische visuelle Reize, wie eine Gesichtsattrappe, ausgelöst werden kann. Ein runder Gegenstand, beispielsweise ein Ball oder eine Kartonscheibe mit 2 schwarzen Punkten ist ausreichend, um beim Säugling ein Lächeln hervorzurufen.

Der Kurvenverlauf zeigt, daß die Gesichtsattrappe von einer zeitlich beschränkten Wirksamkeit ist. Nach dem 4. Lebensmonat führt nur noch ein lächelndes Gesicht zu einem Lächeln beim Kind. Zwischen etwa dem 5. und 9. Monat wird das Lächeln des Kindes in dem Sinne noch spezifischer, als das Kind nur noch vertraute Gesichter anlächelt (1). Die Spezifität dieser Entwicklungsphasen macht eine biologische Determinierung des Lächelns wahrscheinlich.

Der 2. Aspekt des normalen Verhaltens betrifft die Fähigkeit zur Nachahmung. Vor einigen Jahren haben MELTZOFF u. MOORE (10) gezeigt, daß neugeborene Kinder bereits in den 1. Lebensstunden in der Lage sind, die folgenden Mundstellungen nachzuahmen: Herausstrecken der Zunge, Öffnen des Mundes und Zuspitzen der Lippen.

Diese Leistung des Neugeborenen ist in verschiedener Hinsicht bemerkenswert. Das Neugeborene ist offenbar in der Lage, einen visuellen Eindruck in eine motorische Leistung umzusetzen. Es weiß zudem, daß die Mundregion des Untersuchers seinem eigenen Mund entspricht – dies, ohne je sein eigenes Gesicht gesehen zu haben. Das Neugeborene zeigt schließlich ein Bedürfnis, gewisse mimische Ausdrucksweisen nachzuahmen. Die neuere Forschung des Sozialverhaltens zeigt eindrücklich, daß dieses Bedürfnis und die Fähigkeit zur Nachahmung ein zentrales Element in der Entwicklung des Sozialverhaltens während der ganzen Kindheit darstellt (2).

Der 3. Aspekt des normalen Sozialverhaltens, der hier kurz erwähnt werden soll, stellt das Bindungsverhalten des Kindes dar. Im Verlaufe des 1. Lebensjahres entwickelt das Kind eine starke Bindung zu einer Bezugsperson, in der Regel der Mutter. Diese starke Bindung hat zur Folge, daß das emotionale Wohlbefinden des Kindes in einem hohen Maße von der Gegenwart der Mutter abhängig ist. Diese Abhängigkeit drückt sich unter anderem im Fremden des Kindes und in der sogenannten Trennungsangst aus.

Der Verlauf der Trennungsangst in den ersten 7 Lebensjahren ist in Abb. 11 schematisch dargestellt. Sie gibt in Prozenten an, wieviele Kinder bei einem Versuch der Trennung von der Mutter in ein Weinen ausbrechen. Die Kurve wurde anhand der Daten der Zweiten Zürcher Longitudinalstudie zusammengestellt; vergleichbare Erfahrungen können wohl in jeder kinderärztlichen Praxis gemacht werden.

Tab. 1
Fragiles X-Syndrom (nach 9)

[1]) siehe SCHINZEL u. LARGO (13)

Entwicklungsrückstand	immer
Sprachrückstand	immer
Spielverhalten abweichend	immer
Hyperaktivität	meistens
Autistisches Verhalten	häufig
Visuomotorische Störungen	häufig
Neurologische Auffälligkeiten	wenig
Motorische Verzögerung	wenig
Dysmorphien[1])	angedeutet
Wachstum abweichend[1])	fehlend

Wir haben wenig Hemmungen, uns einem jungen Säugling rasch zu nähern, ihn auf den Arm zu nehmen und allenfalls von der Mutter zu trennen. Spätestens aber mit 3–4 Monaten, und in der Folge immer mehr, gibt uns das Kind mit einer abwehrenden Haltung zu verstehen, daß es unsere Annäherung als Bedrohung empfindet.

Eine Trennung von der Mutter löst bei einem Großteil der Kinder zwischen etwa 8 und 24 Monaten ein Weinen aus. Im Verlaufe des 3., 4. und 5. Lebensjahres vermag sich das Kind dann zunehmend von der Mutter zu lösen. Selbst unter 7jährigen Kindern kann es aber noch vorkommen, daß sich ein Kind von der Mutter nicht ohne Weinen zu trennen vermag. Die Kurve zeigt auch, daß die Trennungsangst bei den Knaben ausgeprägter ist als bei den Mädchen, vor allem im Altersbereich zwischen etwa 3 und 5 Jahren.

Diese entwicklungsspezifischen Aspekte des Lächelns, der Nachahmung und der Trennungsangst weisen uns darauf hin, daß das Sozialverhalten bis zu einem gewissen Grade biologisch determiniert ist. Falls diese Annahme zutrifft, sind organisch bedingte Entwicklungsstörungen des Sozialverhaltens zu erwarten.

Ein Krankheitsbild, bei dem die Entwicklung des Lächelns, des Nachahmens und des Bindungsverhaltens beeinträchtigt ist, stellt der kindliche Autismus dar. Autistische Kinder zeigen wenig bis kein Interesse am menschlichen Gesicht und am Blickkontakt. Ihre Fähigkeit zur Nachahmung und ihr Bindungsverhalten sind wenig entwickelt; Fremden und Trennungsangst sind daher bei diesen Kindern oft vermindert oder gar fehlend.

KANNER (6) hat in seiner Erstbeschreibung des kindlichen Autismus für diese Störung des kindlichen Sozialverhaltens ein Fehlverhalten der Eltern verantwortlich gemacht. Obwohl KANNER 1971 diese »Elternschuld« für den kindlichen Autismus ausdrücklich widerrufen hat, ist auch heutzutage unter Medizinern und Psychologen die Meinung immer noch weit verbreitet, daß ein Fehlverhalten der Umgebung und insbesondere der Eltern dem autistischen Verhalten eines Kindes zugrunde liegt.

Immer mehr Studien belegen, daß der kindliche Autismus meistens eine organische Ursache hat (3). So wurde kürzlich eine chromosomale Störung beschrieben, die gehäuft mit kindlichem Autismus einhergeht. Seit langem war bekannt, daß der kindliche Autismus bei Knaben 4–5mal häufiger vorkommt als bei Mädchen.

Das sogenannte Fragile X-Syndrom vermag diese ungleiche Geschlechtsverteilung mindestens teilweise zu erklären, indem dieses Syndrom, X-chromosomal vererbt, mehrheitlich Knaben trifft (11). Das Fragile X-Syndrom wird auch als MARTIN-BELL-Syndrom oder X-chromosomal vererbter Schwachsinn mit postpubertärer Makroorchie bezeichnet. Die Häufigkeit des Fragilen X-Syndroms wird mit 1 pro 1500 in der männlichen Bevölkerung angegeben. Damit stellt das Fragile X-Syndrom nach dem DOWN-Syndrom die zweithäufigste Ursache für eine geistige Behinderung bei Knaben dar.

Die Auffälligkeiten im Bereiche der Entwicklung und des Verhaltens bei Knaben mit fragilem X-Syndrom sind in Tab. 1 zusammengestellt (9). Alle betroffenen Knaben weisen einen Entwicklungsrückstand auf, ihre Sprachentwicklung ist ausgesprochen stark verzögert, und ihrem Spielverhalten fehlen Nachahmung und Symbolverhalten. Viele der Knaben sind ausgesprochen hyperaktiv, ein Teil der Kinder weist – wie erwähnt – autistische Verhaltenszüge auf.

Neurologisch sind die Knaben bis auf eine leichte Hypotonie wenig auffällig. Ihre motorische Entwicklung ist nur leicht verzögert. Im präpubertären Alter weisen die Knaben kaum Dysmorphien auf, und ihr Wachstum verläuft weitgehend unauffällig (13).

Ein Fragiles X-Syndrom sollte bei allen geistig behinderten Knaben in Betracht gezogen werden, deren Sprachentwicklung sehr stark verzögert ist, die autistische Verhaltenszüge aufweisen und ausgesprochen hyperaktiv sind.

Die Sprachentwicklung und die Entwicklung des Sozialverhaltens haben uns gezeigt, daß die kindliche Entwicklung nicht durch die Anlage oder die Umwelt, sondern vielmehr durch die Wechselwirkung zwischen Anlage und Umwelt bestimmt wird. Die Anlage schafft gewissermaßen die organischen Voraussetzungen, damit sich ein bestimmtes Verhalten entwickeln kann. Sind diese Voraussetzungen ungenügend, kann sich ein Verhalten auch unter besten Voraussetzungen nur ungenügend entwickeln, wie wir dies beim kindlichen Autismus gesehen haben.

Andererseits braucht es die Umwelt, damit sich ein bestimmtes Verhalten herausbilden kann. Sind die organischen Voraussetzungen vorhanden, fehlt aber eine entsprechende Einwirkung der Umwelt, wird sich das Verhalten nicht oder nur ungenügend entwickeln. So ist die Sprachentwicklung eines gesunden Kindes in einem hohen Maße Ausdruck der Umweltbedingungen, unter denen es aufwächst.

Literatur

1. AHRENS, R.: Beitrag zur Entwicklung des Physiognomie- und Mimikerkennens. Z. exp. angew. Psychol. 2, 412–454 (1954).
2. BRETHERTON, I.: Symbolic play. The development of social understanding. Academic Press, New York 1984.
3. DeMYER, M. K.: Infantile autism: patients and their families. Curr. Probl. Pediat. 12, 4 (1982).
4. DUC, G. u. R. H. LARGO: Anterior fontanel; normal size and closure in term and preterm infants. Pediatrics 78, 904–908 (1986).
5. EMDE, R. N. u. R. J. HARMON: Endogenous and exogenous smiling systems in early infancy. J. Am. Acad. Child Psychiat. 11, 177–200 (1972).
6. KANNER, L.: Autistic disturbances of affective contact. Nervous Child 2, 217 (1943).
7. LARGO, M. u. R. LARGO: Visusveränderungen im Verlaufe der Pubertät und Augendominanz im Alter von 10 Jahren. Helv. paediat. Acta 32, 59–69 (1977).

8. LARGO, R. H. u. Mitarb.: Early development of loco-motion: significance of prematurity, cerebral palsy and sex. Devel. Med. Child Neur. **27,** 183–191 (1985).

9. LARGO, R. H. u. A. SCHINZEL: Developmental and behavioral disturbances in 13 boys with fragile X syndrome. Eur. J. Pediat. **143,** 269–273 (1985).

10. MELTZOFF, A. N. u. H. K. MOORE: Imitation of facial and manual gestures by human neonates. Science **198,** 74–78 (1977).

11. OPITZ, J. M. u. G. R. SUTHERLAND: Conference report: International workshop on the fragile X and X-linked mental retardation. Am. J. med. Genet. **17,** 5–94 (1984).

12. ROBSON, P.: Shuffling, hitching, scooting or sliding: some observations in 30 otherwise normal children. Devel. Med. Child Neur. **12,** 651–671 (1970).

13. SCHINZEL, A. u. R. H. LARGO: Clinical and cytogenetic findings in 16 prepubertal boys and their 5 families. Helv. paediat. Acta **40,** 133–152 (1985).

Erschienen in:
Pädiat. FortbildK. Praxis, **61,** 23–27 (1987)
Karger Verlag, Basel

Autor und Verlag danken wir für die Nachdruckgenehmigung

Variabilität in der frühen motorischen Entwicklung

R. MICHAELIS, HEIDI KAHLE
und ULLA SOLVEJ MICHAELIS, Tübingen

Die Entwicklung der motorischen Fähigkeiten des Menschen stehen seit vielen Jahrzehnten in der wissenschaftlichen Diskussion. Jedoch ist es nicht nur die Motorik als Entwicklungsphänomen alleine, die das Interesse auf sich lenkt: Aus der Beschäftigung mit der Entwicklung der Motorik läßt sich darüber hinaus auch paradigmatisch die konzeptionelle Basis ablesen und demonstrieren, von der das jeweilige, zeitbedingte Entwicklungsverständnis getragen wird.

Für die heutige kinderärztliche Praxis der Entwicklungsbeurteilung wird ein Entwicklungsverständnis zugrundegelegt, das auf die phänomenologisch- pragmatischen Arbeiten von GESELL und seiner Schule (9–12, 24) zurückzuführen ist. GESELL hatte als erster begonnen, Entwicklungsphänomene so zu analysieren und zu beschreiben, daß sie für ein altersrelevantes Testverfahren reproduzierbar und zu dokumentieren sind.

Weitaus die meisten der heute zur Verfügung stehenden und verwendeten Entwicklungstests (u. a. Denver-Test, Münchner Funktionelle Entwicklungsdiagnostik) basieren in ihrer Grundstruktur auf dem ursprünglichen »GESELL-Test«. Damit wird aber auch das von GESELL vertretene Entwicklungskonzept tradiert. Die Bedeutung und die Leistungen GESELLS für die Theorie und Praxis der Entwicklungsbeurteilung von Kleinkindern können nicht hoch genug, auch heute noch, eingeschätzt werden.

Die Bewertung von Entwicklungsphänomenen in der kinderärztlichen Praxis als »pathologisch« oder als »normal« ist von eminent praktischer Bedeutung für die betroffenen Kinder und ihre Eltern. Sie ist direkt abhängig von der zugrundeliegenden Entwicklungstheorie, die definiert, was eine normale und was nicht mehr eine normale Entwicklung zu sein habe.

Daraus leiten sich außerordentlich weitreichende Konsequenzen ab: Für die Kinder, für ihre Familien, aber auch für die Epidemiologie der pathologischen Entwicklungsbefunde bei der Vorsorgeuntersuchung für Kinder, für die Epidemiologie der Zerebralparesen, für die Verordnungshäufigkeit von Physiotherapien und anderen Therapien und damit auch für die daraus entstehenden Kosten.

Wir werden sehen, daß die Frage nach der »Normalität der Entwicklung« nur dann so naiv gestellt werden kann, wenn ein deterministisches, nahezu ausschließlich genetisch gesteuertes Entwicklungsmodell als Basis für eine Entwicklungsbeurteilung verwendet wird.

Nicht mehr so einfach werden die Entscheidungen über Normalität oder Pathologie ausfallen können, wenn realisiert wird, daß »Normalität« sich nicht mehr als biologische Determinante definieren läßt, sondern auch als Ergebnis individueller, umweltbedingter Anpassungsvorgänge während der Entwicklung. Das heißt aber, daß die Begriffe »Normalität« und »Pathologie« in ihren Definitionen von einer Grauzone zivilisations- und kulturspezifischer Vorgaben bestimmt werden.

GESELLS Entwicklungsvorstellungen liegt die Hypothese zugrunde – eine Hypothese, die auf die Biologie seiner Zeit zurückzuführen ist –, daß Entwicklungsfortschritte in einem neurobiologischen »Fahrplan« vorprogrammiert und weitgehend fixiert sind und daher auch fahrplanmäßig, also zeitlich determiniert, ablaufen würden.

So schreibt GESELL (10): »Die fundamentalen Zeitabläufe und Muster der Entwicklung sind nur gering beeinträchtigt durch eine zu frühe Geburt, denn die Sequenz der Reifung wird primär durch genetische Faktoren bestimmt«. Und (12): »Die Sequenzen der Entwicklung, also die Ordnung, in der Verhaltensmuster auftreten, und das chronologische Alter, zu dem ein bestimmtes Muster erscheint, sind ausgesprochen invariabel«.

Die Nähe solcher Vorstellungen zu den heute in der Pädiatrie zugrundeliegenden Entwicklungsbeurteilungen wird evident durch Aussagen wie: »Einmal in Gang gesetzt, läuft die normale Entwicklung des Menschenkindes wie eine Präzisionsuhr ab« (14), oder: »Die Steuerungsebene der posturalen Reflexologie befindet sich immer in dem am höchsten gereiften Niveau des Zentralnervensystems. Dieses Niveau liegt bei Neugeborenen selbstverständlich nicht im kortikalen Bereich« (33), oder: »Jede Stufe der kognitiven Entwicklung ist die unerläßliche Vorstufe der nachfolgenden Entwicklungsphasen« (28).

Die Festlegung auf ein in weiten Teilen deterministisches Entwicklungskonzept schließt jedoch Konsequenzen ein:

1. Alle Kinder dieser Erde entwickeln sich formal und zeitlich gleich.

2. Bestimmte Entwicklungsschritte oder Reflexdeterminanten sind für alle Kinder zu einem definierten Zeitpunkt obligat.

3. Zeitliche und formale Variabilität in der Entwicklung sind als Pathologie zu werten.

4. Konditionen der Umwelt haben auf die individuelle Entwicklung kaum einen Einfluß.

In diesem Zusammenhang ist interessant, daß GESELL (11) einen weniger rigiden Standpunkt einzunehmen scheint als es diejenigen tun, die sich auf ihn oder auf sein biologisch-genetisches Entwicklungskonzept beziehen.

Einem solchen deterministisch-hierarchischen Entwicklungskonzept beginnen heute andere Konzepte entgegenzustehen, da eine Reihe von Entwicklungsphänomenen mit einem deterministischen Entwicklungsverständnis weder erfaßt, geschweige denn verstanden werden können (31).

Moderne Entwicklungstheorien basieren auf verschiedenartigen Denkansätzen: Entwicklung als dialektischer oder als ökologischer Prozeß, als systemisches Geschehen (7), als Prozeß einer ontogenetischen Adaptation (26, 27), als ein autopoietisches (18) oder als ein sich

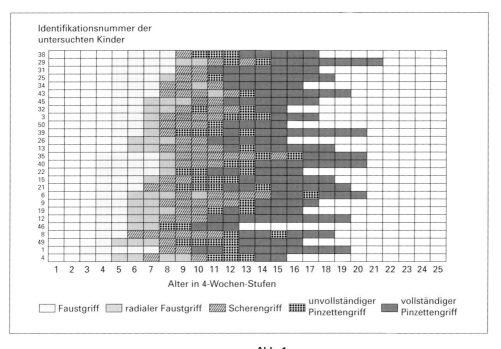

Abb. 1
Entwicklung des willkürlichen Greifens.
Die dunkelgrauen Balken enden
mit dem Beginn des freien Gehens (31, 32);
nach MICHAELIS u. Mitarb. (23)

selbst organisierendes System (30). Alle genannten Systeme beinhalten Variabilität in der Entwicklung als eine vorgegebene Realität.

Von TOUWEN (32) wurden 3 Kategorien von Entwicklungsvariablen beschrieben, denen wir noch eine 4. Kategorie hinzufügen möchten:

1. Interindividuelle Variabilität.
2. Intraindividuelle Variabilität.
3. Inkonsistenzen.
4. Interkulturelle Variabilität.

Die interindividuelle Variabilität

In einer eindrucksvollen paradigmatischen Abbildung stellt TOUWEN (31, 32) als Ergebnis einer longitudinalen Studie an gesunden Kindern die Entwicklung des Greifens dar (Abb. 1).

Schon ein kurzes Überblicken zeigt, daß zwar alle Kinder mit einem Greifen mit der Faust beginnen und mit einem Pinzettengriff die Entwicklungsschiene des Greifens beenden. Die schwarzen Balken des Pinzettengriffes enden zu dem Zeitpunkt, an dem das freie Gehen erlernt wurde, was zwischen dem 12. und 21. Monat geschah. Die einzelnen Greifphänomene zwischen Faust- und Pinzettengriff sind dagegen zeitlich sehr unterschiedlich gestreckt.

Bei genauem Betrachten der Abb. 1 und Bewertung der einzelnen Entwicklungsschritte ist nur eine Deutung möglich: Jedes Kind absolviert seine Greifentwicklung in einem sehr individuellen Durchgang, dessen Verlauf sich nicht voraussagen läßt. Manche Phasen sind nur sehr kurz, andere deutlich länger in ihrem Entwicklungsverlauf, bei einigen Kindern (z. B. Nr. 1, 8, 38) wurden bestimmte Greifmuster nicht beobachtet; dieser Entwicklungsschritt scheint daher für die Gesamtentwicklung des Greifens nicht essentiell zu sein.

Nach VOJTA (33) kann das intentionelle Greifen nur dann von einem Kind erlernt werden, wenn der Greifreflex erloschen ist: »Die Entfaltung der Hand ist am Ende des 2. Trimenons vollzogen. Danach ist der Greifreflex (der Hand) erloschen«. Eine solche Argumentation leuchtet ein, ließ sich jedoch in der Untersuchung von TOUWEN (31, 32) nicht bestätigen.

Im Gegenteil: Intentionelles Greifen und Greifreflex scheinen sich nebeneinander her zu entwickeln, unabhängig voneinander, sie bedingen sich gegenseitig nicht.

Wie die Tab. 1 zeigt, war der Greifreflex der Hand bis zum 9. Lebensmonat bei einer ganzen Reihe von Kindern noch nachweisbar.

In einer Untersuchung gesunder, sich unauffällig entwickelnder Kinder einer kinderärztlichen Praxis (20) wurde die motorische Entwicklung von 100 Kindern ohne jede Risikobelastung vom Liegen bis zum freien Gehen untersucht. Die Eltern wurden in den ersten Lebenswochen ihres Kindes gefragt, ob sie sich an einer solchen Untersuchung beteiligen wollten. Ein definiertes Entwicklungsprotokoll wurde ihnen übergeben. Bei den Vorsorgeuntersuchungen und bei anderen Vorstellungen in der kinderärztlichen Praxis wurden die Protokolle besprochen, geprüft und validisiert. Die Methodik der Untersuchung und die Definition der Entwicklungsschritte erfolgte nach LARGO u. Mitarb. (16) mit Ausnahme der Definition des freien Sitzens.

Tab. 1
Anzahl der Kinder, die zu einer bestimmten Zeit einen positiven Greifreflex, intentionelles ulnares Greifen und radiales Greifen zeigen. Zeitangaben in Lebenswochen und Lebensmonaten. Gesamtzahl der Kinder (n = 28). Wie der Tabelle zu entnehmen ist, konnte der Greifreflex noch bis zum 9. Lebensmonat nachgewiesen werden (32)

Lebensmonat	3.			6.			9.	
Lebenswoche	12.	16.	20.	24.	28.	32.	36.	40.
Palmargreifreflex +	–	1	–	1	8	6	5	7	n = 28
Intentionelles ulnares Greifen	2	12	12	2	–	–	–	–	n = 28
Radiales Greifen	–	–	2	8	8	7	3	–	n = 28

Abb. 2

Motorische Entwicklung des Kindes H. L.
vom Liegen zum freien Gehen.

1. Position von unten nach oben:
   Selbständiges Drehen
   von Rückenlage zu Bauchlage;
2. Position: Drehen von Bauchlage
   zu Rückenlage;
3. Position: Freies, sicheres Sitzen;
4. Position: Selbständiges Hochkommen
   vom Liegen zum Sitzen;
5. Position: Kriechen/Robben;
6. Position: Krabbeln;
7. Position: Hochziehen zum Stehen;
8. Position: Stehen mit Festhalten;
9. Position: Gehen mit Festhalten;
10. Position: Freies Gehen.

Definition der einzelnen Positionen,
mit Ausnahme Position 3,
nach LARGO u. Mitarb. (16)

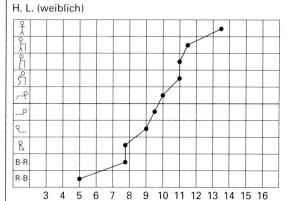

Abb. 3

Motorische Entwicklung des Kindes H. L.
Symbolbezeichnungen siehe Abb. 2

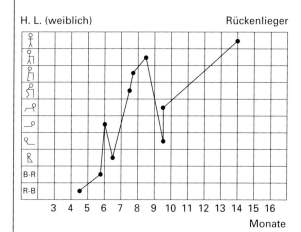

Abb. 4

Motorische Entwicklung des Kindes L. B.
Symbolbezeichnungen siehe Abb. 2

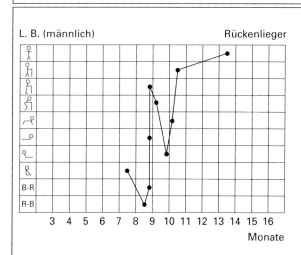

29

Aus den bisherigen Ergebnissen sollen 3 exemplarische Beispiele vorgestellt werden. Würde die motorische Entwicklung in determinierten, hierarchischen Schritten erfolgen, müßte in dem abgebildeten Koordinatensystem die motorische Entwicklung kurvenmäßig in etwa einer Geraden gleichen.

Die Abb. 2 zeigt auch einen solchen Verlauf annäherungsweise. In den Abb. 3 u. 4 wird dieses Entwicklungsschema jedoch sehr individuell verändert.

Solches geschieht sowohl in formalem, aber auch in zeitlich sehr variablem Ablauf zwischen den einzelnen Entwicklungsschritten. Obwohl das Kind, dessen Entwicklung in Abb. 3 dargestellt ist, schon im Alter von 9 Monaten mit Festhalten geht, ist das freie Gehen erst mit dem 14. Monat erlernt worden. In den dazwischenliegenden 5 Monaten werden noch Hochkommen vom Liegen zum Sitzen und Krabbeln absolviert.

Der Entwicklungsverlauf des Kindes, dargestellt in Abb. 4, zeigt eine Raffung der ersten 9 Entwicklungsschritte auf 3 Monate (7½–10. Monat), wobei 6 dieser Schritte im 8. und 9. Lebensmonat bewältigt werden.

Der Entwicklungsverlauf der Abb. 2 stellt eher eine Ausnahme als die Regel in dem untersuchten Kollektiv dar. Die Regel wird vielmehr bestimmt durch eine hohe und individuelle Variabilität im formalen und zeitlichen Ablauf der einzelnen Schritte der motorischen Entwicklung.

Intraindividuelle Variabilität

Die bereits genannten Untersuchungen von Touwen (31, 32) haben darüber hinaus gezeigt, daß nicht Kinder sich individuell schnell oder langsam entwickeln, sondern einzelne Funktionen oder einzelne Entwicklungsschienen (Developmental tracking systems, 6). So kann bei einem Kind die motorische Entwicklung deutlich verlangsamt verlaufen, die Sprachentwicklung dagegen rasch, ein typischer Befund bei Kindern mit einer zentralen muskulären Hypotonie und unauffälliger geistiger und sprachlicher Entwicklung. Aber auch innerhalb einer definierten Entwicklungsschiene ereignen sich Beschleunigungen und Retardierungen, wie sie aus den Abb. 1, 3 u. 4 entnommen werden können.

Inkonsistenzen

Als Inkonsistenzen werden von Touwen (32) Entwicklungsphänomene bezeichnet, die erneut beobachtet werden, obwohl sie bereits durch eine reifere Entwicklungsstufe abgelöst worden waren. Man könnte solche Befunde auch als transitorische Regressionen oder transitorische Diskontinuitäten bezeichnen.

In Abb. 1 sind solche Inkonsistenzen beim Erlernen der Greiffähigkeit der Hand, z. B. bei den Kindern mit den Nr. 29, 34, 32, 39, 8, 1, dokumentiert worden. Eltern und Kinderärzten ist immer schon aufgefallen, daß einzelne Kinder bereits erlernte Entwicklungsschritte aufgaben, um sich für einige Zeit wieder mit einer unreiferen Entwicklungsphase zu begnügen.

Zu den Inkonsistenzen sind auch Entwicklungsschritte zu rechnen, die von Kindern übersprungen werden und die damit offenbar nicht zu den unerläßlichen Schritten eines Entwicklungsverlaufes gehören. Dies gilt vor allem für das Kriechen und Krabbeln, das von etwa 10–15% sich normal entwickelnder Kinder nicht absolviert wird (2, 16).

Daß gerade die Entwicklungsschritte der Quadrupedie sich nicht als essentielle Voraussetzungen für das Gelingen der motorischen Entwicklung herauskristallisieren, unterstützt die Theorien der Notwendigkeit der phylogenetischen Rekapitulation, die auch der Mensch in seiner Entwicklung zu durchlaufen habe – aus welchen Gründen auch immer – nicht, auch nicht die der Argumentation, daß Krabbeln und Kriechen für die prinzipiell notwendige Programmierung der rechten und linken Hirnhälfte notwendig sei.

Interkulturelle Variabilität

Nach den Konsequenzen einer Theorie der deterministisch-hierarchisch organisierten Entwicklung ist zu fordern, daß alle Kinder der Welt sich zeitlich und formal in gleicher Weise, unabhängig von Zivilisation, Kultur und Umweltbedingungen entwickeln. Die Abb. 5 zeigt jedoch, daß diese Forderung mit der Realität nicht zu vereinen ist.

In Abb. 5 sind die Ergebnisse einiger Entwicklungsuntersuchungen an Low-Risk-Populationen in der Form von kumulativen Verteilungskurven zusammengefaßt. Mit Hilfe kumulativer Verteilungen können die Prozentzahlen einer Population von Kindern angegeben werden, die zu einem bestimmten Zeitpunkt einen bestimmten Entwicklungsschritt absolviert haben.

So haben 50% der Kinder einer englischen Population (25) das freie Sitzen kurz vor dem 6. Lebensmonat erlernt. 50% der Kinder der holländischen Population von Touwen (31) haben dies jedoch erst nach dem 7. Lebensmonat, eine deutsche Population (2) kurz vor dem 7. Lebensmonat

erlernt. Die Unterschiede werden im Laufe der Zeit größer. Freies Gehen haben 50% der englischen Kinder mit knapp 13 Monaten gelernt, 50% der holländischen Jungen mit 14½ Monaten, 50% der holländischen Mädchen mit 16 Monaten.

Je komplizierter die neurobiologische Steuerung der zu erwerbenden Fähigkeiten ist, um so größer wird die zeitliche Bandbreite, in der eine Population diese meistert, wobei in der holländischen Population außerdem eine geschlechtsspezifische Differenz nachzuweisen war: Die Mädchen unterschieden sich deutlich von den Jungen im Erlernen des freien Gehens, sie konnten dies erst etwa 1 Monat später.

Mit gutem Grund wird man spekulieren dürfen, daß beim Erlernen der Sprache ebenfalls ein geschlechtsspezifischer Unterschied festzustellen sein würde, jedoch in umgekehrter Folge: Zeitlich deutlich früher bei den Mädchen. Das Erlernen einiger Worte bei einer Population Schweizer Kinder (17) zeigt außerdem deutlich, daß der Spracherwerb keiner GAUSS'schen Verteilungskurve folgt, son-

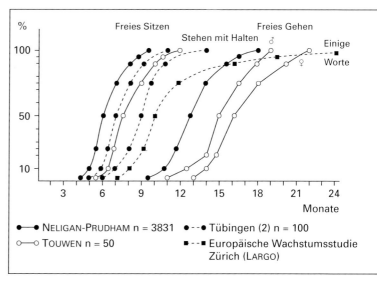

Abb. 5
Kumulierende Entwicklungskurven für freies Sitzen, Stehen mit Halten, freies Gehen, Sprechen einiger Worte, zusammengestellt aus englischen, holländischen, schweizer und deutschen Populationen; nach MICHAELIS u. Mitarb. (22). Weitere Erläuterungen siehe Text

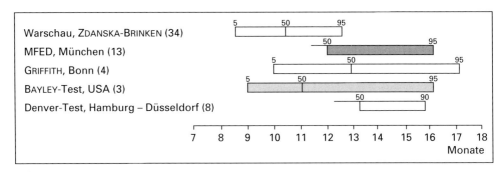

Abb. 6

Freies Stehen für einige Sekunden, untersucht bei polnischen, deutschen und amerikanischen Kindern. Angegeben sind, soweit aus den Populationsbeschreibungen eruierbar, die 5., 50., 90., 95. Perzentile einer kumulativen Verteilung

MFED = Münchner Funktionelle Entwicklungsdiagnostik

Denver = Denver Developmental Screening Test, standardisiert für deutsche Kinder (siehe FLEHMIG u. Mitarb. [8])

GRIFFITH, Bonn = siehe BRANDT (4), standardisiert für deutsche Kinder

Warschau = siehe ZDANSKA-BRINKEN u. WOLANSKI (34)

dern in die Richtung späteren Alters verschoben ist: 50% der Kinder haben einige Worte bereits mit 10 Monaten gesprochen, die anderen 50% benötigen dazu noch einmal 14 Monate!

Die Abb. 6 zeigt transkulturelle Unterschiede für die Fähigkeiten, einige Sekunden frei zu stehen. Dieses Item läßt sich aus einer Reihe von Kleinkindertests entnehmen (3, 4, 8, 13, 34). Die erheblichen zeitlichen Unterschiede in den 50er Perzentilen (bis zu 3 Monaten) und den 90er bzw. 55er Perzentilen (bis zu 5 Monaten) sind nicht zu übersehen, wobei 3 dieser Populationen an deutschen Kindern entweder erhoben (13) oder standardisiert wurden (4, 8).

Ein weiteres Beispiel soll genannt werden: Für das Krabbeln gibt AINSWORTH (1) bei Kindern aus Uganda die 50. Perzentile im 7. Monat an, bei ZDANSKA-BRINKEN u. WOLANSKI (34) liegt die 50. Perzentile polnischer Kinder etwas über 9 Monaten, bei BRANDT (4) für deutsche Kinder bei fast

10 Monaten. Die 95. Perzentilen liegen in gleicher Reihenfolge bei 9, 11½ und 13 Monaten.

Determinismus und Adaptation

Die Phänomene einer inter- und intraindividuellen und interkulturellen Variabilität der menschlichen Entwicklung sowie der Inkonsistenzen innerhalb eines individuellen Enwicklungsverlaufes lassen sich mit einem deterministisch-hierarchischen Entwicklungsmodell nicht mehr erklären. Besonders gilt dies für die in äußerster Konsequenz vertretenen Formen einer ausschließlichen Fixierung der Entwicklung an reflexologische und primitivreflexologische Konzepte (5, 33).

Daher überrascht auch nicht, daß zur Zeit Diskussionen und Prozesse ablaufen, wie sie von KUHN (15) als typisch für einen Paradigmenwechsel beschrieben worden sind, was notwendigerweise zu einer Verunsicherung derer führen muß, die bisher in der Praxis mit den Grundlagen eines deterministisch-hierarchischen Entwicklungsmodells arbeiten.

Offenbar spielen jedoch Umweltfaktoren für die Entwicklung der menschlichen Motorik eine bisher weitgehend übersehene, entscheidende Rolle (6, 26, 27, 29). Ohne an dieser Stelle auf Details eingehen zu können, müssen die Variabilitäten in der motorischen Entwicklung auf Umweltfaktoren, Erziehungsvorstellungen der Eltern einer bestimmten Population, auf transkulturelle, unterschiedliche Entwicklungsvorgaben und traditionell tradierte Erziehungsmuster zurückgeführt werden, die den Ablauf bestimmter Entwicklungsschienen eindeutig bestimmen.

Seit langem ist bekannt, daß die Herkunft aus einer bestimmten sozialen Schicht, das Aufwachsen in einer Großstadt oder auf dem Lande die Entwicklung beeinflussen. In vielen Kulturen wurden und werden Säuglinge vollständig eingewickelt, also gezielt in ihrer motorischen Entwicklung inhibiert (19).

Derartige Techniken geschehen unter sehr unterschiedlichen Vorstellungen. Eine, bei Indianerstämmen und auch früher in Europa vertretene Ansicht ist, daß Kinder durch Wickeln in die aufrechte »Körperhaltung« gebracht werden müssen, um wahre Menschen zu werden, da ihre Gelenke und Muskeln noch zu schwach seien, um eine aufrechte Körperhaltung zu ermöglichen. Afrikanische Mütter verhalten sich dagegen anders. Sie versuchen, schon ab dem 3. Lebensmonat eine aufrechte Körperhaltung durch induzierte Beinstreckung und Hüpfenlassen auf ihren Oberschenkeln zu induzieren (19).

Beiden Techniken scheint die magische Vorstellung zugrunde zu liegen, ein Kind sei erst dann ein Mensch, wenn es die Krabbelphase hinter sich gebracht habe, die das Kind dem Tier wesensmäßig ähnlicher sein lasse als dem Menschen. Dabei scheint beide Male, mit Wickeln oder mit frühester Aktivierung der aufrechten Haltung, eine aktive Verhinderung des Krabbelns angestrebt zu werden.

Das Loslösen der Entwicklung des Menschen von einer rigiden, gendeterminierten Kontrolle ist als Selektionsvorteil, erworben im Zuge der Evolution, zu verstehen. Eine strenge zeitliche, morphologische und funktionelle genetische Determinierung der Entwicklung, hierarchisch geordnet, ist bei Pflanzen und selbst noch bei höheren Säugetieren die Regel.

Die Vorteile der Befreiung von solcher Reglementierung liegen auf der Hand. Die Entwicklung des Menschen kann sich an die umweltbedingten Zwänge und an die Notwendigkeiten der sozialen Anforderungen der Gesellschaft anpassen, in der ein Kind aufwächst. Krabbeln und Kriechen wären, wenn diese Entwicklungsschritte als essentielle Stufen absolviert werden müßten, um zum freien Gehen zu kommen, in der Wüste oder in der Nähe des Nordpoles nicht möglich. Menschen hätten in diese Regionen nicht eindringen und nicht dort leben können.

Ein Entwicklungskonzept, das der hohen Variabilität in ihren verschiedenen Ausprägungen der motorischen Entwicklung entsprechen muß, wird die adaptive umwelt- und sozialbedingten Komponenten der menschlichen Entwicklung mit einbeziehen müssen. Statt eines deterministischen Entwicklungskonzeptes wird in Zukunft von einem adaptiven, evolutionsorientierten, sich selbst organisierenden, autopoietischen Entwicklungskonzept auszugehen sein, das auf sehr verschiedenen, voneinander weitgehend unabhängigen Entwicklungsschienen (6) verläuft (18, 26, 27, 29, 30).

Die Ontogenese ist in einem solchen Rahmen die genetische Basis für Entwicklungsprozesse, die, sich selbst durch Umwelteinflüsse organisierend, schließlich in das ebenfalls genetisch festgelegte Ziel einer Entwicklungsschiene einmündet. Oder, anders ausgedrückt: Die biologisch notwendigen Voraussetzungen für den freien, aufrechten Gang des Menschen oder für sein Sozialverhalten oder für die Sprachfähigkeit sind genetisch determiniert, ebenso wie die Zielfunktionen; adaptiven selbstorganisierenden Kräften ist dagegen überlassen, auf welchen unterschiedlichen Wegen das Entwicklungsziel erreicht wird. Das Schema der Abb. 7 soll diese Zusammenhänge verdeutlichen.

Die weitgehende Befreiung der menschlichen Entwicklung von der ausschließlich genetischen Kontrolle besitzt weitere Vorteile:

1. Ein Kind ist zu jedem Zeitpunkt seiner Entwicklung, einschließlich seiner intrauterinen Entwicklung, mit allen notwendigen Eigenschaften ausgestattet, die es zu einem bestimmten Zeitpunkt für sein Leben und für die Lebenserhaltung benötigt. Ein Kind ist daher zu jedem Zeitpunkt seiner Entwicklung für die von ihm zu bewältigenden Aufgaben »reif« (29). Entwick-

lung geschieht lebenslang, da immer eine Adaptation an sich verändernde Umweltbedingungen notwendig ist, selbst noch im hohen Alter. Entwicklungsprozesse sind daher als lebenslang ablaufende Adaptationsprozesse zu verstehen.

Bei dem Konzept einer genetisch determinierten hierarchischen Entwicklung wird das Ziel des Reifungsprozesses irgendwo und irgendwann beim erwachsenen Menschen angenommen, da alle anderen Vorstufen der Entwicklung nur Teil eines prozeßhaften Geschehens sind, das irgendwann zu einer Reifung kommen wird und danach nur noch altern und regredieren kann.

2. Die Umwandlung eines hierarchischen Entwicklungsprinzipes, bei dem jeder Entwicklungsschritt unerläßlich von einem unreiferen Entwicklungsschritt abhängig ist, hin zu weitgehend voneinander unabhängig verlaufenden Entwicklungsschienen ist eine unvergleichlich bessere Absicherung gegen Schädigungen eines solchen Systems.

Bei einem »Zahnradsystem« wird die kleinste Schädigung des Räderwerkes zu einem Stillstand des ganzen Systems führen müssen. Werden dagegen nur einzelne Entwicklungsschienen in ihrem Verlauf geschädigt oder beeinträchtigt, können doch andere Entwicklungsschienen weitgehend unbeeinflußt zum Ziel ihrer Entwicklung gelangen.

Ein solches Konzept ist daher auch viel besser geeignet, therapeutische Interventionen in einem ganz anderen Licht und in anderen Zusammenhängen zu sehen, im Gegensatz zu therapeutischen Vorstellungen, die sozusagen beim Punkt Null, beim 1. Zahnrad der Entwicklung anfangen müssen, da das extrem voneinander abhängige System der Entwicklungsschritte sonst nicht anders therapeutisch angegangen werden kann.

Schließlich bleibt noch die Frage zu erörtern, wie bei einer derart kompliziert verlaufenden kindlichen Entwicklung in der kinderärztlichen Praxis eine valide Ent-

Abb. 7
Genetisch determinierte, neurobiologische Basisstrukturen und Basisfunktionen, Entwicklungsverlauf als epigenetische Adaptation und genetisch determiniertes Entwicklungsziel.
Weitere Erläuterungen siehe Text

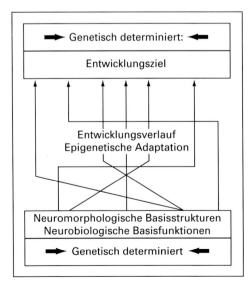

wicklungsbeurteilung erfolgen soll. Denn: Variabilität zeichnet die normale Entwicklung aus (32). Sie ist nicht, wie in deterministischen Entwicklungskonzepten, Pathologie!

Für die Praxis haben wir (21) schon seit längerem ein sogenanntes »Grenzsteinkonzept« angegeben, mit dem festgestellt werden kann, ob ein Kind einen essentiellen Entwicklungsschritt zu einem bestimmten Zeitpunkt erreicht hat oder nicht. Dabei wird eher großzügig verfahren, um auch sich langsam entwickelnde Kinder nicht allzu früh als auffällig zu diskriminieren. Dabei ist es gleichgültig, auf welchem Wege das Kind einen solchen Entwicklungsabschnitt erreicht hat. (Siehe auch Beitrag: »Meilensteine der frühkindlichen Entwicklung – Entscheidungshilfen für die Praxis«, Seite 93.)

Die Zeitangaben solcher Grenzsteine beziehen sich ungefähr auf die 90. Perzentile der Entwicklungsschritte der Kinder des deutschprachigen Kulturkreises. So sollte das freie, sichere Sitzen spätestens bis zum Ende des 9. Lebensmonates erlernt sein, das freie, sichere Gehen bis zum 18. Monat.

Die Feststellung, daß ein Kind eine bestimmte Fähigkeit bis zu einem definierten Zeitpunkt noch nicht erreicht hat, sagt noch nichts über die Ursache der Verzögerung aus. Diese muß erst gesucht werden. Sie muß auch nicht von vornherein als pathologisch bewertet werden. Wohl aber sollte ein Kind nicht länger mehr und ohne weitergehende Untersuchungen als »Spätentwickler« den Eltern gegenüber bezeichnet werden, wenn eine Überschreitung des Grenztermines eingetreten ist. Daher kann das Grenzsteinkonzept auch als Warnkonzept verstanden werden, nicht länger mehr die Klärung einer Entwicklungsverzögerung hinauszuschieben.

Letztendlich wird ein adaptives Entwicklungskonzept aber auch zu anderen Ergebnissen bei den Vorsorgeuntersuchungen in den ersten Lebensjahren führen. Eine Reduzierung der in der Bundesrepu-

blik überaus hohen Pathologierate der Vorsorgeuntersuchung würde erfolgen, die dann in Relation zu bringen ist mit den Raten vergleichbarer europäischer Staaten, was wiederum Konsequenzen für die Epidemiologie früher Störungen und für die Epidemiologie der spastischen Syndrome der Zerebralparese nach sich ziehen würde.

Zusammenfassung

Die motorische Entwicklung des Säuglings und Kleinkindes zeigt eine hohe Variabilität, die bis heute nur ansatzweise zur Kenntnis genommen wird. Variabilität in der Entwicklung ist in einem deterministisch-hierarchischen Entwicklungskonzept als Pathologie zu interpretieren, da Entwicklung nach diesem Konzept nur in strenger zeitlicher und formaler Ordnung und unter genetischer Kontrolle ablaufen kann.

4 Qualitäten der Variabilität als immanenter Teil einer normalen Entwicklung werden jedoch inzwischen beschrieben und diskutiert:

1. Interindividuelle Variabilität.
2. Intraindividuelle Variabilität.
3. Inkonsistenzen, Diskontinuitäten.
4. Transkulturelle Variabilität.

Mit deterministisch-hierarchischen Entwicklungskonzepten ist es nicht möglich, die Phänomene der Variabilität zu erklären und zu integrieren. Dazu sind andere Konzepte besser geeignet, wie z. B. das Konzept einer evolutionsbedingten epigenetischen bzw. ontogenetischen Adaptation. Auf die Konsequenzen für die Praxis und für die Epidemiologie pathologischer Befunde, in Abhängigkeit von dem in der Praxis zugrundegelegten Entwicklungskonzept, wird eingegangen.

Literatur

1. AINSWORTH, M. D. S.: Sensorimotor development of Ganda infants. Infancy in Uganda. Hopkins, Baltimore 1967.

2. AUGUST, V. u. W. AUGUST: Untersuchungen zu einigen Aspekten der motorischen Entwicklung von Kindern im 1. Lebensjahr in einer kinderärztlichen Praxis. Persönliche Mitteilung. Siehe auch MICHAELIS, R. u. Mitarb., 1989 (22).

3. BAYLAY, N.: Baylay scales of infant development. Manual. Psychological Corporation, New York 1969.

4. BRANDT, I.: Griffiths-Entwicklungsskalen zur Beurteilung der Entwicklung in den ersten beiden Lebensjahren. Beltz, Weinheim-Basel 1983.

5. CAPUTE, A. J. u. Mitarb.: Primitive reflex profile. University Park Press, Baltimore 1978.

6. CHISHOLM. J. S.: Nawajo infancy. Aldine Publishers, New York 1983.

7. FLAMMER, A.: Entwicklungstheorien. Huber, Bern-Stuttgart 1988.

8. FLEHMIG, I. u. Mitarb.: Denver Entwicklungsskalen. Hamburger Spastikerverein, Hamburg 1973.

9. GESELL, A. L.: Infant behavior: Its genesis and growth. MacGraw-Hill, New York 1934.

10. GESELL, A. L.: The fetal infant in embryology of behavior. Harper Brothers, New York 1945.

11. GESELL, A. L.: Säugling und Kleinkind in der Kultur der Gegenwart. 10. Aufl. Christian, Bad Nauheim, 1972.

12. GESELL, A. L. u. C. S. AMATRUDA. In: KNOBLOCH, H. u. B. PASAMANICK (Hrsg.): Developmental Diagnosis. 3. Aufl. Harper and Row, Hagerstown 1974.

13. HELLBRÜGGE, Th. u. Mitarb.: Münchner funktionelle Entwicklungsdiagnostik. Erstes Lebensjahr. Urban & Schwarzenberg, München 1978.

14. HELLBRÜGGE, Th. u. J. H. v. WIMPFFEN: Die ersten 365 Tage im Leben eines Kindes. 16. Aufl. Droemer-Knaur, München-Zürich 1973.

15. KUHN, T. S.: Die Struktur wissenschaftlicher Revolutionen, 2. Aufl. Suhrkamp, Frankfurt 1973.

16. LARGO, R. H. u. Mitarb.: Significance of prematury, cerebral palsy, and sex in early locomotion. Devel. Med. Child Neur. 27, 183–191 (1985).

17. LARGO, R. H. u. Mitarb.: Language development of term and preterm children during the first five years of live. Devel. Med. Child Neur. 28, 330–350 (1986).

18. MATURANA, H. R. u. F. J. Varela: Der Baum der Erkenntnis. Scherz, Bern-München 1987.

19. MICHAELIS, R.: Überlegungen zur motorischen und neurologischen Entwicklung des Kindes. Mschr. Kinderheilk. 133, 417–421 (1985).

20. MICHAELIS, R., M. BARNER u. B. ASENBAUER: Hierarchische oder individuelle Strategien der motorischen Entwicklung? Vortrag 19. Jahrestagung der Gesellschaft für Neuropädiatrie, Dresden, Oktober 1993.

21. MICHAELIS, R. u. G. HAAS: Meilensteine der frühkindlichen Entwicklung – Entscheidungshilfen für die Praxis. Öff. Gesundh.-Wes. 8/9, 486–490 (1990).

22. MICHAELIS, R., I. KRAGELOH-MANN u. G. HAAS: Beurteilung der motorischen Entwicklung im frühen Kindesalter. In: KARCH, D. u. Mitarb. (Hrsg.): Normale und gestörte Entwicklung. Springer, Heidelberg 1989.

23. MICHAELIS, R. u. Mitarb.: Entwicklungsneurologie. Kohlhammer, Stuttgart 1984.

24. MUUS, R. E: Das Lebenswerk von Arnold Lucius Gesell 1880–1961. Der Kinderarzt 22, 1070–1073 (1991).

25. NELIGAN, G. u. D. PRUDHAM: Potential value of four early developmental milestones in screening children for increased risk of later retardation. Devel. Med. Child Neur. 11, 423–431 (1969).

26. OPPENHEIM, R. W.: Ontogenetic adaptations and retrogressive processes in the development of the nervous system and behaviour: A neuroembryological perspective. In: CONOLLY, K. J. u. H. F. R. PRECHTL (Hrsg.): Maturation and Development. S. 73–109. Clinics in Developmental Medicine Nr. 77/78. Heinemann, London 1981.

27. OPPENHEIM, R. W: Ontogenenetic adaptations in neural and behavioural development: Toward a more ecological developmental psychobiology. In: H. F. R PRECHTL (Hrsg.): Continuity of neural functions from prenatal to postnatal live. S. 16–30. Clinics in Developmental Medicine Nr. 94. Blackwell, Oxford, Lippincott, Philadelphia 1984.

28. PIAGET, J.: Zit. nach OPPENHEIM, R. W. (26).

29. PRECHTL, H. F R.: Grundlagen der Entwicklungsneurologie. In: REMSCHMIDT, H. u. M. H. SCHMIDT (Hrsg.): Kinder- und Jugendpsychiatrie in Klinik und Praxis, Bd. 1, S. 12–24. Thieme, Stuttgart 1988.

30. SINGER, W.: The brain as a selforganizing system. Eur. Arch. Psychiat. Neurol. Sci. 236, 4–9 (1986).

31. TOUWEN, B. C. L.: Neurological development in infancy. Clinics in Developmental Medicine Nr. 58. Heinemann, London 1976.

32. TOUWEN, B. C. L.: Normale neurologische Entwicklung: Die nicht bestehenden Inter- und Intra-Item-Beziehungen. In: MICHAELIS, R. u. Mitarb. (Hrsg.): Entwicklungsneurologie. Kohlhammer, Stuttgart 1984.

33. VOJTA, V.: Die zerebralen Bewegungsstörungen im Säuglingsalter. 5. Aufl. Enke, Stuttgart 1988.

34. ZDANSKA-BRINCKEN, M. u. N. WOLANSKI: A graphic method for the evaluation of motor development in infants. Devel. Med. Child Neur. 11, 228–241 (1969).

Erschienen in:
Kindheit und Entwicklung 2, 215–221 (1993)
Quintessenz Verlag GmbH, Berlin

Autor und Verlag danken wir für die Nachdruckgenehmigung

Entwicklungsneurologie und psychosoziale Bedingungen

G. NEUHÄUSER, Gießen

Die Bedeutung der frühen Diagnose einer Entwicklungsstörung oder drohenden Behinderung ist heute unbestritten; entwicklungsneurologische Untersuchungen spielen dabei eine wichtige Rolle. Anamnestische Informationen von Komplikationen, Risikofaktoren oder nicht-optimalen Bedingungen charakterisieren Kinder, die besonders aufmerksam zu verfolgen sind (»Risikokinder«).

Vergleichbare Befunde für die notwendige Längsschnitt-Betrachtung liefert nur eine Untersuchungstechnik, welche die Besonderheit der funktionellen Organisation einer jeden Entwicklungsstufe angemessen berücksichtigt, aber auch Variablen kontrolliert, welche die psychosoziale Situation des Kindes kennzeichnen.

Wird eine Entwicklungsstörung festgestellt, muß versucht werden, deren Ätiologie und Pathogenese zu klären. Dies erfordert nicht selten einen differenzierten Einsatz verschiedener diagnostischer Methoden (bildgebende Verfahren; neurophysiologische, biochemische, zytogenetische, molekularbiologische Untersuchungen). Gleichzeitig ist es aber bedeutsam, soziale, sozioökonomische und psychosoziale Bedingungen zu erfassen, die den Entwicklungsverlauf beeinflussen. Immer kommt es ja zu einem engen Wechselspiel zwischen diesen Faktoren und den konstitutionellen Gegebenheiten, zu denen auch eine Läsion gehört, die prä- oder perinatal entstanden ist. Die Verflechtung der Interaktionen zwischen Kind und Umwelt wird mit fortschreitender Entwicklung zunehmend inniger (5, 6).

Mit Hilfe prospektiver Untersuchungen (z. B. Rostocker Längsschnittstudie [17, 18, 27], Groningen Perinatal Project [12, 28]) konnten mehrere Einflußvariable bestimmt und in ihren Auswirkungen auf den Entwicklungsverlauf genauer analysiert werden. Damit gelang eine Einsicht in komplexe Beziehungen, die Kenntnis entwicklungsneurologischer Grundlagen wurde verbessert. Wichtig sind auch regelmäßige Kontrollen bei Kindern nach perinatalen Komplikationen, um Behandlungsmaßnahmen immer wieder zu überprüfen und um Hinweise dafür zu finden, welche Interventionen sinnvoll und nützlich sind, um Entwicklungsstörungen zu vermeiden oder frühzeitig und wirksam zu beeinflussen.

Zahlreiche Untersuchungen belegen, daß perinatale Risikofaktoren für die Entwicklung motorischer und kognitiver Funktionen bedeutsam sind; nicht immer aber wurden soziale Variable in der erforderlichen Weise kontrolliert (7, 11). Versucht man nämlich, familiäre Ereignisse (1, 8), Interaktionsmuster (30) oder Krisensituationen (15) genauer zu analysieren, wird ersichtlich, daß auch sie eine wichtige Rolle spielen. So ist die Entwicklung kognitiver Funktionen bei Risikokindern ohne schwere neurologische Störung nur im 1. Lebensjahr vom Ausmaß perinataler Komplikationen bestimmt; frühzeitig gewinnt dann die Qualität der Interaktionen zu Bezugspersonen für den Entwicklungsfortschritt an Bedeutung (23).

Müssen Kinder aufgrund der Anamnese und wegen bestimmter Befunde regelmäßig kontrolliert werden, sollte man auch ihre psychosoziale Situation genau beachten und die davon abhängigen Faktoren berücksichtigen. Im Gespräch mit den Eltern sind derartige Informationen zu gewinnen; die Beobachtung von Interaktionen in der kinderärztlichen Praxis gibt Hinweise auf für das Kind wichtige Beziehungsstrukturen. Ist nur der Verdacht einer Entwicklungsstörung gegeben bzw. kann eine sichere Diagnose noch nicht gestellt werden, gewinnen psychosoziale Probleme oft ganz entscheidende Bedeutung; sie spielen aber auch dann eine Rolle, wenn die Behinderung des Kindes zweifelsfrei feststeht und die Ursache geklärt werden konnte.

Eigene Erfahrungen

In einer prospektiven Studie verfolgen wir zusammen mit der Abteilung für medizinische Psychologie (Leiter: Prof. Dr. D. BECKMANN) seit 1981 die Entwicklung einer Gruppe von Kindern, die wegen peri- und postnataler Komplikationen mindestens 2

Wochen lang auf der neonatalen Intensivstation unserer Klinik behandelt werden mußten. Es konnten 94 Früh- und Neugeborene ohne größere Fehlbildungen (z. B. Syndrome) einbezogen werden, deren Eltern sich zur Mitarbeit bereit erklärten.

Die Daten der mütterlichen und kindlichen Anamnese wurden nach dem Optimalitätsprinzip (PRECHTL) erfaßt, wobei die von MICHAELIS u. Mitarb. modifizierte Liste Anwendung fand (19). Bei einem ausführlichen Interview wurde die soziale Situation der Eltern ermittelt. Hinweise auf die Beziehung der Ehepartner gaben Fremd- und Selbstbild im Gießen-Test, einem bewährten Instrument zur Paardiagnostik (4). Die Entwicklung der Kinder war zunächst durch standardisierte neurologische Untersuchungen zu verfolgen, die im Alter von 38 und 42 Gestationswochen, mit 3 Monaten und nach 1 Jahr durchgeführt wurden (3). Bei den 1 Jahr alten Kindern erfolgte zusätzlich eine Entwicklungsdiagnostik mit Hilfe der BAYLEY-Skalen (26). Die Drei-Jahres-Katamnese (17) umfaßte neben einer entwicklungsneurologischen Untersuchung (in Anlehnung an TOUWEN) den KRAMER-Intelligenztest sowie eine ausführliche Befragung der Eltern, bei der es um familiäre Beziehungen, besondere Ereignisse, Erziehungsvorstellung und Ansichten zur Entwicklung des Kindes ging. Nachdem die Kinder 5 Jahre alt geworden sind, sollen besonders auch motorische und sprachliche Fähigkeiten analysiert werden.

Prädiktoren der Entwicklung im 1. Lebensjahr

Bei 50 Kindern konnten Zusammenhänge zwischen der Entwicklung im 1. Lebensjahr und den im Interview erfaßten sozialen Bedingungen genauer analysiert werden (14): Bei Kontrolle der perinatalen Optimalität wurde versucht, Prädiktoren für den Entwicklungsverlauf zu ermitteln. Der Entwicklungsstand wurde mit der BAYLEY-Mental-Scale und nach der neurologisch-motorischen Optimalität bestimmt (25); die Ergebnisse korrelierten hoch miteinander ($r = 0,64$), was damit zu erklären ist, daß auch für den Entwicklungstest motorische Variable wichtig sind. Soziale Merkmale, in einem halbstandardisierten Interview erfaßt, bezogen sich vor allem auf Daten zur materiellen Situation der Familie und zu ihren sozialen Ressourcen (Einkommen, Arbeitsteilung, Außenkontakte usw.); sie wurden aufgrund einer Faktorenanalyse zugeordnet.

Nach multipler Regression konnten dann einige Zusammenhänge zur Entwicklung des Kindes aufgezeigt werden: Als eher ungünstig erwies sich beispielsweise eine relativ kurze Zeit des Zusammenlebens von schon älteren Ehepartnern, ferner die geplante oder aufgenommene Berufstätigkeit der Mutter, was wiederum mit einer gewissen ökonomischen Belastung der Familie verknüpft war. Gegenüber solchen psychosozialen Bedingungen war die neurologische Optimalität im Neugeborenenalter prognostisch weniger bedeutsam. Dies gilt allerdings nicht für Kinder, bei denen im Verlauf des 1. Lebensjahres eine Behinderung eindeutig diagnostiziert werden mußte.

Beziehung der Eltern und Entwicklung des Kindes

Die Ergebnisse des Gießen-Tests, der nach der Geburt des Kindes und 1 Jahr später mit den Ehepartnern erhoben wurde, konnte bei 29 Paaren verglichen und in einem neu entwickelten Ansatz ausgewertet werden (2), wobei auch eine Eichstichprobe und andere klinische Gruppen zum Vergleich dienten. Das Selbstbild des Mannes und das der Frau, das Urteil des Mannes über die Frau und das der Frau über den Mann ergaben mit 5 modifizierten Skalen (soziale Resonanz, Dominanz, Kontrolle, Grundstimmung, Durchlässigkeit) bestimmte Paarkategorien, von denen 10 komplementär und kreisförmig angeordnet werden konnten. Im Vergleich der Eichstichprobe mit Problemehen war festzustellen, welche Kombinationen am häufigsten vorkommen und welche Veränderungen sich im zeitlichen Ablauf ergaben.

Kurz nach Geburt des Kindes waren bei 30% der untersuchten Paare Beziehungsstörungen im Selbstbild und Fremdbild nachzuweisen. 1 Jahr später fanden sich bei nahezu der Hälfte Eheschwierigkeiten, wenn entsprechende Kategorien verglichen wurden. Bei den Männern wuchs die Zahl der für gestörte Ehen typischen Rollen von 14% auf 45%, bei den Frauen von

34% auf 66%. Während die häufigste Rolle des Mannes bei Geburt mit »Selbstverwirklichung bei Anerkennung« beschrieben werden konnte, zeigte die der Frau öfter »fatalistische Isolation«; 1 Jahr später entsprach die Rolle des Mannes mehr »nachlässiger Expansivität«, die der Frau »fatalistischer Resignation«. Somit war bei den Vätern eine Tendenz zu erkennen, sich gewissermaßen abzusetzen oder herauszuhalten, während die Mütter stärker belastet wurden.

Verlief die Entwicklung der Kinder normal, kam es offenbar seltener zu Eheschwierigkeiten, während bei gestörter Entwicklung fast immer ausgeprägte Beziehungs- und Rollenprobleme festzustellen waren. Auffallend war, daß eine reduzierte Optimalität neurologischer Befunde bei Geburt mit der Rolle »Mutter eines schwierigen Kindes« negativ korrelierte (signifikant); die Mütter erschienen also weniger resigniert, wenn das Kind stärker auffällig war, obwohl sie gleichzeitig häufiger von ihren Partnern im Stich gelassen wurden. Für Kinder, die als Neugeborene auffällig waren, erwies es sich als günstig, wenn keine Beziehungsschwierigkeiten bei den Ehepartnern vorkamen.

Insgesamt legen die Daten den Schluß nahe, daß die Entwicklung eines Kindes auch von der Paarbeziehung der Eltern bestimmt wird; hier ergeben sich Konsequenzen für die Beratung im Rahmen der Frühförderung. Weitere Aufschlüsse sind zu erwarten, wenn die Ergebnisse analysiert werden, die 3 bzw. 5 Jahre nach der Geburt des Kindes ermittelt wurden bzw. werden. Dabei gilt das Interesse besonders den Entwicklungsverläufen, die sich nach anfänglichen Komplikationen als günstig darstellten, aber auch der Situation von Eltern eindeutig behinderter Kinder.

Familiendynamik und Entwicklung des Kindes

Bei 54 Familien war eine katamnestische Untersuchung möglich, nachdem die Kinder das 3. Lebensjahr vollendet hatten

(16). Durch Fragebogen wurden materielle Bedingungen, besondere Vorkommnisse (»life-events«) und psychosoziale Ressourcen erfaßt, vor allem das »soziale Netzwerk« der Familie und davon abhängige Unterstützung.

In einem halbstandardisierten Interview konnten dann bei der Vorstellung des Kindes folgende Bereiche ausführlich angesprochen werden: Erleben der kindlichen Entwicklung, affektive Beziehungen zum Kind, Orientierung an sozialen Normen und Sicherheit in der Erziehung.

Nach Rating des Interviews durch eine Psychologin und eine Ärztin wurden die Variablen faktorisiert. 7 Faktoren waren mit 4 weiteren Variablen zur Normorientierung und Sicherheit der Eltern in der Erziehung (Tab. 1) einer Clusteranalyse zu unterziehen. Damit konnten dann 3 »Familientypen« charakterisiert werden (16), die als »autoritär« (Typ I; n = 19), »depressiv« (Typ II; n = 21) und »individuiert« (Typ III; n = 19) bezeichnet wurden. Sie unterschieden sich nicht in den sozialen Bedingungen, hinsichtlich von Stressoren oder life-events, lediglich in den sozialen Ressourcen und in der Möglichkeit einer außerfamiliären Unterstützung. Unterstrichen wurde insbesondere eine »Binnenorientierung« von Typ I, aber auch »soziale Integriertheit« von Typ III.

Unterschiede der Familiendynamik haben offenbar Einfluß auf die Entwicklung des Kindes: Bei vergleichbarer Intelligenzentwicklung in allen Gruppen kamen neurologisch auffällige Kinder häufiger bei Familien vom Typ I vor, während in Familien vom Typ II öfter von somatischen Erkrankungen berichtet wurde (Infektionen der Harnwege, Operationen usw.). Eltern vom Familientyp I erlebten Bewegungsaktivitäten und spielerische Fähigkeiten des Kindes deutlich problematischer als Eltern vom Typ III; sie wurden von der Beobachterin auch als weniger fördernd eingeschätzt.

Stärker behinderte Kinder kamen nicht primär häufiger beim Familientyp I vor; offensichtlich wirkten sich aber die Verklammerung in diesen Familien, die Ängstlichkeit der Mütter bezüglich des kindlichen Bewegungsfreiraumes und die soziale Isolierung mit Einschränkung des Kindes aufgrund der Überbesorgtheit und Unsicherheit der Mutter nachteilig auf die neurologisch-motorische Entwicklung des Kindes aus.

Psychosoziale Bedingungen und entwicklungsneurologische Beurteilung

Die hier nur mosaikartig dargestellten Teilergebnisse einer prospektiven Studie müssen durch weitere Analysen ergänzt, in manchen Aussagen überprüft und modifiziert werden (eine Untersuchung im

Tab. 1
Variable und Faktoren (nach Interviewdaten), die der Charakterisierung von Familientypen zugrundegelegt wurden

1. Vergleich mit anderen Kindern allgemein wichtig
2. Erziehungsstil und Umgang mit Erziehungsproblemen allgemein sicher
3. Erziehung allgemein überkontrolliert
4. Einbindung des Vaters und Orientierung an ihm
5. Sich durch das Kind eingeschränkt fühlende Mutter
6. Respektieren des Willens und der Aktivitäten des Kindes und Kindzentriertheit der Mutter
7. Unabgegrenzte Eltern-Kind-Beziehung bei laissez-faire-Erziehung
8. Zärtlichkeitsbedürftigkeit von Mutter und Kind
9. Selbstbestimmtes Kind
10. Mißachten der Autonomiewünsche und Isolierung des Kindes aus Überbesorgtheit
11. Verbal-orientierter Erziehungsstil

Die Charakterisierung von Familien als »autoritär«, »depressiv« oder »individuiert« entspricht einer vorläufigen Arbeitshypothese und darf nicht in irgendwie wertendem Sinne verstanden werden

Alter von 13–14 Jahren ist geplant). Von verschiedenen Seiten her waren aber Beobachtungen zu bestätigen, welche auf die Bedeutung von Interaktionen und psychosozialen Faktoren für die Entwicklung hinweisen (23), besonders, wenn das Kind perinatal Schwierigkeiten hatte und die Entwicklungsprognose zunächst unsicher ist.

Es handelt sich natürlich um komplexe, korrelative Wechselwirkungen, keinesfalls um einfache kausale Beziehungen; unmöglich sind alle Variablen auch nur einigermaßen vollständig zu erfassen, die den Entwicklungsverlauf eines Kindes bestimmen. Aus den meisten Längsschnittuntersuchungen wird ja deutlich, daß beispielsweise Zusammenhänge mit perinatalen Komplikationen oder mit der neurologischen Optimalität zunehmend geringer werden (20, 22, 29), auch wenn die prognostischen Aussagen bei abnormem Befund ziemlich zuverlässig sind (21).

Für die Früherkennung, Frühbehandlung und Frühförderung entwicklungsgestörter Kinder haben die gezeigten Zusammenhänge unmittelbar auch praktische Bedeutung: Der entwicklungsneurologische Befund muß vor dem Hintergrund der psychosozialen Situation gesehen werden, wobei partnerschaftliche Interaktion der Eltern, soziale Ressourcen der Familie, Normorientierung und Erziehungshaltung bedeutsam sind. Beim anamnestischen Gespräch und bei der Beobachtung von Kind wie Eltern ist darauf zu achten (13), damit entsprechende Informationen verfügbar sind (Tab. 2).

Hilfen für Eltern und Familie haben immer Rückwirkung auf das Kind (24); unterschiedliche Ansichten über die Wirksamkeit einer Frühtherapie (9, 10) dürften nicht zuletzt auch dadurch zu erklären sein, daß psychosoziale Faktoren zu wenig berücksichtigt wurden und die Interventionsmaßnahmen zu sehr an somatischen Kriterien orientiert waren.

Die praktische Arbeit in der Frühförderung zeigt immer wieder, daß nicht selten psychosoziale Probleme ganz in den Vor-

Es sollten folgende Bereiche mit den Eltern des Kindes erörtert werden:

1. Fragen der Entwicklung (Sitzen, Laufen, Sprechen usw.)
2. Fragen des allgemeinen Verhaltens (Nahrungsaufnahme, Schlaf usw.)
3. Fragen der emotionalen Beziehung des Kindes zu den Eltern und anderen Familienangehörigen
4. Fragen der Beziehungen der Eltern zueinander, zu Freunden und Verwandten
5. Fragen zur Erziehungshaltung (Gewähren, Grenzen usw.)
6. Fragen zu möglichen Erziehungsstilen

Einige Hinweise für die Beobachtung von Interaktionen zwischen Kind und Eltern

1. Spontanaktivität des Kindes, Interesse, Exploration
2. Autonomie des Kindes, Grenzen oder Anregung seitens der Eltern
3. Normorientierung der Eltern
4. Fördern von Eigenaktivität des Kindes

Tab. 2
Einige Hinweise für die Gesprächsführung

dergrund treten. Mitarbeiter von Frühförderstellen müssen damit vertraut sein, sollten aber auch ihre Grenzen kennen; hier kommt dem Arzt eine wichtige beratende Aufgabe zu.

Die sorgfältige diagnostische Klärung darf bei einer »dynamischen Betrachtung« (Strukturanalyse) keinesfalls versäumt werden: Die beim Kind beobachteten Funktionsstörungen sind immer sorgfältig zu analysieren und in ihrer Pathogenese zu bestimmen. Nur durch eine umfassende Sichtweise aber, die in echt interdisziplinärem Bemühen das komplexe Bedingungsgeflecht transparent werden läßt, sind jene Maßnahmen zu planen, die Kind und Familie wirksam helfen. Entwicklungsneurologischer Befund und psychosoziale Daten liefern dabei wichtige Orientierungspunkte.

Literatur

1. BEAUTRAIS, A. L., D. M. FERGUSSON u. F. T. SHANNON: Family life events and behavioral problems in preschool aged children. Pediatrics **70**, 774–779 (1982).

2. BECKMANN, D.: Ehepaarbeziehung im Gießen-Test nach Geburt eines Risikokindes. Psychother. med. Psychol. **36**, 159–166 (1986).

3. BECKMANN, D., E. BRÄHLER u. H. E. RICHTER: Der Gießen-Test (GT) – ein Test für Individual- und Gruppendiagnostik. Handbuch, 3. Aufl. Huber, Bern-Stuttgart-Wien 1983.

4. BÖKER, H. u. Mitarb.: Probleme der Eltern nach der Geburt eines Risikokindes – Psychologische Beziehungsdiagnostik und klinische Erfahrungen. In: SCHEER, J. W. u. E. BRÄHLER (Hrsg.): Ärztliche Maßnahmen aus psychologischer Sicht. Beiträge zur medizinischen Psychologie, S. 157–164 Springer, Berlin-Heidelberg-New York-Tokyo 1984.

5. DONCZIK, J. u. K. H. DAUTE: Die Verflechtung von biologischen und psychosozialen Risikofaktoren im Ursachengefüge kindlicher Entwicklungsstörungen. Pädiat. Grenzgeb. **24**, 409–414 (1985).

6. DONCZIK, J., K.-H. DAUTE u. B. FISCHER: Zur Altersdynamik von Intelligenzminderungen in Abhängigkeit von biologischen und psychosozialen Risikofaktoren. Pädiat. Grenzgeb. **24**, 209–219 (1985).

7. ESCALONA, S. K.: Social and other environmental influences on the cognitive and personality development of low birthweight infants. Am. J. ment. Defic. **88**, 508–512 (1984).

8. FERGUSSON, D. M., L. J. HORWOOD u. F. T. SHANNON: Relationship of family life events, maternal depression, and child-rearing problems. Pediatrics **73**, 773–776 (1984).

9. GOODMAN, J. F., H. S. CECIL u. W. F. BARKER: Early intervention with retarded children: Some encouraging results. Devel. Med. Child Neur. **26**, 47–55 (1984).

10. GOODMAN, M. u. Mitarb.: Effect of early neurodevelopmental therapy in normal and at-risk survivors of neonatal intensive care. Lancet **1985/II,**1327–1330.

11. GRICHTING, Chr. u. Mitarb: Das Sozialverhalten ehemaliger Risikoneugeborener im Alter von 5–7 Jahren unter Berücksichtigung des elterlichen Erziehungsverhaltens. Schweiz. med. Wschr. **114**, 788–793 (1984).

12. HADDERS-ALGRA, M. u. Mitarb.: Minor neurological dysfunction and behavioural development. A report from the Groningen Perinatal Project. Early hum. Dev. **11**, 221–229 (1985).

13. HUNZIKER, U. A. u. R. H. LARGO: Betreuung von Risikokindern: Eltern-Kind-Beziehung im ersten Lebensjahr. Eine deskriptive Studie. Mschr. Kinderheilk. **134**, 246–251 (1986).

14. JÄGER, M. u. Chr. STORK: Soziale Bedingungen und neurologische Befunde als Prädiktoren der Reifeentwicklung von Risikokindern im ersten Lebensjahr (unveröff. Manuskript).

15. MATTHAEI, R. u. M. REISTER: Neurophysiologische Entwicklung und Schichtzugehörigkeit. Sozialpädiatrie **6**, 224–228 (1984).

16. MEYER, A., M. JÄGER u. U. PAULI: Zur familiären Dynamik und Entwicklung von Kindern mit einem perinatalen neurologischen Risiko. Erste Ergebnisse einer Drei-Jahres-Katamnese. In: SCHORR, A. (Hrsg.): Bericht über den 13. Kongreß für Angewandte Psychologie, Bonn, Sept. 1985, Bd. II, S. 145–153. Deutscher Psychologen Verlag, Bonn 1986.

17. MEYER-PROBST, B. u. H. TEICHMANN: Risiken für die Persönlichkeitsentwicklung im Kindesalter. VEB Thieme, Leipzig 1984.

18. MEYER-PROBST, B. u. Mitarb.: Zur Entwicklung der Verhaltenssteuerung bei Risikokindern. Ergebnisse der Rostocker Längsschnittstudie nach 10 Jahren. Pädiat. Grenzgeb. **25**, 371–379 (1986).

19. MICHAELIS, R. u. Mitarb.: I. Die Erfassung obstetrischer und postnataler Risikofaktoren durch eine Liste optimaler Bedingungen. Anwendung des Optimalitätskonzepts nach Prechtl. Mschr. Kinderheilk. **127**, 149–155 (1979).

20. OUNSTED, M., V. A. MOAR u. A. SCOTT: Factors affecting development: Similarities and differences among children who where small, average, and large for gestational age at birth. Acta paediat. scand. **75**, 261–266 (1986).

21. PRECHTL, H. F. R.: Frühe Schäden – späte Folgen. Neuere Erkenntnisse aus Nachuntersuchungen von Kindern. In: SCHMIDT, M. H. u. S. DRÖMANN (Hrsg.): Langzeitverlauf kinder- und jugendpsychiatrischer Erkrankungen, S. 15–21 Enke, Stuttgart 1986.

22. ROSS, G., E. LIPPER u. P. A. M. AULD: Consistency and change in the development of premature infants weighing less than 1,501 grams at birth. Pediatrics **76**, 885–891 (1985).

23. SARIMSKI, K.: Soziale Prädikatoren der kognitiven Entwicklung von Risikokindern. Sozialpädiatrie **5**, 523–526 (1983).

24. SARIMSKI, K.: Psychologische Interventionen in der Nachbetreuung frühgeborener Kinder. Frühförderung interdisziplinär **5**, 87–92 (1986).

25. STAVE, U. u. C. RUVALO: Neurological development in very low birth-weight infants. Application of a

standardized examination and Prechtls optimality concept in routine evaluation. Early hum. Dev. **4,** 229 (1980).

26. STORK, Chr.: Zur Aussagekraft entwicklungsdiagnostischer Verfahren bei ehemals perinatal beeinträchtigten Kindern im Alter von 12 Monaten. Klin. Pädiat. **197,** 458–466 (1985).

27. TEICHMANN, H. u. Mitarb. Zur intellektuellen Entwicklung von Risikokindern. Ergebnisse der Rostocker Längsschnittstudie nach 10 Jahren. Pädiat. Grenzgeb. **25,** 359–370 (1986).

28. TOUWEN, B. C. L. u H. J. HUISJES: Obstetrics, neonatal neurology, and later outcome. In: ALMLI, C. R. u. S. FINGER (Hrsg.): Early brain damage, Bd. I, S. 169–187. Academic Press, Orlando 1984.

29. VOHR, B. R. u. C. T. GARCIA COLL: Neurodevelopmental and school performance of very low-birthweight infants: A seven-year longitudinal study. Pediatrics **76,** 345–350 (1985).

30. WATT, J.: Interaction and development in the first year. I. The effects of prematurity. II. The effects of intrauterine growth retardation. Early hum. Dev. **13,** 195–210; 211–223 (1986).

Erschienen in:
pädiat. prax. **36,** 207–213 (1987/88)
Hans Marseille Verlag GmbH, München

Zur Entwicklung der haptisch-taktilen Modalität bei Kindern

R. Michaelis, Tübingen

Die Entwicklung des Kindes wird heute als ein ganzheitlicher, holistischer Prozeß verstanden, nicht mehr nur noch als ein Prozeß der Reifung von unfertigen primitiven Vorstufen hin zu einer ausgereiften, vollständigen und perfekten Funktion, die danach nur noch einem Alterungsprozeß, also einem Abbau, unterworfen sein kann. Denn: Zu welchem Zeitpunkt hätte der Mensch allgemein oder in bestimmten Funktionsbereichen seine »Reife« erreicht? Entwicklungsprozesse sind daher richtiger als lebenslange, adaptive Phänomene zu verstehen, die immer wieder in gelungene oder mißlungene Anpassungen an die jeweiligen Anforderungen der Lebens- und Altersbedingungen einmünden.

Demgegenüber kann Reifung definiert werden als ein Prozeß, der bestimmte Organsysteme befähigt, aus Vorstufen heraus zur vollständigen Funktionsfähigkeit zu gelangen, um diese dann lebenslang beizubehalten oder aber durch Krankheit oder im Verlauf des Alterns qualitativ und quantitativ wieder zu verlieren.

Von einem holistischen Standpunkt aus gesehen ist ein neugeborenes Kind ein durchaus perfekt ausgestattetes Wesen, das mit allen Organen und Funktionen optimal ausgestattet ist, um diese gefährliche Lebensphase mit guter Aussicht auf Erfolg zu überleben. Für die dann folgenden Lebensphasen taugen bestimmte Fähigkeiten des Neugeborenen allerdings nicht mehr, sie verschwinden oder werden zurückgebildet, andere Fähigkeiten, wie z. B. die Haltungskontrolle im Sitzen und Stehen oder das Greifen, müssen an ihre Stelle treten.

Von einer holistischen Sichtweise her fällt es daher auch schwer, die Entwicklung der haptischen Qualitäten und Fähigkeiten isoliert zu beschreiben, da alle Sinnesorgane mit ihrer zentralen Verarbeitung eng und vielfältig miteinander verknüpft sind und erst die Verknüpfung bestimmter Sinneseindrücke gemeinsam ein bestimmtes Bild von der umgebenden Welt für das individuelle Kind, einschließlich des emotionalen Hintergrundes, aufbaut.

In der Neurophysiologie werden die einzelnen Sinnesorgane und ihre Bahnen in das Zentralnervensystem hinein als »Modalitäten« bezeichnet. Sinneseindrücke werden über modale Kanäle dem Gehirn übermittelt, so daß auch von multimodalen Sinneseindrücken gesprochen werden kann, die dann intermodal zu bestimmten Sinnesphänomenen integriert werden.

In der Kinderheilkunde, soweit sie sich mit der Entwicklung des Kindes beschäftigt, hat sich daher etwas verallgemeinernd für die haptisch-taktilen Sinnesqualitäten der Ausdruck taktil-kinästhetische Wahrnehmung eingebürgert, womit gleichzeitig auch die Tiefensensibilität den haptisch-taktilen Qualitäten zugeordnet werden. Neben den haptischen Prozessen der zentralen Wahrnehmung werden nämlich gleichzeitig auch die dazugehörigen Bewegungsabläufe des Körpers und seine augenblickliche Haltung wahrgenommen und in Feedback- und feedforward-Prozessen verrechnet, verarbeitet, vorgeplant und in Handlungen, aber auch in Gedanken und Emotionen umgesetzt.

Entwicklungsprozesse sind zwar in ihren Basisstrukturen genetisch determiniert, werden jedoch in ihrer endgültigen Ausformung und in ihrem Ablauf weitgehend von Umweltfaktoren beeinflußt und geprägt, reagieren also adaptiv auf die Umweltbedingungen, in und unter denen ein Kind aufwächst. Die teilweise Loslösung der Entwicklung des Kindes und des Menschen von genetisch vorprogrammierten und determinierten Entwicklungsabläufen – die im Pflanzen- und Tierreich die Regel sind, man denke nur an die zeitlich und funktionell exakte Programmierung der Entwicklung eines Kükens während des Bebrütens, Ausschlüpfens und Flüggewerdens – hin zur Freiheit einer adaptiven Antwort des sich entwickelnden Organismus auf eine vorgegebene Umwelt bedeutet einen grundsätzlichen Selektionsvorteil des Menschen innerhalb der Evolution der Lebewesen dieser Erde.

Solche Vorbemerkungen sind notwendig, um dem verbreiteten Mißverständnis zu begegnen, die Begriffe Entwicklung und Reifung könnten auch beim Menschen gleichgesetzt werden und seien austauschbar, sie seien als isolierte, reduktionistische und mechanistische, gleichsam als vollständig genetisch determinierte Prozesse anzusehen, zu verstehen und zu beschreiben.

Neurophysiologische Basis der haptisch-taktilen Modalität

Mechanische, thermische und chemische Einwirkungen auf die Haut werden mit spezifischen Nervenendigungen erfüllt. Die Sinnesreize werden über definierte Bahnen im Rückenmark zum Gehirn geleitet, dort mehrfach umgeschaltet und in bestimmte Hirngebiete (Zentren) eingespeist: in Zentren, die eine »objektive« Beurteilung der eingelaufenen Sinnesqualität erlauben.

Damit ist aber nur die eine, mechanistische Seite der Münze angesprochen. Andere Zentren erfassen die einlaufenden Sinnesqualitäten in ihrer emotionalen, persönlichkeitsstrukturierenden Bedeutung. Sie lösen damit aber auch entsprechende Abwehr- oder Zuwendungsreaktionen aus – die tief in den oft unbewußten, vitalen Bereich von Lust- und Unlustgefühlen eingreifen. Damit ist die andere, sensorische Seite der Münze festgelegt.

Auf einen anderen Effekt der Reizung haptisch-taktiler Qualität ist außerdem hinzuweisen: Die Sinneseindrücke werden auch auf sog. vegetative Zentren umgeschaltet, die unbewußte, reflexartige – meist Schutzreaktionen – auslösen, wie z. B. Schwitzen, Frösteln, Schmerzvermeidung.

Die Nervenendigungen für bestimmte Sinnesqualitäten liegen direkt in der Haut, teils als freie Nervenendigungen, teils als mikroskopisch unterscheidbare Mechanorezeptoren. Die Haare der Haut bilden, zusammen mit Nervenendigungen in der Tiefe der Haarwurzeln, ein besonders effektives sensorisches System. Die geringste Hebelwirkung eines Haares, das aus seiner normalen Stellung herausbewegt wird (durch Verschiebung der Kleidung, Wind, Nässe, Insekten, Streicheln, Reißen), wird sofort auf die Nervenendigungen des Haarschaftes übertragen und in das Gehirn weitergeleitet. Jede Leserin und jeder Leser möge anhand dieser Beispiele sich selber ausmalen, welche Empfindungen verschiedenster Art durch die genannten Berührungsreize bei ihr und bei ihm ausgelöst werden.

Neben der Hautsensibilität existiert aber auch eine sog. Tiefensensibilität, mit der eine »innere Wahrnehmung« der gerade bestehenden Gliederstellung, der Muskelspannung, des Bewegens, der Kraftentfaltung und der Haltungskontrolle wahrgenommen werden kann. Die entsprechenden Sinnesempfindungen werden durch Sinnesorgane in den Muskeln, Sehnen und Gelenken ausgelöst und wiederum teils bewußt rational, teils unbewußt, teils emotional empfunden und verarbeitet. Negative Empfindungen – auch wenn sie unbewußt sind – werden zu dem Versuch einer Veränderung der Situation führen, positive Empfindungen werden Anlaß dazu geben, diesen Zustand aufrechtzuerhalten.

Die Ausstattung der Haut mit spezifischen Nervenendigungen ist nicht auf alle Körperteile gleichmäßig verteilt. So können z. B. auf der Zungenspitze mechanische Berührungen differenziert werden, die nur 1 mm auseinanderliegen. Bei den Fingerspitzen sind es 2 mm, an den Lippen 4 mm, am Unterarm 40 mm und auf dem Rücken 60–70 mm. Wärmerezeptoren liegen gehäuft in der Haut des Gesichtes, an der wenig behaarten (volaren) Seite des Unterarmes, während große Teile der Körperoberfläche weitgehend wärmeunempfindlich sind. Dementsprechend werden die einzelnen Körperteile in ihren Ausmaßen sehr unterschiedlich auf der sensorischen Hirnrinde repräsentiert.

Hinter der sog. präzentralen motorischen Rinde liegt die sensorische, postzentrale Windung, in der die Sinnesempfindungen eintreffen und bewußt wahrgenommen werden, weswegen dieses Hirngebiet auch primäres Projektionsfeld genannt wird. Für das Gesicht, für die Zunge, Hände und Finger und für die Unterschenkel, Füße und Zehen sind auf der Hirnrinde besonders große Areale reserviert. Die Neurophysiologie bestätigt also, was wir bereits aus der täglichen Erfahrung mit unseren Wahrnehmungsorganen wissen – oder wissen sollten.

Für das weitere Verständnis der haptisch-taktilen Fähigkeiten leiten wir uns daher aus den neurophysiologischen Grundlagen sensorischer Reizaufnahme und zentraler Verarbeitung ab:

1. Haptisch-taktile Sinnesempfindungen sind nur ein artifiziell isolierter Teilaspekt der Haut- und Tiefensensibilität. Mit dem Begriff haptische Sinnesempfindungen sind nur die Sinnesorgane der Finger und der Hände angesprochen, was eine weitere Einschränkung der taktilen Sensorik des Körpers bedeutet, weswegen im weiteren Text der Begriff haptisch-taktile Sinnesempfindungen verwendet wird.

2. Die besondere Betrachtung haptischer Sinnesempfindungen läßt sich rechtfertigen, da beim Menschen und in unserem Kulturbereich bisher vor allem mit den Händen und Fingern gefühlt, geprüft, beurteilt und gehandelt wurde (Handwerk, Künste, Schreiben), was sich in einer computerbenützenden Zivilisation allerdings erheblich ändern könnte.

3. Phänomene der haptisch-taktilen Wahrnehmung und der Tiefensensibilität werden nicht nur in das primäre Projektionsfeld der postzentralen Hirnrinde eingespeist und dort objektiv und realistisch verarbeitet. Andere Bahnen ziehen zu vegetativen (unbewußten) Zentren, die Gegenregulationen bei Gefährdung der Homöostase einleiten, und zu Zentren, die emotional tief – und oft unbewußt – in unsere Gefühlsstruktur stabilisierend oder destabilisierend Einfluß nehmen.

4. Solche integrierten, stark voneinander abhängigen und weiterwirkenden sensorischen Prozesse lassen sich nicht reduk-

tionistisch-analysierend beschreiben. Sie bedürfen eines ganzheitlichen, holistischen Ansatzes, wenn man ihren komplexen Organisationen und Auswirkungen gerecht werden will.

Haptisch-taktile Erfahrungen entstehen

Zur Überraschung der Eltern lag eine unserer Töchter 15 Minuten nach einer nicht eben leichten Geburt, mit sich und der Welt zufrieden, in ihrem Bettchen und lutschte wohlkoordiniert und gekonnt an ihrem Daumen. Offenbar war diese Fähigkeit bereits vor ihrer Geburt begonnen und getätigt worden. Inzwischen ist gerade dieses Phänomen immer wieder bei Ultraschalluntersuchungen des ungeborenen Kindes beobachtet worden.

Haptische Aktivitäten und deren Rückwirkungen auf einen Zustand der Äquilibrierung emotionaler Bedürfnisse scheinen also bereits im intrauterinen Leben von Bedeutung für das Kind zu sein. Auch die Nabelschnur scheint als rhythmisch pulsierender Strang eine gewisse Attraktion für die Hand des ungeborenen Kindes zu besitzen, da Bilder existieren, auf denen Kinder mit ihrer Hand die Nabelschnur umschließen.

Ich versage mir aber, darüber zu spekulieren, welche Bedeutung und welche psychischen, kognitiven oder auch emotionalen Konsequenzen solche intrauterinen haptischen Erfahrungen haben könnten. Wahrscheinlich sollen sie bereits bestehende Funktionssysteme frühzeitig aktivieren, damit sie auf ihre eigentlichen Aufgaben, die sie erst später zu übernehmen haben, vorbereitet sind.

Im Alter von etwa 4 Monaten beginnen Kinder dann unter der Kontrolle der Augen nach Gegenständen, die sich in ihrer Reichweite befinden, zu greifen. Zuerst langsam, wenig gezielt, mit geringer lokalisierender Präzision, dann zunehmend geschickter und mit rasch erlernten wohlkoordinierten Bewegungsintentionen und Bewegungsabläufen.

CLAUDIN AMIEL-TISON hat kürzlich allerdings berichtet, daß schon Kinder im Alter von etwa 18 Tagen durchaus in der Lage sein sollen, intentionell zu greifen, wenn ihnen Zeit dafür gelassen wird und wenn ihnen die besonderen Schwierigkeiten der Kopf- und Haltungskontrolle durch eine spezielle Lagerung abgenommen werden. Aus eigenem Antrieb ist zu gezielten Greifaktivitäten ein Kind jedoch erst im Alter von 4 Monaten befähigt.

Wiederum: Der anatomische, neurologische, biochemische Apparat für eine solche Leistung scheint, lange bevor er tatsächlich benötigt wird, vollständig vorgefertigt und funktionsfähig zu sein.

Bald nachdem das Greifen z. B. nach einem über das Bettchen gespannten Spielzeug zur Selbstverständlichkeit geworden ist, beginnen Kinder Gegenstände, die sie in der Hand halten, von einer Hand in die andere Hand zu transferieren. Sie stecken sie, fast automatenhaft und reflexartig, in den Mund, um daran zu saugen oder zu lutschen.

Hand und Mund sind im frühen Kindesalter sehr eng, beinahe reflektorisch-funktionell miteinander verknüpft. Ein Säugling, dem man mit dem Daumen in die offene Handfläche drückt, wird automatisch den Mund öffnen. Im Verlauf des 1. Lebensjahres verschwindet jedoch dieses Reflexverhalten bei gesunden Kindern.

Man wird nicht fehlgehen, wenn man die enge funktionelle Korrelation der Hand- und Mundaktivität im Zusammenhang mit der biologischen Sicherung der Nahrungsaufnahme zu verstehen sucht: Die Suche nach der nahrungsspendenden Brustwarze mit dem Mund, das Schließen der Hände beim Saugen sind Phänomene, die auch bei den höheren Säugetieren zu beobachten sind. Das noch brusternährte Äffchen krallt sich beim Saugen mit den Händen im Haarkleid der Mutter fest, um nicht bei einer plötzlichen Bewegung oder Flucht der Mutter abzufallen.

Relikte eines in der Phylogenese erworbenen, lebensrettenden Verhaltens scheinen beim Menschenkind noch vorhanden zu sein, obwohl sie nicht mehr benötigt werden und obwohl die Menschenmutter inzwischen ihr Haarkleid im Zuge der Evolution verloren hat.

Auch psychoanalytische Gedankengänge lassen sich an diese frühen Phänomene anknüpfen, die hier nur angedeutet werden sollen. Greifen bedeutet auch in Besitz nehmen, sich aneignen, Besitz »ergreifen«, inkorporieren, sich einverleiben, ja in einer sehr weiten Bedeutung auch, sich zu verschmelzen, aufzugehen, Individualität aufzugeben. Der Säugling ist eben erst aus einer vollkommenen symbiotischen Einheit durch die Geburt entlassen worden. Solche Tendenzen, Greif- und Tastphänomene zu deuten, stehen jedoch in direktem Gegensatz zu dem für unseren Kulturkreis entscheidenden Entwicklungsziel, nämlich der Entwicklung einer Individualität. Individuation ist aber nur möglich, wenn realisiert werden kann, daß außerhalb des eigenen Lebens andere, nicht inkorporierbare »Objekte« existieren.

Die Entwicklung der haptisch-taktilen Phänomene dient genau einem Entstehungsprozeß einer Objektwelt, die dem Kind gegenübersteht. Um den 8. und 9. Lebensmonat stecken Kinder Gegenstände nicht mehr nur automatisch in den Mund. Sie ertasten, befingern, wenden und erkunden Gegenstände, Spielzeug von allen Seiten genau, konzentriert, über lange Zeit und immer wieder von neuem. Gegenstände – man beachte die direkte Wortbedeutung – werden dazuhin genau und intensiv betrachtet und ebenso konzentriert und genau mit Zunge und Mund in ihrer Beschaffenheit, Textur und materiellen Qualitäten überprüft. Dafür sind, worauf bereits hingewiesen wurde, die Zunge und die Finger bestens durch die Fülle ihrer taktilen Nervenendigungen präpariert.

Kinder in diesem Alter können sich lange und ausdauernd mit einer solchen haptisch-visuellen und oralen Exploration beschäftigen. Wird der Gegenstand fallengelassen und gerät er außerhalb des Gesichtsfeldes, existiert er für das Kind nicht

mehr. Einige Wochen später wird das Kind ihn suchen, da es begriffen hat, daß Gegenstände, die nicht mehr sichtbar sind, trotzdem noch vorhanden sind.

Einige Monate später wird auch das Kind die Abwesenheit von Personen tolerieren können, ohne befürchten zu müssen, sie seien für immer verschwunden. Man könnte auch sagen, das Kind hat jetzt prinzipiell akzeptiert, daß neben seiner Individualität lebendige und nicht lebendige Objekte existieren, wobei für die lebendigen Objekte eine soziale kulturspezifische Interaktion und ein adäquater Verhaltenscodex zusätzlich gelernt werden müssen.

Die haptisch-taktile, visuelle und orale Exploration, wie sie bei etwa 9 Monate alten Kindern regelmäßig zu sehen ist, bildet wiederum nur ein Durchgangsstadium hin zu der Fähigkeit, viele sensorische Phänomene später nahezu ausschließlich monomodal, d. h. nur noch mit einer Sinnesqualität, in ihrer Bedeutung zu erfassen und zu beurteilen.

Spätestens gegen Ende des 2. Lebensjahres werden Gegenstände von gesunden Kindern nicht mehr in den Mund genommen, offenbar genügen jetzt allein die haptischen oder visuellen Informationen zur Beurteilung von Strukturen und Texturen. Sehen wir ein Stück Kreide, ist uns, ohne es anfassen zu müssen, klar, zu welchem Zweck sie verwendet werden kann, daß die Hände und Finger kreidig werden und daß mit ihr sich kein Nagel in eine Wand einschlagen läßt. Metall wird sich kühl anfassen, Seide anders als Wolle, Holz anders als Plastik. Dies zu wissen, ist gemachte Erfahrung, die einer haptischen Prüfung nicht mehr bedarf.

Das Auge allein reicht zur Entscheidung aus – jedoch nicht immer. Auch Erwachsene nehmen Gegenstände wieder in die Hand, zwischen die Finger, gelegentlich auch in den Mund, wenn sie ihrem visuellen Urteil mißtrauen. Bei einem Kugelschreiber ist z. B. nicht immer zu entscheiden, ob er aus Metall oder aus Plastik gefertigt wurde, wenn die visuelle Information eine Metallstruktur signalisiert.

Fällt ein Gegenstand außerhalb unseres Gesichtsfeldes zu Boden, läßt sich häufig allein mit dem Gehör entscheiden, welche Stoffqualität zu Bruch gegangen ist oder keinen Schaden erlitten hat. Auch hier genügt oft ein monomodaler, auditiver Entscheidungsprozeß, der unabhängig von der haptischen Exploration geworden ist.

Das Bedürfnis eines Kindes, alles zu befingern, ist elementar, und wir verstehen jetzt auch, daß sich das Kind auf diesem Wege Erfahrungen über seine und in seiner Umwelt erwerben muß. Das haptische Bedürfnis gerät heutzutage jedoch rasch in Kollision mit einer wenig kindgerechten Umwelt. Bücher, Möbel, Porzellan zu Hause und die Auslagen in einem Supermarkt sind vor den haptischen Bedürfnissen und Intentionen eines Kleinkindes nicht sicher. Welche ambivalenten Gefühle, aber auch welche Restriktionen für die Entwicklung eines Kindes entstehen können, bei den nur zu häufigen, nur zu nötigen Zurufen der Mütter und Väter: »Fasse nicht alles an«, »Finger weg«, »Gehe mir nur ja da nicht ran«, läßt sich vor dem Hintergrund der geschilderten Entwicklungsnotwendigkeiten nachvollziehen.

Seitdem es Menschen gibt, versuchen aber auch Eltern, Großeltern und ältere Geschwister und alle, die ein Kleinkind zu betreuen haben, dem Kind in seinen spezifischen Entwicklungsprozessen Hilfen anzubieten, die – und das ist ein entscheidender Faktor – vergnügliches und lustvolles Lernen ermöglichen. Kinder können davon nicht genug bekommen.

Damit sind vor allem Situationen angesprochen, die sehr präzise durch die Erwachsenen auf die Aufnahmekapazität des Kindes und auf seine einzelnen sensorischen Kanäle abgestimmt sind. Das richtige, nicht über-, aber auch nicht unterfordernde Verhalten einem Säugling oder Kleinkind gegenüber muß nicht erlernt werden, unter adäquaten Kommunikationsbedingungen sorgen dafür angeborene Verhaltensmuster. (Detaillierte Angaben zu diesem Phänomen siehe 7). Dazu gehören einfache, kurze Reime, sprachliche Wiederholungen, die akustische, visuelle, haptische oder vestibuläre (Gleichgewichtssinn) Reize begleiten.

Eine rhythmische alternierende Handdrehung symbolisiert z. B. das Fähnchen auf dem Turm, das Hoppe-Hoppe-Reiter-Spiel endet, für das Kind voraussehbar, und mit einer vergnüglichen Mischung aus Lust, Spannung und Furcht erwartet, mit einem Fall nach unten, also mit einer massiven vestibulären Stimulierung.

Kinderreime lassen sich u. a. auch nach ihrer Bedeutung für die Lebenswelt des Kindes klassifizieren: Schmerzen werden durch Besprechungen zum Verschwinden gebracht, Strafandrohungen erfolgen für das Kind, das nicht gehorchen, nicht essen, nicht abends schlafen gehen will, zum Essen wird ermuntert, das Einschlafen erleichtert, Unleidigkeiten werden sanft getadelt oder amüsiert zur Kenntnis genommen, häusliche Verrichtungen werden vermittelt (Backe-Kuchen).

2 Beispiele sollen genügen:

Der Müller will mahlen,
Das Rädchen geht um,
Mein Kind ist verzürnet,
Weiß selbst nicht, warum.

Zippe-Zappe-Sause
Der Fuchs steht hinterm Hause,
Der hat'n langen Schlitten mit
Und nimmt die bösen Kinder mit.

Kenntnisse kognitiver Art und Tatsachen des Lebens werden ebenfalls auf solchen rhythmischen Sprachwegen vermittelt, vor allem Gegensätze und Klassifikationen:

Ratten sind keine Mäuse
Flöhe sind keine Läuse.

Nicht überrascht, daß auch haptische und taktile Qualitäten in der großen Schatztruhe der Kinderlieder und Kinderreime zu finden sind. Häufig sind dies Fingerspiele oder Spiele, die auf einen bestimmten Körperteil hinzielen, was die Erwartungshaltung des Kindes wiederum auf das höchste steigert und gleichzeitig zur Kenntnis des eigenen Körpers beiträgt.

2 Beispiele sollen für viele stehen:

Das ist der Daumen,
Der schüttelt die Pflaumen,
Der liest sie auf,
Der trägt sie nach Haus,
Und der Kleinste ißt alle alle auf.

Kommt die Maus,
Die baut ein Haus,
Kommt ein Mückchen,
Baut ein Brückchen,
Kommt ein Floh
Und der macht so!

Bei dem 2. Vers wandern 2 Finger der mit dem Kind spielenden Person langsam und im Rhythmus des Verses über den Handrücken, den Unterarm und Oberarm des Kindes hinauf, bis das Ohrläppchen erreicht ist. Keine Frage, daß das Kind das Kitzeln am Ohrläppchen schon glaubt zu spüren, bevor das Spiel überhaupt begonnen hat: Es ist ein außerordentlich effektiver und vergnüglicher Lernprozeß, mit dem das Kind sich seines Körpers und dessen Teile über die haptisch-taktilen Sinneskanäle bewußt wird, auch in einer abstrahierenden, antizipatorischen Weise, da schon die bloße Erwähnung eines bestimmten Spieles dem Kind den kleinen Finger oder das Ohrläppchen oder andere Körperteile bewußt werden läßt, auch ohne erfolgte Berührung.

Greifen und Begreifen

Die Aussage, Begreifen, also kognitive Fähigkeiten zu erwerben und auszubilden, sei nur gegeben, wenn die Entwicklung haptischer Fähigkeiten programmgemäß ablaufen würde, ist ein beliebtes und nicht mehr hinterfragtes Axiom bei vielen Kinderpsychologen und Therapeuten, die gesunde und entwicklungsauffällige Kinder behandeln und deren Eltern beraten.

Dahinter verbirgt sich eine Entwicklungsvorstellung, die davon ausgeht, daß Entwicklungsverläufe vorprogrammiert und präzise gesteuert sind, wie ein Zahnradwerk funktionierend. Fällt ein Zahnrad aus, ist der gesamte Entwicklungsablauf gestört. Eine Therapie der Läsion sei nur möglich, wenn auf der Ebene des defekten Zahnrades begonnen wird, das Entwicklungsprogramm wieder in Gang zu setzen.

Die bereits erwähnte mechanistische Vorstellung, wie Entwicklungsvorgänge ablaufen, ist evident. Die Begriffe Greifen und Begreifen haben sicher nicht nur sprachlich etwas miteinander zu tun. Ob beiden Begriffen jedoch tatsächlich eine axiomhafte Bedeutung in der kognitiven Entwicklung zukommt, soll zunächst einmal offen bleiben.

Gestörte haptisch-taktile Entwicklung

Am 18. Juli 1013 brachte die Ehefrau HILTRUDE des damals reich begüterten und einflußreichen Grafen WOLFERAD VON ALTSHAUSEN (im heutigen Oberschwaben) einen Sohn zur Welt, der auf den Namen HERIMANN getauft wurde. Nach der Lebensbeschreibung seines späteren Schülers BERTHOLD und seines Biographen im 19. Jahrhundert, HEINRICH HANSJAKOB, war HERIMANN von frühester Kindheit an schwerstbehindert. Nie war es ihm möglich, sich ohne Hilfe von der Stelle zu bewegen oder sich im Liegen von einer Seite auf die andere zu drehen. Mühsam saß HERIMANN gekrümmt in seinem Tragsessel, er konnte nur gebrochen und kaum verständlich reden, mit den gleichfalls gekrümmten Händen jedoch mit Not schreiben.

Trotzdem entwickelte das gebrechlich wirkende Kind große geistige Gaben, die offenbar von seinen Eltern erkannt wurden. Im Alter von 7 Jahren, am 15. September 1020, wurde HERIMANN daher einer Klosterschule übergeben. Er habe bald alle seine Mitschüler in jedem Zweig des damaligen Wissens übertroffen. Welches Kloster ihn als Schüler aufnahm, ist nicht bekannt, wohl aber, daß HERIMANN später als gelehrter Mönch auf der Insel Reichenau im Bodensee lebte.

BERTHOLD schreibt über ihn: Er sei trotz seiner schweren Behinderung »von so wunderbar reicher Anlage (gewesen), daß er alle Männer seines Jahrhunderts übertraf«. »In seinem Tragsessel, von seinem Diener niedergesetzt, konnte er kaum sitzen zu irgendwelchen Tätigkeiten. Im Sessel war dieses nützliche und wunderbare Werkzeug der göttlichen Vorsehung, wiewohl er, gelähmt an Mund, Zunge und Lippen, nur gebrochen und kaum verständliche Töne langsam hervorbringen konnte, ein beredter und eifriger Verteidiger seiner Lehrsätze, munter und zierlich in der Rede, äußerst schlagfertig in der Gegenrede.« »Die Art und Weise der Zeitrechnung, ihre Regeln und deren Begründung ordnete er ausführlich zusammen und übertraf hierin alle Vorgänger in dieser Wissenschaft weit«.

HERIMANN berechnete den Zeitpunkt von Mondfinsternissen, entwickelte bessere geometrische Methoden, dichtete und komponierte und betätigte sich als Historiker und als Biograph der Kaiser KONRAD und HEINRICH, »zudem dichtete er ein kleines Buch über die acht Hauptlaster in scherzhafter Weise, musikalisch klingend durch die wechselnden Versmaße«. HERIMANN starb am 24. September 1054 im Alter von 41 Jahren nach kurzer Krankheit. Er wurde auf seinem Stammschloß Altshausen begraben.

Inwieweit die zeitgenössische Schilderung der vielfältigen Begabungen HERIMANNS im Detail nachvollziehbar ist, mag dahingestellt bleiben.

Eines scheint jedoch sicher zu sein: Ein schwerbehindertes und – wir dürfen dies als sicher annehmen – seiner haptisch-taktilen Sinneskanäle von Geburt an weitgehend beraubtes Kind entwickelte eine hervorragende Begabungsstruktur.

Wir brauchen jedoch nicht bis in das hohe Mittelalter zurückzugehen, um ähnliche Erfahrungen zu machen.

Auch heute lassen sich von Geburt an schwerbehinderte Menschen finden, deren haptisch-taktile Modalität zum Erwerb geistiger Fähigkeiten nicht eingesetzt werden konnte und die doch über eine hervorragende Intelligenz verfügen.

Immer war auch schon aufgefallen, daß Kinder, die als Neugeborene eine schwere Gelbsucht, vor allem wegen einer Rhesusunverträglichkeit mit dem mütterlichen Blut, durchgemacht hatten – wobei der gelbe Blutfarbstoff (Bilirubin) zu einer erheblichen Schädigung des Gehirnes (Bilirubinenzephalopathie) führt –, zwar schwerste Bewegungsstörungen entwickeln, die ihnen gezieltes Greifen nahezu unmöglich machen, später trotzdem über eine unerwartet gute Intelligenz verfügen. Durch die Rhesusprophylaxe ist das früher häufige Krankheitsbild heute praktisch verschwunden.

Die grotesken, ausfahrenden, unkontrollierten Bewegungen der Arme, Beine, des Kopfes, des Körpers, die nahezu unverständliche Sprache hatten immer wieder dazu geführt, solche Kinder in ihren geistigen Kapazitäten weit zu unterschätzen. Dazu kam, daß viele Kinder an einer schweren Taubheit litten, ebenfalls bedingt durch die toxische Wirkung des Bilirubins auf das Innenohr.

Bei Erwachsenen sind gezielte Schädigungen der haptisch-taktilen Verarbeitungszentren im Gehirn durch punktuelle Verletzungen und Tumoren bekannt. Dadurch entstehen spezifische Ausfallsymptome. Bei Kindern werden solche Schädigungen sehr selten gesehen. Sie sind, wenn sie erworben wurden, ein nicht sehr in das Auge fallender Teil einer Mehrfachbehinderung, wie sie durch eine schwere Sauerstoffmangelsituation während oder kurz nach der Geburt entstehen kann.

Als Teil einer sog. »zentralen Wahrnehmungs- und Verarbeitungsstörung«, die angeboren ist und möglicherweise in ihrer Grundstruktur auch vererbt werden kann, sind Störungen der haptisch-taktilen zentralen Verarbeitung nicht selten. Ohne Augenkontrolle haben solche Kinder Schwierigkeiten zu entscheiden, welchen Gegenstand sie betasten oder in der Hand halten und welche Form und Textur der Gegenstand besitzt.

Vorstellbar ist, daß Kinder mit haptisch-taktilen Wahrnehmungs- und Verarbeitungsstörungen auch in Schwierigkeiten beim Erlernen des Malens und des Schreibens geraten und damit auch eine Schreibschwäche als Teilleistungsstörung in den ersten Schuljahren entwickeln können.

Die Vorstellungen, welche pathogen wirksamen Faktoren zu zentralen Wahrnehmungs- und Verarbeitungsstörungen führen, sind noch sehr lückenhaft. Wichtig ist zu wissen, daß die Sinnesorgane in der Haut richtig angelegt sind und funktionieren, ebenso die Überleitung in das Gehirn. Anzunehmen ist, daß die zentralen Gehirnzentren, die die einlaufenden Informationen verarbeiten und deren Verbindung untereinander nicht adäquat funktionieren können, vielleicht, weil sie nicht optimal angelegt wurden oder weil die neurobiologischen Prozesse, die die Verarbeitungsmechanismen vermitteln, in ihrer Homöostase gestört sind.

Weiterhin ist anzunehmen, daß wohl für alle Sinnesqualitäten »zentrale Wahrnehmungs- und Verarbeitungsstörungen« existieren, wobei keineswegs immer nur eine Modalität davon betroffen sein muß. Wahrscheinlich hat jeder Mensch in der einen oder anderen Modalität mehr oder weniger gravierende »Verarbeitungsschwächen«, die insgesamt die Begabungsstruktur eines Menschen bestimmen oder zumindest beeinflussen.

Wir kehren mit unseren Betrachtungen zur Entwicklung der haptisch-taktilen Modalität wieder zum Anfang zurück. Daß Kinder mit angeborenen zentralen Wahrnehmungs- und Verarbeitungsstörungen, mit Bilirubinenzephalopathien, mit schweren Behinderungen, wie bei HERIMANN, die das haptische und taktile Vermögen erheblich oder ganz reduzieren, trotz mangelndem Greifen doch begreifen, also Intelligenz und kognitive Fähigkeiten entwickeln, ist mit einem mechanistisch-gendeterminierten Entwicklungskonzept nicht in Einklang zu bringen.

Ein Entwicklungskonzept, das den hohen adaptiven Fähigkeiten der menschlichen Entwicklung und des menschlichen Gehirnes Rechnung trägt, bietet Modellvorstellungen an, die den beobachtbaren Phänomenen besser gerecht zu werden vermögen. Entwicklung als Einbahnstraße würde bei nicht normal verlaufenden Entwicklungsgängen bald in eine Sackgasse einmünden. Offenbar stehen Umgehungsstraßen zur Verfügung, die zwar auf Umwegen, schließlich aber doch das Ziel eines bestimmten Entwicklungsganges »adaptiv« erreichen lassen.

Eine optimale Lösung wird nicht immer möglich sein, oft wird aber doch eine funktionell gute Anpassung an die Anforderungen, aber auch an die erfreulicheren Seiten des Lebens erreicht werden.

Literatur

1. AMIEL-TISON, C.: Neurological assessment of the neonate revisited: A personal view. Devel. Med. Child Neur. 32, 1105–1113 (1990).
2. CONNOLLY, K. J. u. H. F. R. PRECHTL (Hrsg.): Maturation and Development. Clinics in Developmental Medicine Nr. 77/78. Heinemann, Medical Books, London, Lippincott, Philadelphia 1981.
3. ENZENSBERGER, H. M.: Allerleirauh. Viele schöne Kinderreime. Suhrkamp Taschenbuch, Frankfurt 1971.
4. HANSJAKOB, H.: Herimann der Lahme von der Reichenau. Kirchheim, Mainz 1875.
5. HENSEL, H.: Somato-viszerale Sensibilität. In: KEIDEL, W. D. (Hrsg.): Kurzgefaßtes Lehrbuch der Physiologie. Thieme, Stuttgart 1985.
6. KOLB, B. u. I. Q. WHISHAW: Fundamentals of human neuropsychology. 3. Aufl. Freeman, New York 1990.
7. MICHAELIS, R. u. I. KRÄGELOH-MANN: Zur Entwicklung der frühen sozialen Interaktion. In: DU BOIS, R. (Hrsg.): Praxis und Umfeld der Kinder- und Jugendpsychiatrie. Huber, Bern-Stuttgart 1989.
8. MICHAELIS, R.: Paradigmen der kindlichen Entwicklung. In: FIRNHABER, W. u. Mitarb. (Hrsg.): Verhandlungen der Deutschen Gesellschaft für Neurologie, G. Springer, Berlin-Heidelberg 1991.

9. OPPENHEIM, R. W.: Ontogenetic adaptions and re-trogressive processes in the development of the nervous system and behaviour. In: CONNOLLY, K. J. u. H. F. R. PRECHTL (Hrsg.): Maturation and Development. Clinics in Developmental Medicine Nr. 77/78. Heinemann, Medical Books, London, Lippincott, Philadelphia 1981.

10. SCHNEIDER, M.: Die somato-viszerale Sensibilität. In: REIN-SCHNEIDER: Einführung in die Physiologie des Menschen. Springer, Berlin-Heidelberg 1973.

11. SIMROCK, K.: Kinderlieder. Nachdruck. Borowsky o. J.

Erschienen in:
Architektur zum Anfassen; arcus Nr. 16, 1992
Verlagsgesellschaft Rudolf Müller GmbH, Köln

Autor und Verlag danken wir für die Nachdruckgenehmigung

Entwicklungsneurologische Grundlagen von Bewegungsverhalten und Körperschema

G. Neuhäuser, Gießen

Frühentwicklung

Unser Verständnis von Entwicklungsvorgängen im Zentralnervensystem ist während der letzten Jahrzehnte durch neue Methoden der Betrachtung und Analyse deutlich erweitert worden. Beispielsweise sind mittels Ultraschalluntersuchung in der Frühschwangerschaft erste Bewegungsäußerungen des Kindes in seiner natürlichen Umwelt relativ einfach sichtbar zu machen. Dabei wird deutlich, daß sehr bald, schon mit 7–8 Lebenswochen, komplexe Muster auftreten, die in vielen Einzelheiten den motorischen Äußerungen entsprechen, wie wir sie später beim neugeborenen Kind beobachten. Offenbar kann das Zentralnervensystem von Beginn an diese Muster »generieren«, so daß die Meinung, Bewegung sei lediglich Reaktion auf die Einwirkung bestimmter Reize, revidiert werden muß.

Andererseits ist festzuhalten, daß immer durch motorische Aktivität auch sensorische Erfahrungen vermittelt werden. Die Funktion ist wesentlich an der Ausgestaltung des Zentralnervensystems beteiligt: Für die Entwicklung mancher Strukturen sind afferente Informationen bestimmend, nur bei Aktivität erhalten sie ihre notwendige Anordnung, wie verschiedene experimentelle Studien belegen. Damit wird offenbar die notwendigerweise feine Abstimmung der Funktionen des Zentralorgans auf die von der jeweiligen Umwelt abhängigen Erfordernisse gewährleistet, die ein noch so differenziertes genetisches Programm nicht erzielen könnte.

Bewegung und Wahrnehmung

Schon in der Frühentwicklung vor der Geburt gibt es also ein inniges Wechselspiel zwischen Bewegung und Wahrnehmen; im weiteren Verlauf der Kindheit wird es auf verschiedenen Entwicklungsstufen, in unterschiedlicher Weise und in vielen Funktionsbereichen die individuelle Existenz bestimmen. Auch dafür bietet die entwicklungsneurologische Forschung so manches Beispiel.

Die motorischen Äußerungen des Körpers und die dabei gespeicherten Informationen (Gedächtnis) stehen beim Aufbau des Körperschemas somit frühzeitig im Mittelpunkt. Diese komplexen Vorgänge sind nur dann recht zu verstehen, wenn neurobiologische Grundlagen berücksichtigt werden, die Voraussetzung für das Wechselspiel zwischen Körper und Umwelt sind.

Körperbewußtsein, Körperempfinden, letztlich die Vorstellung von der Lage des Körpers und seiner Glieder im Raum, von den Beziehungen zu Mitmenschen, werden zuerst von der individuellen Aktivität geprägt, sei sie spontan oder reaktiv.

Eine wesentliche Rolle spielen dabei aber auch alle erfahrenen Bewegungen, das Resultat der afferenten Informationen aus verschiedenen Sinnesbereichen, auch aus dem Bewegungssystem, das Bewegungsgedächtnis.

Dabei muß die Vielfalt der dem Zentralnervensystem zuströmenden Informationen geordnet werden: Meldungen von den einzelnen Sinnesorganen – optisch, akustisch, vestibulär, kinästhetisch, sensomotorisch – sind zu organisieren, müssen in Abstimmung mit dem Speicher jeweils neu überprüft, angepaßt und modifiziert werden; dies gelingt durch intermodale (= Wahrnehmung verschiedener Sinnesqualitäten) und seriale (= Aufeinanderfolge der Sinnesmeldungen) Integration.

Neurobiologische Grundlagen

Für die entwicklungsneurologische Betrachtung und Interpretation früher Entwicklungsvorgänge sind bereits viele neurobiologische Grundlagen bekannt. Wir wissen über die strukturelle Entwicklung des Nervensystems in verschiedenen Funktionsbereichen relativ gut Bescheid, kennen so manche biochemischen und elektrischen Prozesse, letztlich auch molekulare Vorgänge bei der Tätigkeit des Nervensystems, können damit jedoch nur einen Teil des vielschichtigen Entwicklungsgeschehens befriedigend erklären.

Wichtig ist nun vor allem, daß eine Verknüpfung mit psychologischen Theorien gesucht wird, die nach subtiler Verhaltensbeobachtung von Kindern aufgestellt sind. Bei systemtheoretischer Betrachtung ergibt sich hier eine zunehmend bessere Übereinstimmung, beispielsweise bei den von verschiedenen Autoren modifizierten Entwicklungsmodellen PIAGETS.

Akkomodation und Assimilation

Im Säuglings- und Kleinkindesalter kommt es zu mannigfaltigen Akkomodations- und Assimilationsprozessen. Dies gilt gleichermaßen für die Bewegungsäußerungen des Körpers wie für das Empfinden der Körperform, die Eroberung des Raumes mit Bewältigung der dinglichen Umwelt, für die Auseinandersetzung mit anderen Menschen, die Differenzierung des Sozialverhaltens. Der Körper und sein Gedächtnis werden zunehmend besser an die individuellen Erfordernisse angepaßt, adaptiert. Diese Aufgabe erfordert Variabilität, führt aber auch zu Ökonomie gerade im Bewegungsverhalten.

Afferente Rückmeldungen ermöglichen Abstimmung mit etablierten Erfahrungen und gestatten unmittelbar eine Modifikation von Bewegungen; damit erlangt das Kind die Fähigkeit, zunehmend besser seine Individualität zu verwirklichen, deren Grundlage letztlich die Konstitution mit Verfügbarkeit der biologischen Systeme, aber auch eine enge, ungestörte Interaktion mit der Umwelt und günstige psychosoziale Bedingungen sind.

Bisher sind die Entwicklungsvorgänge der efferenten Systeme, also der die Bewegung steuernden Funktion, sehr viel besser bekannt als die der afferenten Beziehungen. Es kann hier nur auf die Ergebnisse vieler Studien über die Bewegungsentwicklung im Säuglings- und Kleinkindesalter verwiesen werden.

Der Begriff Körperschema wird in der Literatur keineswegs einheitlich gebraucht, sondern ist vom benutzten theoretischen Hintergrund bestimmt. Es bedarf noch vieler Analysen, um die Entwicklung des Körperschemas besser zu verstehen, zumal sich ja ein junges Kind nur schwer über bestimmte Körpervorgänge äußern kann, das Verhalten eine wesentliche Variable darstellt, letztlich auch die Motivation eine wichtige Rolle spielt.

Analogieschlüsse von Tierbeobachtungen oder nach Analyse des Verhaltens hirnverletzter Erwachsener können keine zureichende Erklärung für Entwicklungsphänomene sein, da die Strukturierung des Zentralnervensystems völlig verschieden ist. Für die Beurteilung sensomotorischer Muster sind also die entwicklungsneurologischen Grundlagen vielfach erst noch zu erarbeiten. Man darf annehmen, daß manche unserer heutigen Vorstellungen modifiziert und möglicherweise revidiert werden müssen.

Zerebrale Funktionsstörungen

Bei zerebralen Funktionsstörungen, die als Folge angeborener oder früh erworbener Schäden auftreten können, ist nicht nur die Steuerung motorischer Abläufe, das Bewegungsverhalten unmittelbar gestört, vielmehr treffen auch afferente Informationen verzögert oder verzerrt ein; die Ausbildung des Körperbewußtseins ist erschwert oder bleibt weitgehend aus. Ein Hinweis darauf sind Zeichnungen von bewegungsgestörten Kindern, die eine Extremität nicht darstellen; auch aus der klinischen Praxis ist bekannt, daß diese Kinder eine Körperregion gleichsam vernachlässigen.

Im Rahmen der Diagnostik zerebraler Bewegungsstörungen ist deshalb vermehrt auf die sensorischen Ausfallerscheinungen zu achten; sie sind auch bei der Therapie entsprechend zu berücksichtigen. Will man die Entwicklung des Bewegungsverhaltens mit psychomotorischen Methoden fördern, ist es als besonders günstig anzusehen, daß diese Verfahren nicht nur den efferenten Bereich unseres Zentralnervensystems ansprechen, sondern auch zahlreiche afferente Systeme,

nicht zuletzt das Bewußtsein vom Körper im Umgang mit Material und Mitmenschen.

Als eine Möglichkeit der Erziehung oder Bildung durch Bewegung will die Psychomotorik, wie wir sie verstehen, die gesamte Persönlichkeit des Kindes erfassen. Es wird versucht, Aktivität durch Motivation zu erreichen, spontanes Bewegungsverhalten zu unterstützen, dem Kind eigene Möglichkeiten der motorischen Problemlösung zu geben. Bewußt wird das Vermitteln von Wahrnehmungen aus verschiedenen Sinnesbereichen einbezogen; es werden Erinnerung und Gedächtnis gestärkt, da ja mit zunehmender Kompetenz auch das Bewußtsein vom Körper und seinen Beziehungen verbessert wird.

Im Umgang mit den Materialien erfolgen Akkomodation und Adaptation; in der Gruppe sind Interaktionen möglich, die sich über das Bewegungsverhalten auf die Ausbildung sozialer Kompetenzen auswirken. Somit gelingt es auch, die bei zentraler Koordinationsstörung nicht selten auftretende Sekundärsymptomatik, die zu Leistungsschwierigkeiten und abweichenden Verhaltensweisen führt, günstig zu beeinflussen.

Motivation in der Psychomotorik

Letztlich haben die psychosozialen Zusammenhänge, die hier nur angedeutet werden konnten, wiederum eine Bedeutung für die Entwicklung des Bewegungsverhaltens und des Körperbewußtseins. Nachdem motivierende Faktoren gerade im Kleinkindesalter eine wichtige Rolle spielen, werden die Entwicklungsvorgänge im speichernden System auch entscheidend davon beeinflußt werden, in welchem psychosozialen Kontext Bewegungserfahrung gemacht werden kann.

Bei den engen funktionellen Beziehungen zwischen dem limbischen System (Hirnstrukturen bzw. Funktionssysteme, welche emotionale Vorgänge steuern) und den die Bewegungen, insbesondere das unwillkürliche Bewegungsverhalten steuernden Funktionskreisen, ist verständlich, daß hierbei innige Wechselwirkungen auftreten. Bestimmte Transmittersysteme, die gerade bei der Bewegungssteuerung eine Rolle spielen, dürften beeinflußt werden, so daß es sich hier um eine »Nahtstelle« zwischen dem psychischen Erleben und den neurobiologischen Funktionen handelt. Allerdings wissen wir auch über diese Grundlagen noch wenig.

Die kurzen Andeutungen zu den entwicklungsneurologischen Grundlagen des Bewegungsverhaltens und des Körperschemas sollen deutlich machen, daß trotz mancher Fortschritte, die in den vergangenen Jahren erzielt werden konnten, unsere Kenntnisse noch relativ spärlich sind, daß wir uns vielfach auf Spekulationen stützen müssen. Eine subtile Beobachtung des Bewegungsverhaltens, die Analyse der beeinflussenden Faktoren und die von verschiedenen Grundlagenwissenschaften der Neurobiologie erarbeiteten Ergebnisse dürften zu einem besseren Verständnis verhelfen, das nicht nur für die Diagnose, sondern auch in der Therapie weitreichende Konsequenzen hat.

wicklung von »Risikokindern«

Verlaufskontrollen und prospektiven lien haben wir die Entwicklung von lern verfolgt, die wegen Komplikatio- in der Neugeborenenzeit – hauptlich Atemstörungen und zerebrale Erkungen mit Krämpfen – auf der Intenation unserer Klinik behandelt wermußten. Bei ihnen war also mit einer issen Wahrscheinlichkeit davon aushen, daß sich später zentrale Funktstörungen zeigen würden, gerade im Bewegungsverhalten.

en bei regelmäßigen Kontrollen im lingsalter eine verzögerte motori- Entwicklung und auffallende Bewegsmuster zu beobachten, wurde Phyerapie verordnet, teilweise nach der ode von BOBATH, teilweise nach dem hren von VOJTA; gelegentlich ist auch r psychomotorische Übungsbe-

handlung durchgeführt worden. Nachdem die Kinder das Schulalter erreicht hatten, wurden verschiedene Funktionsbereiche genauer analysiert, insbesondere die Bewegungskoordination durch motoskopische Beurteilung und mittels motometrischer Tests sowie die Wahrnehmungsfähigkeit und feinmotorischen Funktionen.

Im Vergleich mit Kontrollkindern erzielten die ehemaligen Patienten auch dann schlechtere Leistungen, wenn von den Eltern nicht ausdrücklich über Ungeschicklichkeit oder Verhaltensauffälligkeiten geklagt wurde. Eine sichere Korrelation zwischen beeinträchtigter Grobmotorik und schwachen feinmotorischen Funktionen war nicht zu finden, wohl aber hinsichtlich weniger gut ausgeprägter Fähigkeiten bei der Wahrnehmung und in der visuo-motorischen Koordination.

In einer bis ins Jugendalter andauernden prospektiven Studie zeigte die Analyse der Entwicklung schon im 1. Lebensjahr, welche Bedeutung den psychosozialen Bedingungen zukommt. Die Entwicklung unserer früheren Patienten verlief dann günstiger, wenn die Eltern ausreichend Kontakte innerhalb ihrer eigenen Familie hatten und die notwendige Unterstützung bei der Bewältigung anstehender Probleme erfuhren. Demgegenüber spielten die materiellen Bedingungen keine entscheidende Rolle.

Neben gezielten Förderungsbemühungen müssen also die motivierenden Faktoren seitens der Umwelt berücksichtigt werden. Diese vermitteln dem Kind wichtige Informationen, sind bedeutsam auch beim Aufbau des Körperbewußtseins.

Ähnlich sind die Erfahrungen, die wir bei der Längsschnittbeobachtung von Kindern sammeln konnten, welche wegen Verletzungen oder Erkrankungen des Zentralnervensystems behandelt werden mußten: Auch wenn keine deutlichen neurologischen Störungen zurückbleiben, kann sich die Funktionsstörung in einer beeinträchtigten Koordinationsfähigkeit bemerkbar machen; vielfach sind bei diesen Kindern dann auch Wahrnehmungsstörungen nachzuweisen, die letztlich mit einem veränderten Körperschema und Körperempfinden zusammenhängen. Für die Behandlung zerebraler Funktionsstörungen haben diese Zusammenhänge aber große Bedeutung: Sie unterstreichen wiederum, wie wertvoll die psychomotorische Behandlung ist.

Bewegungsverhalten und Körperschema bzw. Körperbewußtsein (Gedächtnis) stehen in engem Zusammenhang. Sie werden im Verlauf der Entwicklung zunehmend differenziert; im Wechselspiel zwischen konstitutionellen Komponenten und Umweltfaktoren bestimmen sie die Individualität, die Persönlichkeit. Bei zerebralen Funktionsstörungen sind Bewegungsverhalten und Körperbewußtsein nicht selten beeinträchtigt, auch wenn keine neurologischen Ausfallerscheinungen festgestellt werden. Es entsteht eine Disharmonie, die zu schwerwiegenden Sekundärfolgen führen kann.

Bei der Behandlung kommt es dann darauf an, harmonisierend zu wirken und das Wechselspiel zwischen Bewegungsverhalten und Körperbewußtsein zu unterstützen. Psychomotorische Behandlungsmethoden bieten hierzu den geeigneten Ansatz.

Zusammenfassung

Entwicklung von Bewegungsverhalten und Körperbewußtsein stehen in engem Zusammenhang. Immer kommt es zu komplexen Wechselwirkungen zwischen den neuralen Strukturen und einwirkenden Umweltfaktoren. Disharmonie, verursacht durch Funktionsstörungen, und/oder beeinträchtigte Umweltbeziehungen haben nachteilige Folgen für die Gesamtpersönlichkeit des Kindes.

Bei der Behandlung kommt es darauf an, harmonisierend zu wirken, das Wechselspiel zwischen Bewegungsverhalten und Körperbewußtsein zu unterstützen.

Erschienen in:
Motorik **7**, 153–156 (1984)
Karl Hofmann GmbH & CO Verlag, Schorndorf

Autor und Verlag danken wir für die Nachdruckgenehmigung

Sprachentwicklung in den ersten Lebensjahren

R. H. LARGO, Zürich

Die frühe Sprachentwicklung hat in den vergangenen 20 Jahren ein großes wissenschaftliches Interesse gefunden. Insbesondere Psycholinguisten haben sich um ein besseres Verständnis der frühen Sprachentwicklung bemüht (eine ausgezeichnete Übersicht über die neuere Sprachforschung findet sich bei SZAGUN [21]).

In dieser Arbeit soll auf wenige Aspekte der folgenden 3 Problemkreise hingewiesen werden:

1. Biologische und strukturelle Determinierung der Sprache.
2. Bedeutung des Sozialverhaltens für die Sprachentwicklung.
3. Beziehung zwischen Sprachentwicklung und kognitiver Entwicklung.

Es ist das Anliegen dieser Arbeit zu zeigen, daß diese 3 Problemkreise nicht nur von wissenschaftlichem, sondern auch von unmittelbar klinischem Interesse sind.

Inwieweit ist die Sprache biologisch und strukturell determiniert?

Man darf heute davon ausgehen, daß die Fähigkeit, Sprachsignale zu analysieren, biologisch determiniert und bereits im frühen Säuglingsalter vorhanden ist. Eines der Experimente, das diese Annahme wahrscheinlich machte, ist in Abb. 1 dargestellt.

Die Abb. 1 zeigt das Spektrogramm der Konsonanten »b« und »p«. Die Formanten 2 und 3 treten bei beiden Konsonanten gleichzeitig auf. Der relative Zeitpunkt des Auftretens des 1. Formanten bestimmt, ob der Laut als ein »b« oder »p« wahrgenommen wird (13). Tritt der 1. Formant innerhalb von 25 mSek. nach dem 2. Formanten auf, wird ein »b« wahrgenommen. Tritt der 1. Formant später als 25 mSek. nach Beginn des 2. Formanten auf, wird ein »p« gehört.

Untersuchungen mit Hilfe synthetisch erzeugter Sprachlaute bei Erwachsenen ha-

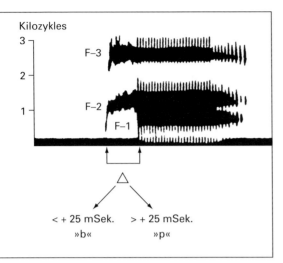

Abb. 1
Kategorische Perzeption von Sprachlauten:
Spektrogramm der Konsonanten »b«
und »p« (modifiziert nach EIMAS [2])

ben gezeigt, daß es für die Wahrnehmung des Konsonanten »b« keine Rolle spielt, ob der 1. Formant 5, 10, 15 oder 20 mSek. nach dem 2. Formanten auftritt. Andererseits ist es für die Wahrnehmung des Konsonanten »p« ohne Belang, ob der 1. Formant 30, 40 oder erst 60 mSek. nach dem 2. Formanten einsetzt.

Dieses Phänomen wurde die kategorische Perzeption von Sprachlauten genannt. Unter der kategorischen Perzeption ist eine akustische Diskriminierung zu verstehen, die diskontinuierlichen Charakter hat, d. h., daß in unserem Beispiel ein kritischer Zeitabstand von 25 mSek. zwischen dem 1. und 2. Formanten entscheidet, ob wir ein »b« oder ein »p« wahrnehmen. Andererseits sind wir nicht in der Lage, relative Verschiebungen des 1. Formanten, die nicht in Bereiche dieses kritischen Zeitabstandes von 25 mSek. liegen, wahrzunehmen.

Beim Erwachsenen wurde die kategorische Perzeption auch für andere Konsonantenpaare wie »d« und »t« sowie »g« und »k« gezeigt (11). EIMAS ist es 1971 gelungen, die kategorische Perzeption bereits bei ein- und viermonatigen Säuglingen nachzuweisen. In Habituierungsversuchen, basierend auf nichtnutritivem Saugen, war EIMAS in der Lage, eine kategorische Perzeption der Konsonanten »b« und »p« in den ersten Lebensmonaten aufzuzeigen.

Neben der kategorischen Perzeption gibt es die folgenden zusätzlichen Hinweise, daß Sprachsignale in einer spezifischen Art und Weise verarbeitet werden.

Es ist unter anderem auch von EIMAS (3) gezeigt worden, daß bereits beim Säugling akustische Signale aus dem nichtsprachlichen Bereich anders verarbeitet werden als Sprachsignale. Nicht-sprachliche akustische Signale werden nicht kategorisch, sondern kontinuierlich verarbeitet; d. h. nicht-sprachliche Signale werden um so besser unterschieden, je weiter die Formanten auseinanderliegen.

LISKER u. ABRAMSON haben in einer phonologischen Untersuchung 11 verschiedener Sprachen nachgewiesen, daß die Lautproduktion in allen diesen 11 Sprachen den gleichen phonetischen Gesetzmäßigkeiten unterlag. Kinder verschiedenster Kulturkreise weisen in den ersten 5 Lebensmonaten die gleiche Lautproduktion auf (15). Die Lautproduktion wird erst nach dem 5. Lebensmonat kulturspezifisch (23). Seit den Untersuchungen von PENFIELD (16) und KUMURA (5) wissen wir, daß Sprachsignale bevorzugt in der linken Hemisphäre, nicht-sprachliche Signale eher in der rechten Hemisphäre verarbeitet werden.

Die biologische Determinierung der Sprache scheint nicht nur die akustische Diskrimination und Produktion von Lauten, sondern auch die Struktur der Sprache, d. h. den Satzbau, zu betreffen. CHOMSKY (1) und LENNEBERG (9) haben in psycholinguistischen Einzelstudien und transkulturellen Vergleichen den Beweis zu erbringen versucht, daß Kinder über ein angeborenes artspezifisches Wissen um Strukturen der menschlichen Sprache verfügen.

Es stellt sich nun die Frage, ob die biologische Determinierung der Sprache in der Klinik ihren Ausdruck findet. Die Frage wäre also, ob es klinische Zustandsbilder gibt, die mit einem Ausfall der akustischen Diskriminierung oder Produktion von Lauten oder einer Unfähigkeit, Sätze zu analysieren oder zu produzieren, einhergehen. Es stellt sich ferner die Frage, ob diese sprachlichen Fähigkeiten an bestimmte topographisch umschriebene Strukturen des Gehirns gebunden sind. ISABELLE RAPIN (17) hat aufgrund ihrer klinischen Erfahrung die kindliche Dysphasie in verschiedene Untergruppen aufgeteilt, die einem Ausfall bestimmter Sprachfunktionen entsprechen.

Die Untergruppen in Tab. 2 bezeichnen Störungen im Bereich der Phonetik, Syntax und Semantik. In jedem dieser Bereiche kann die rezeptive wie auch die expressive Sprache betroffen sein. Die Tab. 2 zeigt, daß bei den verschiedenen Dysphasiesyndromen Ausfälle in den verschiedensten Teilbereichen der Sprache auftreten können.

Diese Unterteilung der kindlichen Dysphasien erinnert stark an die in Tab. 1 aufgeführten psycholinguistischen Modelle der menschlichen Sprache. RAPINS Nosologie der kindlichen Sprachstörungen weist auf umschriebene Defekte im Bereiche der Phonetik, Syntax oder Semantik hin, die sowohl in der rezeptiven wie auch expressiven Sprache auftreten können.

Differenzierte Untersuchungen sprachgestörter Kinder werden in Zukunft notwendig sein, um unser Verständnis für die kindlichen Dysphasien in der von RAPIN angezeigten Richtung zu vertiefen. Sollte sich ihre Nosologie bestätigen, hätte dies sicherlich auch Auswirkungen auf das therapeutische Vorgehen bei sprachgestörten Kindern.

Nuklearmedizinische Untersuchungsmethoden, wie die Positronen-Emissionstomographie (PET) oder die Kernspinresonanztechnologie, werden ferner mithelfen, funktionell wie auch topographisch unser Verständnis sprachlicher Vorgänge zu vergrößern (siehe z. B. LASSEN u. Mitarb. [8]).

Welche Bedeutung hat die Entwicklung des Sozialverhaltens für die Sprachentwicklung?

Verschiedene Arbeiten haben signifikante Unterschiede in der Sprachentwicklung von Kindern unterschiedlicher sozialer Schichten nachgewiesen (4, 14). Ein höherer sozioökonomischer Status der Fami-

Tab. 1
Hinweise für eine biologische Determinierung der Sprache

Kategorische Perzeption (2)

Unterschiedlicher Verarbeitungsmodus sprachlicher und nicht-sprachlicher Signale

Gleiche phonetische Gesetzmäßigkeiten in verschiedenen Sprachen (12)

Universale Lautproduktion in den ersten Lebensmonaten; kulturspezifisch erst nach dem 5. Lebensmonat (23)

Verarbeitung sprachlicher Signale bevorzugt in der linken, nicht-sprachlicher Signale in der rechten Hemisphäre (5, 16)

Angeborenes artspezifisches Wissen sprachlicher Strukturen (hierarchischer Satzbau) (1, 9)

Syndrome	Phonologie		Syntax		Semantik		Prag-matik (Anwen-dung)	Rede-fluß
	Rezep-tiv	Expres-siv	Rezep-tiv	Expres-siv	Rezep-tiv	Expres-siv		
1. Verbale auditive Agnosie	↓	↓	↓	↓	↓	↓	N	↓
2. Semantisch-pragmatisch	±	N	↓	N	↓	±	↓	↑
3. Gemischt phono-logisch-syntaktisch	±	↓	±	↓	±	N	N	↓
4. Verbale Apraxia	N	↓	N	±	N	N	N	±
5a. Fließend autistisch	N	N	↓	N	↓	↓	↓	↑
5b. Nicht fließend autistisch	↓	↓	↓	↓	↓	↓	↓	↓

Tab. 2
Rezeptive und expressive Sprache
bei kindlichem Dysphasiesyndrom
(nach RAPIN [17])

N = normal

lie, insbesondere ein höherer Ausbildungsgrad des Vaters und vor allem der Mutter gehen mit einer besseren Sprachentwicklung des Kindes einher.

In welcher Weise die frühe Interaktion zwischen Mutter und Kind für die spätere Sprachentwicklung von Bedeutung ist, ist Gegenstand ausgedehnter Untersuchungen (19). In den vergangenen Jahren wurde das Verständnis für die Dynamik der frühen Mutter-Kind-Interaktion in zahlreichen Studien erweitert (10, 18, 20).

Aufwendige Analysen von Videoaufzeichnungen haben gezeigt, daß der Mutter-Kind-Interaktion der ersten Lebensmonate ein hochdifferenziertes und wahrscheinlich bis zu einem gewissen Grade ebenfalls biologisch determiniertes Verhalten zugrunde liegt. Ungeklärt ist, in-wieweit die frühe nicht-verbale Kommunikation eine Voraussetzung für den späteren Spracherwerb darstellt. Ungeklärt ist ferner, bis zu welchem Grade Strukturen der verbalen Kommunikation mit denjenigen der sozialen Interaktion übereinstimmen.

Diese Fragen sind deshalb von klinischem Interesse, weil nicht so selten eine Störung des Sozialverhaltens mit einer Sprachstörung einhergeht. Das wohl häufigste Krankheitsbild ist der kindliche Autismus.

Wir haben die Beziehung zwischen autistischem Verhalten und Sprachentwicklung bei 15 Knaben mit einem sog. fragilen X-Chromosom untersucht (22). 7 der 15 Knaben wiesen im Bereich der Sprachentwicklung und des Sozialverhaltens Auffäl-

ligkeiten auf, die den Verdacht auf eine gemeinsame Ursache für die gestörte Sprache und das abweichende Sozialverhalten aufkommen lassen. Diese Auffälligkeiten sind anhand eines Einzelbeispiels
in Tab. 3 dargestellt.

Auffallend war der ausgeprägte Entwicklungsrückstand im Bereich der Sprache
und des Sozialverhaltens bei einer nur
leichten Entwicklungsverzögerung in abstrakten Testaufgaben, wie Mosaiktest
und Formerfassung. Auffallend war ferner ein stark rückständiges Spielverhalten, das ansatzweise Symbolfunktionen
zeigte (6). Das Verhalten des Kindes wies
deutliche autistische Züge auf: Kein Blickkontakt, kein Interesse an verbaler und
nicht-verbaler Kommunikation, Echolalie
und Stereotypien. Das gleichzeitige Vorliegen von Störungen im Bereich der
Sprachentwicklung, der Sozialentwicklung und des Spielverhaltens könnte auf
einen Defekt verwandter Strukturen hinweisen.

	Fragiles X (q28) Entwicklungsalter (Jahre)
Sprache rezeptiv	1½
expressiv	< 1
Mosaiktest, Formerfassung (SNIJDERS-OOMEN)	3½
Spielverhalten	1½
Sozialverhalten	< 1
Verhaltens- auffälligkeiten	Kein Blickkontakt, kein Interesse an verbaler und nicht-verbaler Kommu- nikation, Echolalie, Stereotypien

Tab. 3
Autismus: Sprachentwicklung, kognitive
Entwicklung und Sozialverhalten bei einem
4½ jährigen Knaben

Welche Beziehungen bestehen zwischen der Sprachentwicklung und der kognitiven Entwicklung?

Die wohl häufigste Ursache einer Sprachentwicklungsverzögerung im frühen Kindesalter ist ein allgemeiner Entwicklungsrückstand. Die Beziehungen zwischen
Sprachentwicklung und geistiger Entwicklung ist deshalb für den Kliniker von
besonderem Interesse. Nachfolgend wird
diese Beziehung aus phänomenologischer Sicht dargestellt (6, 7).

Die Beziehung zwischen rezeptiver und
expressiver Sprache kann wie folgt um-
schrieben werden: Die rezeptive Sprache
geht der expressiven Sprache immer voraus. Die Abfolge ist in Abb. 2 dargestellt.

In diesem Experiment wurden Kindern
zwischen 6 und 30 Monaten Gegenstände
vorgelegt, die ihnen aus dem Alltag vertraut waren. Die Kinder hatten auf verbale
Aufforderung einerseits die Gegenstände
zu identifizieren und andererseits zu benennen. Die Darstellung zeigt, daß sich

die Identifikation von Gegenständen zwischen 6 und 12 Monaten einstellt. Die Benennung der Gegenstände setzte wesentlich später ein, nämlich zwischen 9 und 30
Monaten und zog sich über eine viel
größere Altersspanne hin.

Die zeitliche Beziehung zwischen kognitiver Entwicklung und rezeptiver sowie expressiver Sprachentwicklung ist in den
Abb. 3 u. 4 dargestellt. Kinder lernen zwischen 6 und spätestens 15 Monaten Gegenstände in einer funktionellen Art und
Weise zu gebrauchen. So imitieren sie
beispielsweise das Essen mit dem Löffel
oder das Bürsten der Haare. Dieses Spielverhalten wird als funktionelles Spiel be-

65

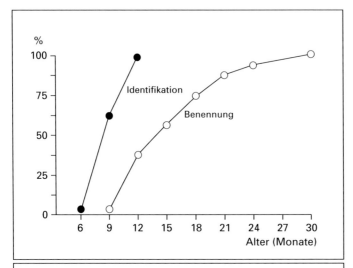

Abb. 2
Identifikation und
Benennung von Gegen-
ständen.
% der Kinder, die 2 von
5 Gegenständen
identifizieren bzw.
benennen (je 16 Kinder
beiderlei Geschlechts
in jeder Altersgruppe)

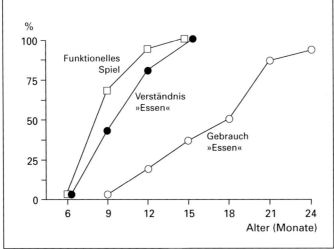

Abb. 3
Funktionelles Spiel,
Verständnis und
Gebrauch des
Tätigkeitswortes »essen«.
% der Kinder, die
funktionell spielen,
das Tätigkeitswort
»essen« verstehen
bzw. gebrauchen
(je 16 Kinder beiderlei
Geschlechts
in jeder Altersgruppe)

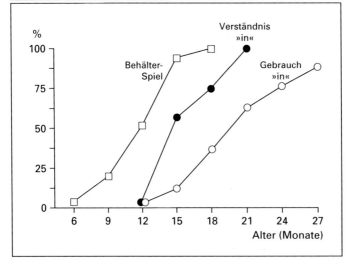

Abb. 4
Behälter-Spiel,
Verständnis und Gebrauch
der Präposition »in«.
% der Kinder, die mit
Behälter und Inhalt spielen,
die die Präposition »in«
verstehen bzw. gebrauchen
(je 16 Kinder beiderlei
Geschlechts
in jeder Altersgruppe)

zeichnet. Es mag sein, daß die Kinder bereits vor dem zeitlichen Auftreten des funktionellen Spiels eine Vorstellung von einer Tätigkeit wie Essen mit dem Löffel haben, dies aber im Spiel nicht ausdrücken können, z. B. wegen einer motorischen Unreife. Sicher ist, daß spätestens mit dem Auftreten des funktionellen Spiels ein Verständnis für diese Tätigkeit vorhanden sein muß.

Abb. 3 zeigt, daß das funktionelle Spiel, das die kognitive Entwicklung wiederspiegelt, vor der rezeptiven Sprache, dem Verständnis des Tätigkeitswortes »essen«, auftritt. Die expressive Sprache, d. h. der Gebrauch des Tätigkeitswortes, tritt wiederum sehr viel später auf als das Sprachverständnis. Zuerst setzt also die kognitive Entwicklung, dann die rezeptive Sprachentwicklung und zuletzt die expressive Sprachentwicklung ein.

Bei Abb. 4 geht es um das Verständnis räumlicher Beziehungen und den Gebrauch von Präpositionen.

Beobachtet man Kinder beim Spiel, stellt man fest, daß zwischen 9 und 15 Monaten die Kinder in der Lage sind, mit Behältern und Inhalt umzugehen (Kurve links). Es mag nun wiederum sein, daß die Kinder bereits früher eine Vorstellung über die räumliche Beziehung von Behältern und Inhalt haben, dies aber im Spiel nicht ausdrücken können. Sicher ist, daß spätestens zum Zeitpunkt, zu dem sie mit Behältern und Inhalt spielen, eine Vorstellung der räumlichen Beziehung vorhanden ist.

Die mittlere Kurve beschreibt das Auftreten des sprachlichen Verständnisses der Präposition »in«.

Die Kinder wurden beispielsweise aufgefordert, einen Löffel in eine Tasse zu legen. Die Kinder leisteten frühestens mit 12 Monaten und spätestens mit 14 Monaten dieser Aufforderung Folge.

Die rechte Kurve zeigt schließlich das zeitliche Auftreten der Präposition »in« in der expressiven Sprache. Das sprachliche

Tab. 4
Beziehung zwischen kognitiver
Entwicklung und rezeptiver sowie
expressiver Sprachentwicklung

Kognition	→ Rezeptive Sprache	→ Expressive Sprache
Erkennen von Gegenständen	→ Verstehen von Substantiven, Namen	→ Gebrauch von Substantiven, Namen
Erkennen von Handlungen	→ Verstehen von Verben	→ Gebrauch von Verben
Erkennen von räumlichen Beziehungen	→ Verstehen von Präpositionen des Ortes	→ Gebrauch von Präpositionen des Ortes
Erkennen von zeitlichen Beziehungen	→ Verstehen von Präpositionen der Zeit	→ Gebrauch von Präpositionen der Zeit
Erkennen von kausalen Beziehungen	→ Verstehen von finalen Sätzen	→ Gebrauch von Warum-Fragen

Verständnis für diese Präposition setzt also wiederum etwas später ein als das kognitive Erfassen der räumlichen Beziehung. Der Gebrauch der Präposition in der expressiven Sprache stellt sich mit einer Verzögerung ein.

Beziehungen dieser Art zwischen der geistigen Entwicklung und der rezeptiven sowie der expressiven Sprachentwicklung lassen das Erkennen von Gegenständen, Handlungen, räumlichen, zeitlichen und kausalen Beziehungen nachweisen (Tab. 4).

Sie alle deuten darauf hin, daß sich zuerst das geistige Erkennen einstellt, diese Erkenntnis anschließend mit den verbalen Äußerungen der Umgebung in Beziehung gebracht wird und schließlich diese Erkenntnis auch in Worten ausgedrückt werden kann.

Aus phänomenologischer Sicht stellt die kognitive Entwicklung somit eine Voraussetzung für die Sprachentwicklung dar. Damit ist auch gesagt, daß im frühesten Kindesalter die Sprache nie weiter entwickelt sein kann als die geistige Entwicklung. Anderseits bedeutet dies, daß bei einem altersentsprechenden Stand der expressiven Sprache ein altersentsprechender Entwicklungsstand der rezeptiven Sprache und der kognitiven Entwicklung vorausgesetzt werden kann. Ein differentialdiagnostisches Vorgehen bei expressiver Sprachentwicklungsverzögerung, das auf dieser Annahme beruht, ist in Abb. 5 dargestellt.

Abb. 5
Differentialdiagnostisches Vorgehen bei expressiver Sprachentwicklungsverzögerung

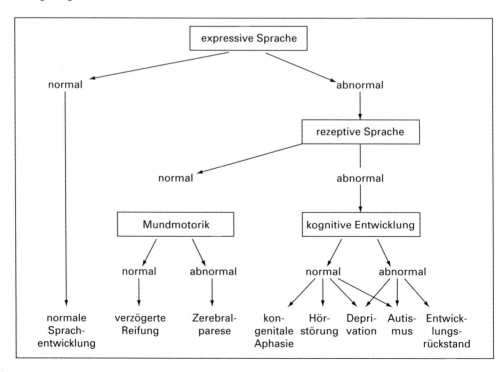

Schlußfolgerungen

Es war das Anliegen dieser Arbeit, auf die folgenden, klinisch bedeutsamen Zusammenhänge in der frühen Sprachentwicklung hinzuweisen:

1. Rezeptive und expressive Sprache sind bis zu einem gewissen Grade biologisch und strukturell determiniert. Sprachstörungen können phonologischer, syntaktischer oder semantischer Art sein und die rezeptive wie auch die expressive Sprache betreffen.

2. Die Sprachentwicklung der ersten Lebensjahre hat fast ausschließlich kommunikativen Charakter und stellt daher einen integralen Bestandteil der sozialen Interaktion dar. Gleichzeitig vorliegenden Störungen der Sprachentwicklung und des Sozialverhaltens liegen möglicherweise Ausfälle verwandter Strukturen zugrunde.

3. Die kognitive Entwicklung schafft die Voraussetzungen für die Begriffsbildung der Sprache. Ohne das Erkennen von Personen und Gegenständen, das Verstehen von räumlichen, zeitlichen und kausalen Zusammenhängen, können Substantive, Präpositionen, verschiedene Zeitformen der Verben und unterschiedliche Satzformen nicht sinnvoll angewendet werden.

Literatur

1. CHOMSKY, N.: Aspects of the theory of Syntax. MIT Press, Cambridge 1967.
2. EIMAS, P. D. u. Mitarb.: Speech perception in infants. Science 171, 303 (1971).
3. EIMAS, P. D.: Auditory and linguistic processing of cues for place of articulation by infants. Perception and Psychophysics 16, 513 (1974).
4. IRWIN, O. C.: Speech development in the young child: 2. Some factors related to the speech development of the infant and young child. J. Speech Hear. Disorders 17, 269 (1952).
5. KIMURA, D.: Cerebral dominance and the perception of verbal stimuli. Can. J. Psychology 15, 166 (1961).
6. LARGO, R. H. u. J. A. HOWARD: Developmental progression in play behavior of children between nine and thirty months. I. Spontaneous play and imitation. Devel. Med. Child Neur. 21, 299 (1979).
7. LARGO, R. H. u. J. A. HOWARD: Developmental progression in play behavior of children between nine and thirty months: II. Spontaneous play and language Devel. Med. Child Neur. 21, 492 (1979).
8. LASSEN, N. A., D. H. INGVAR u. E. SKINTZOJ: Hirnfunktion und Hirndurchblutung. Spektrum der Wissenschaft: Gehirn und Nervensystem. 2. Aufl. Springer, Berlin-Heidelberg-New York 1983.
9. LENNEBERG, E. H.: Biological foundation of language. Wiley, New York 1967.
10. LEWIS, M. u. L. A. ROSENBLUM (Hrsg.): The effect of the infant on its caregiver. Wiley, New York 1974.
11. LIBERMAN, A. M. u. Mitarb.: The discrimination of speech sounds within and across phoneme boundaries. J. exp. Psychol. 54, 358 (1957).
12. LISKER, L. u. A. S. ABRAMSON: A cross-language study of voicing of initial stops: Acoustical measurements. Word 20, 384 (1964).
13. LISKER, L. u. A. S. ABRAMSON: The voicing dimensions: Some experiments in comparative phonetics, S. 563. Proceedings of the sixth International Congress of Phonetic Sciences. Prague 1967. Academia Prague 1970.
14. McCARTHY, D.: The language development of the preschool child. Institute of Child Welfare, University of Minneapolis 1930.
15. NORTHERN, J. I. u. M. P. DOWNS: Hearing in children, S. 68. Williams and Wilkins, Baltimore 1974.
16. PENFIELD, W. u. I. ROBERTS: Speech and Brain Mechanisms. Princeton University Press, Princeton 1959.
17. RAPIN, I.: Children with brain dysfunction, S. 131. Raven Press, New York 1982.
18. SCHAFFER, H. R. (Hrsg.): Studies in mother-infant interaction. Academic Press, London 1977.
19. STARK, R. E. (Hrsg.): Language behavior in infancy and early childhood. Section I: Social development and communicative behavior in infancy. Elsevier, Amsterdam 1981.
20. STERN, D.: Mutter und Kind. Die erste Beziehung. Klett-Cotta, Stuttgart 1979.
21. SZAGUN, G.: Sprachentwicklung beim Kind. Urban & Schwarzenberg, München 1980.
22. TURNER, G. u. J. M. OPITZ: Y-linked mental retardation. Am. J. med. Genet. 7, 407 (1980).
23. WEIR, R. H.: Some questions on the child's learning of phonology. In: SMITH, F. u. G. MILLER (Hrsg.): The genesis of language, S. 153. MIT Press, Cambridge 1966.

Erschienen in:
Michaelis, R., R. Nolte, M. Buchwald-Saal und H. Haas (Hrsg.): Entwicklungsneurologie. Kohlhammer Verlag, Stuttgart 1984

Autor und Verlag danken wir für die Nachdruckgenehmigung

Prognose von Früh- und Mangelgeborenen

K. RIEGEL, BARBARA OHRT
und R. BRANDMAIER, München

Das Thema beinhaltet mehrere Begriffe. Sie sind für das bessere Verständnis zu erläutern, auch um auf Schwierigkeiten in der praktischen Anwendung hinzuweisen. Es wird sich zeigen, daß unsere Aussagen teilweise unsicher sind gerade dort, wo Sicherheit am nötigsten wäre. Prognose – Vorherwissen – meint die Aussicht auf Leben, Gesundung und Wiederherstellung. Früh- oder Mangelgeburten sind indes keine Krankheiten, sondern Zustände, die mit vielen Krankheiten einhergehen können.

Die Prognose für das einzelne Kind läßt sich nur bei Kenntnis aller Umstände abschätzen. Dafür gibt es Berechnungsmodelle (5, 6).

Wir behandeln hier »pauschale« Wahrscheinlichkeiten des Überlebens und der Aussicht auf ein normales, gesundes Überleben bzw. umgekehrt. Sterblichkeit und Häufigkeiten von Schäden in umschriebenen »durchschnittlichen« Populationen von Früh- und Mangelgeborenen.

Frühgeborene

Frühgeburtlichkeit ist alleine durch die Tragzeit definiert (Tab. 1). Das Gestationsalter alleine ist der gemeinsame Nenner für Ein- und Mehrlinge. Mehrlinge machen immerhin 18% der Kinder unter 32 Wochen Tragzeit aus; es ist das Gestationsalter, das uns speziell interessiert.

Nur wenige Länder erfassen Frühgeburten systematisch, vor allem wegen der Probleme der Tragzeitbestimmung. Die vorliegenden Häufigkeitsangaben liegen zwischen 4–9% aller Geburten (4). Bei uns werden bei über 98% der Schwangerschaften Tragzeiten registriert, womit Regionalvergleiche möglich sind. Diese zeigen für die einzelnen Kammerbezirke Häufigkeiten zwischen 4,1–6,6% (Abb. 1), die jedoch auf die einzelnen geburtshilflichen Abteilungen unterschiedlich verteilt sind.

Tab. 1
Definitionen

Etwa 0,8–1% der Geburten haben bei uns eine sehr kurze Tragzeit (<32 Wochen). Mit dieser Gruppe werden wir uns etwas ausführlicher beschäftigen, nicht zuletzt, weil ihre »wirkliche« Häufigkeit bei etwa 1,5% liegen dürfte (9). Man kann vor allem 2 Gründe für den Unterschied der Häufigkeitsangabe anführen:

1. bei sehr unreifen bzw. sehr untermaßigen Kindern fehlt überdurchschnittlich oft das Gestationsalter;

2. das Personenstandsgesetz hat Lücken.

Mangelgeborene

Mangelgeboren ist keine offizielle Bezeichnung. Man kann darunter Kinder mit (absolut) niedrigem Geburtsgewicht verstehen (Tab. 1) oder Kinder mit einem Geburtsgewicht unter der 10. Perzentile einer Gewicht-Tragzeit-Kurve.

Nach den Daten der Perinatalerhebungen haben etwa 6,2% der Geburten ein niedriges Geburtsgewicht (Regionalunterschiede 5,9–7,8%) und durchschnittlich 0,95% (0,7–1,4%) ein sehr niedriges Geburtsgewicht (<1500 g). Indessen sind für letztere, speziell interessierende Gruppe keine exakten Ziffern bekannt. Zum einen gibt es gute Gründe, ein sehr unreifes Kind nicht, wie vorgeschrieben, innerhalb der 1. Stunde post partum zu wiegen. Zum anderen erlaubt das Deutsche Personenstandsgesetz Totgeborene bzw. für tot geboren Erklärte nicht zu registrieren, wenn das Geburtsgewicht unter 1000 g liegt. Aus Tab. 2 geht hervor, daß die Sensibilität, in dieser Kategorie <1000 g Lebendgeborene zu dokumentieren, regional unterschiedlich ausgeprägt ist, was sich auf die Vitalstatistiken auswirkt.

Sich ändernde Meldegepflogenheiten wirken sich jedoch auch auf die Versorgungslage aus. In Bayern hat z. B. die Zahl der als lebendgeboren registrierten Kinder mit sehr niedrigem Geburtsgewicht absolut und relativ über die Jahre zugenommen, und das hat bei steigender Verlegungshäufigkeit und fallender Sterblichkeit zu erheblichen Versorgungsengpässen geführt. Das Personenstandsgesetz gehört gemäß den Empfehlungen der WHO, die die Bundesrepublik akzeptiert hat, novelliert, denn wir brauchen solidere Berechnungsgrundlagen.

Zusammenfassend: Kinder mit sehr kurzer Tragzeit oder sehr niedrigem Geburtsgewicht, denen unsere besondere Aufmerksamkeit gilt, kommen relativ selten vor; es gibt nicht einmal genaue Zahlen, so daß alle Statistiken mit einer gewissen »Unschärfe« behaftet sind.

Die Überlebensaussichten

Obwohl für prognostische Aussagen zum Überleben längere Nachbeobachtungen nötig sind, steht für praktische Belange die erste Lebenszeit im Vordergrund. Sie ist mit der höchsten Sterblichkeit behaftet. Einige neuere Ergebnisse für die Gewichtsklassen unter 1500 g – Vitalstatistiken werden bekanntlich auf der Grundlage Geburtsgewicht geführt – sind in Tab. 3 zusammengestellt. Nur 2 Studien sind auf die Lebendgeborenen der Region bezogen, die übrigen auf die in den regionalen Kinderkliniken stationär Aufgenommenen. Bei letzteren ist unter Überlebensrate der relative Anteil der aus der Kinderklinik lebend Entlassenen zu verstehen, unabhängig von der Verweildauer, bei ersteren meint Überlebensrate den relativen Anteil der mit 28 Tagen noch Lebenden.

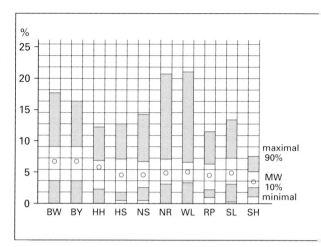

Abb. 1
Häufigkeit von Frühgeburten in den Perinatalerhebungen 1986: Regionalmittelwerte (MW o) und Streubereiche der beteiligten Kliniken: Niedrigstes Vorkommen (minimal) und 10. Perzentile,
90. Perzentile und höchstes Vorkommen (maximal). Zusammenstellung von H. Wolf, PAG Nordrhein

▽

Tab. 2
Sehr niedriges Geburtsgewicht in 4 ausgewählten Perinatalerhebungen 1988: Geburten, Lebendgeborene und Verlegungsraten

	Geburten (Häufigkeiten%)	Lebendgeborene (Häufigkeiten%)	davon verlegt (%)
Geburtsgewicht <1000 g			
Baden-Württemberg	294 (0,32)	236 (0,26)	229 (97,0)
Bayern	323 (0,31)	316 (0,30)	270 (85,4)
Niedersachsen	172 (0,28)	171 (0,28)	161 (94,2)
Nordrhein	260 (0,28)	247 (0,27)	225 (91,1)
Geburtsgewicht 1000−1500 g			
Baden-Württemberg	641 (0,70)	577 (0,63)	567 (89,3)
Bayern	623 (0,59)	547 (0,52)	546 (99,8)
Niedersachsen	422 (0,68)	378 (0,61)	374 (98,9)
Nordrhein	574 (0,62)	513 (0,56)	490 (95,5)

Tab. 3

Beispiele regionaler neonataler Überlebensziffern (%, bezogen auf Lebendgeborene * bzw. stationäre Aufnahmen) nach Literaturangaben (4, 6, 8, 9) und Daten der Neonatalerhebungen der Kammerbezirke

Geburtsjahr	Region	Geburtsgewicht (g)	
		(500)–1000	1000–1500
1973–77	Hamilton/CAN * (4)	22,4	77,2
1979–81	Südbayern (6)	25,6	70,7
1980/81	Uusimaa/SF (6)	51,0	86,2
1983	Niederlande (8)	46,2	81,5
1983	Newcastle/UK * (9)	44,5	82,2
1985/86	Südbayern (6)	46,4	84,1
1985/86	Uusimaa/SF (6)	54,2	78,0
1986	Northcarolina/USA * (4)	31,4	88,4
1987	Bayern (BNE)	46,4	90,0
1987	Westfalen-Lippe (NE)	42,2	85,8
1988	Baden-Württemberg (NE)	60,9	90,8
1988	Niedersachsen (NE)	63,6	90,1

◁

▽

Tab. 4

Überlebenswahrscheinlichkeit (%, Entlassung aus der Klinik bezogen auf stationäre Aufnahmen) unter Berücksichtigung von Tragzeit in Wochen und Geburtsgewicht in g. Modellanpassung mittels schrittweiser logistischer Regressionsanalyse mit Daten Südbayerischer Kinderkliniken 1985/86 (6)

Geburtsgewicht in g	Tragzeit in Wochen													
	23	24	25	26	27	28	29	30	31	32	33	34	35	36
2200–2299								90	92	94	96	97	98	98
2100–2199								92	94	95	96	97	98	99
2000–2099								93	94	96	97	98	98	99
1900–1999							91	93	95	96	97	98	98	99
1800–1899							91	93	95	96	97	98	98	99
1700–1799							91	93	95	96	97	98	98	99
1600–1699						88	91	93	95	96	97	98	98	99
1500–1599						87	90	92	94	96	97	98	98	99
1400–1499						85	89	91	93	95	96	97	98	98
1300–1399					78	83	87	90	92	94	95	97	97	98
1200–1299				68	74	79	84	87	90	93	94	96	97	98
1100–1199				62	69	75	80	84	88	91	93	95	96	97
1000–1099				55	63	69	75	80	85	88	91	93	95	
900–999			40	48	55	62	69	75	80	85	88	91		
800–899	21	27	33	40	47	54	62	68	75					
700–799	16	20	25	32	38	46								
600–699	11	15	19	24	30									
500–599	8	11	14	18										
400–499	6	7	10											

Lassen wir die damit verbundenen Unterschiede und die zuvor angeführten »Unschärfen« einmal außer acht, dann läßt sich doch ableiten, daß sich die Überlebensaussichten deutlich bessterten. Bei einem Geburtsgewicht unter 1000 g können heute 40–60% der Kinder aus der Klinik entlassen werden, bei 1000–1500 g etwa 90%. Bei 1500-2500 g sind es etwa 97%, ungeachtet etwaiger Fehlbildungen.

Auf der Grundlage Tragzeit sehen die Zahlen ähnlich aus. Mit extrem kurzer Tragzeit (<28 Wochen) überleben heute etwa 33%, mit 28–31 Wochen etwa 83%, mit 32–36 Wochen etwa 98%. Nun wird bekanntlich Überlebensfähigkeit sowohl vom Gestationsalter (»Reife«) als auch vom Geburtsgewicht (»körperliche Entwicklung«) beeinflußt, weshalb die Ergebnisse in entsprechenden Kreuztabellen, unter Berücksichtigung beider Größen, dargestellt werden sollten. Dabei sind wegen der kleinen Fallzahlen »Zufallshäufungen« unvermeidlich, die mit biometrischen Verfahren, z. B. der logistischen Regression, ausgeglichen werden können. Als Beispiel sind in Tab. 4 auf diese Weise mit den Daten der Südbayerischen Neugeborenen-Nachfolgestudie gewonnen neonatale Überlebenschancen wiedergegeben. Sie können für die Beurteilung der »Kurzzeitprognose« herangezogen werden.

Wir haben bisher Regionalergebnisse betrachtet. Diese setzen sich aus den »Beiträgen« einzelner Kliniken zusammen. Wiederum aus Gründen der kleinen Zahl kann man diese Einzelbeiträge nur beurteilen, wenn man viele relevante Umstände kennt. Anders gesagt: Vitalstatistiken einzelner Kliniken müssen durch weitere Informationen ergänzt werden, z. B. durch Einzelfallanalysen »ungünstiger« Verläufe oder durch Ist-Soll-Vergleiche unter Berücksichtigung des Patientenspektrums.

Ein erster Versuch einer »adjustierten« Sterblichkeit der Kinderkliniken der Bayerischen Neonatalerhebung zeigt Abb. 2. Einzelne Kliniken heben sich mehr oder weniger vorteilhaft vom Regionaldurchschnitt ab. Die Kliniken werden sich fragen müssen, warum.

Unter den zu berücksichtigenden Umständen ist der Geburtsort anzuführen. In Tab. 5 sind die Ergebnisse der Kinderkliniken von 2 Regionen gegliedert nach der Herkunft der Neugeborenen wiedergegeben. Sie lassen den ungünstigen Einfluß des Transports bei Geburtsgewichten unter 1000 g erkennen und für diese Gruppe die Vorteile einer Geburt und Versorgung im Perinatalzentrum.

Abb. 2

Geburtsgewicht unter 1500 g: Sterbefälle in den beteiligten Kliniken der Bayerischen Neonatalerhebung 1986/87. Abszisse: gemeldete Sterbefälle. Ordinate: Differenz zwischen gemeldeten und berechneten, den Patientengewichten angepaßten Sterbefällen. Wir verdanken die Daten Ch. Thieme, München

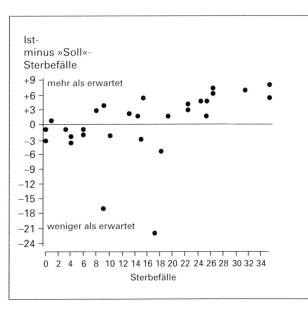

Geburtsgewicht (g)	−750	750−1 000	1 000−1 500	gesamt
gesamt (KHB V)	40	83	94	82
Geburt außer Haus	29	75	96	80
im Haus	43	85	94	83
im Perinatalzentrum	53	80	95	81
gesamt (München)	40	54	91	75
Geburt außer Haus	26	47	87	67
im Haus	56	62	94	82
im Perinatalzentrum	73	77	93	87

Tab. 5
Aus der Klinik entlassene Kinder 1988
(%, bezogen auf Aufgenommene am
1. Lebenstag) im Krankenhausbereich V
Baden-Württemberg (nach Angaben von
F. POHLANDT – oben) und in München (unten)

Nachsterblichkeit

Etwa 1% der in eine Kinderklinik Überwiesenen stirbt nach der Klinikentlassung, ohne sicheren Bezug zu Tragzeit oder Geburtsgewicht (vgl. Abb. 3), etwa die Hälfte der Nachsterblichkeit geht auf den plötzlichen Säuglingstod zurück. Bei den nichtverlegten Neugeborenen beträgt die Säuglingssterblichkeit etwa 0,2%, und praktisch alle Sterbefälle sind dem plötzlichen Säuglingstod zuzuordnen.

Die Entwicklungsprognose

Um die Nachsterblichkeit und Entwicklungsstörungen/Behinderungen bzw. die Zahl der gesund Überlebenden zu erfassen, sind Nacherhebungen/Nachuntersuchungen nötig. Die Frage lautet, wie lange wann wonach zu suchen ist. Zielgrößen sind verständlicherweise vor allem Schäden des Zentralnervensystems bzw. Störungen zentralnervöser Funktionen, die den Betroffenen mehr oder weniger behindern (Tab.1).

Bleibende Ausfälle bzw. funktionelle Defizite sind nur analog der Ausreifung zentralnervöser Leistung sicher zu ermitteln. So erhält man einen ersten Anhalt über Art und Umfang deutlich erkennbarer Schäden erst im korrigierten (frühgeburtsadjustierten) Alter von 12 Monaten. Das volle Ausmaß der Störungen läßt sich aber erst mit 4–5 Jahren eruieren, und sog. Teilleistungsschwächen treten erst unter spezifischen Anforderungen oder Belastungen in der Schule zutage.

Die Fachwelt ist sich einig, daß Nachfolgestudien bis zum Alter von (mindestens) 8–10 Jahren gehen müssen. Daraus lassen sich einige Probleme ableiten. Je länger die Laufzeit einer Studie, desto größer die Verlustrate (durch Wohnortwechsel, durch nachlassendes Interesse etc.). Es bedeutet einen erheblichen organisatorischen Aufwand, um den Erfassungsgrad über den geforderten 80% zu halten. Man muß in regelmäßigen Abständen Kontakt pflegen und untersuchen, nicht nur der Compliance wegen, sondern auch, um entwicklungsrelevante Zwischenereignisse und Änderungen der Entwicklung zu erfassen. Je älter die Kinder werden, desto größer wird der Einfluß psychosozialer Faktoren; die Abgrenzung psychosozialer Risiken von »biologischen« Risiken wird zunehmend schwieriger. Schließlich erhält man »endgültige« Ergebnisse erst sehr spät; die Schlußfolgerungen sind vielleicht längst überholt.

K u r z : Nachfolgestudien sind mühsam, teuer und letztlich wenig spektakulär. Es verwundert nicht, daß es relativ wenige solcher Studien gibt, die epidemiologischen Ansprüchen genügen. Viele gehen nur bis zum Alter von 2 Jahren. Vergleiche sind mangels standardisierter Untersuchungsinstrumente schwierig und dadurch erschwert, daß die einschlägigen Definitionen (Tab. 1) uneinheitlich gebraucht wurden. Populationsbezogene Langzeitstudien bis ins Schulalter liegen u. W. bisher nicht vor. Die vorhandenen haben sehr kleine Fallzahlen und berücksichtigen nur Teilaspekte. Moderne psychometrische Verfahren, z. B. zur Ermittlung der sozialen Kognition, wurden erst in jüngster Zeit entwickelt.

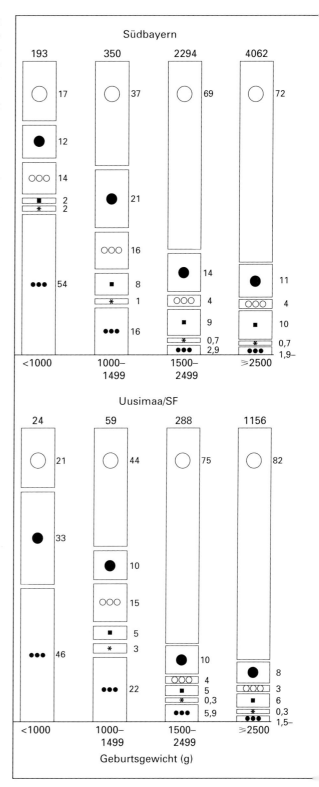

▷

Abb. 3
Ergebnisse bis zum/im (korrigierten) Alter von 20 Monaten in Südbayern (obere Reihe) und in Uusimaa/Südfinnland (untere Reihe) für 4 Geburtsgewichtsklassen (6). Die Säulenabschnitte (Gesamthöhe 100%) bedeuten von oben nach unten: ○ gesunde Kinder, ● leicht auffällige Kinder, ○○○ deutlich auffällige Kinder, ■ »verlorene« Kinder, * nach Klinikentlassung Verstorbene, ●●● in der Klinik Verstorbene

Prognose bis zum Kleinkindesalter

Zwei Gründe lassen sich dafür anführen, den frühen Lebensabschnitt eingehender zu betrachten: es liegen vergleichsweise viele Daten vor, und wir können eigene beisteuern; es sind vorwiegend »biologische«, d. h. medizinischem Management zugängliche Risiken, die das Ergebnis beeinflussen.

Die Ergebnisse der Studien werden zumeist geburtsgewichtbezogen dargestellt. Es handelt sich vor allem um Kollektive mit sehr oder extrem niedrigem Geburtsgewicht, für die bekanntlich das Entwicklungsrisiko am größten ist.

Nach einer US-Kongreß-Zusammenstellung angloamerikanischer Erhebungen der Geburtsjahre 1973–1985 (meistens aus Zentren stammend) ergibt sich (Tab. 6), daß unter 1500 g im Durchschnitt (aller Erhebungen) die Häufigkeit schwer Behinderter (schwere Behinderung definiert als schwere mentale Retardation, erhebliche Zerebralparese, Krampfleiden und/oder Erblindung) mit steigendem Geburtsgewicht von 26 auf 11% und die Häufigkeit mäßig Behinderter (Entwicklungsverzögerung, leichtere mentale Retarda-tion, geringergradige Auffälligkeiten) von 15 auf 5% abnimmt. Betrachtet man dagegen die Ergebnisse von Studien, die alle Neugeborenen der Gewichtskategorien unter 1500 g einer Region einbeziehen, dann läßt sich eine solche inverse Beziehung zwischen Geburtsgewicht und Behinderung nicht oder allenfalls sehr schwach nachweisen. So oder so betrachtet: einen Trend zum Besseren oder Schlechteren kann man seit 1973 (bis 1986) nicht ausmachen.

Man sollte also derzeit davon ausgehen, daß im Alter von etwa 2 Jahren etwa 15–20% der überlebenden Kinder mit einem Geburtsgewicht unter 1500 g funktionell grob behindert sind und etwa 15–25% mehr oder (eher) weniger beeinträchtigende Auffälligkeiten davontragen. Nur etwa 60% sind weitgehend gesund. Diese Ziffern gelten (kleine Fallzahlen!) unabhängig vom Geburtsort und vom Geburtsmodus.

Kinder höherer Geburtsgewichtsklassen haben eine wesentlich günstigere Prognose (Abb. 3; andere Daten neueren Datums gibt es u. W. nicht). Nur etwa 2–4% der Kinder mit Geburtsgewichten zwischen 1500 und 2500 g, die postnatal in

Tab. 6
Zusammengefaßte Nachuntersuchungs-ergebnisse nach einer Zusammenstellung des Kongresses der USA, Office of Technology Assessment (4). Fallzahlen und Mittelwerte nebst Streubereichen der Studien

Geburts-gewicht (g)	Zahl der Studien	Nachuntersuchte (Streuung)	schwer behindert (Streuung)	mäßig behindert (Streuung)
<800	16	290 (2−54)	26% (11−50%)	15% (0−22%)
750−1000	10	434 (9−72)	17% (6−55%)	14% (6−31%)
1000−1500	10	1215 (26−276)	11% (4−19%)	5% (2−16%)

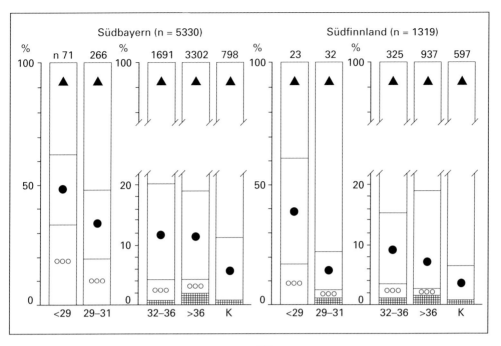

Abb. 4
Gesundheitsprofil im korrigierten Alter
von 20 Monaten von Kindern, die nach der
Geburt in eine Kinderklinik verlegt wurden
unter Berücksichtigung der Tragzeit
(Wochen) sowie von nicht verlegten
Kontrollkindern (K) in 2 Regionen (6). Von
oben nach unten: ▲ unauffällige Kinder,
● leicht auffällige Kinder, ○○○ deutlich
auffällige Kinder, # Kinder mit Hinweis auf
frühontogenetische Schäden

eine Kinderklinik verlegt werden mußten,
sind deutlich behindert (1–3% bei Geburtsgewicht >2500 g; <0,5% bei den
nicht verlegten Kontrollkindern), hingegen ist der Anteil leicht auffälliger Kinder
mit 10–14% (8–11 % bei Geburtsgewicht
> 2500 g; 6–10% bei Kontrollen) ver-
gleichsweise hoch. Besonders bei diesen
leicht Auffälligen interessiert der weitere
Verlauf.

Sofern Studienergebnisse tragzeitbezo-
gen mitgeteilt wurden, ergeben sich ähnliche Morbiditätshäufigkeiten und -profi-
le. Die Prävalenz von Residualschäden
fällt mit zunehmender Tragzeit (Abb. 4),
allerdings deutlicher als gewichtsbezo-
gen. Aus der Abbildung geht auch hervor,
daß der Anteil frühontogenetisch entstan-
dener Schäden (Chromosomopathien,
Fehlbildungen) mit zunehmender Tragzeit
wächst.

Es ist somit angezeigt, auch das Spektrum
der Behinderungen anzusehen, das für
einzelne Tragzeitklassen unterschiedlich
aussieht (Tab. 7): die relative Häufigkeit
der Zerebralparesen fällt, die der schwe-

Tragzeit (Wochen)	Indexkinder			Kontroll-kinder
	<32 n = 337	32–36 n = 1691	>36 n = 3302	n = 798
Zerebralparesen	7,7 (35)	0,8 (24)	0,3 (12)	–
Zerebralparese + mentale Retardation	3,6 (16)	1,0 (30)	0,5 (20)	–
mentale Retardation	6,5 (30)	1,2 (37)	1,1 (44)	0,6 (100)
andere (Hydrozephalus, Epilepsie etc.)	4,2 (19)	0,3 (9)	0,6 (24)	–
gesamt	22,0 (100)	3,3 (100)	2,5 (100)	0,6 (100)

Tab. 7
Häufigkeiten deutlicher Auffälligkeiten
(% bezogen auf untersuchte Kinder; ohne
Fehlbildungen) im korrigierten Alter von
20 Monaten. In Klammern Verteilung deutlicher
Auffälligkeiten innerhalb einer Tragzeitgruppe.
Ergebnisse aus Südbayern (6)

ren Zerebralparesen aber steigt ebenso wie die der mentalen Retardation mit der Tragzeit. HAGBERG u. Mitarb. haben darauf hingewiesen (2), daß mit fallender Frühgeborenensterblichkeit mit einer Zunahme der Zerebralparesen zu rechnen ist und der Anteil der Kinder mit sehr niedrigem Geburtsgewicht an den Kindern mit Zerebralparese signifikant zunahm. Ohne Zweifel wird die Frühgeborenenretinopathie in dem Maß häufiger beobachtet als mehr Kinder mit sehr kurzer Tragzeit überleben (1, 7). Schwere Sehstörungen findet man bei etwa 5% der Kinder mit extrem niedrigem Geburtsgewicht (7) bzw. 2% bei einer Tragzeit unter 32 Wochen (gegenüber 0,06% über 31 Wochen [6]).

Die Spätprognose

Über den weiteren Verlauf liegen bisher nur wenige systematische Untersuchungen vor. In absehbarer Zeit ist mit besse-ren Informationen zu rechnen, denn die Kinder einiger laufenden Studien sind inzwischen 5–7 Jahre alt. Die älteren Berichte betreffen kleine Patientenzahlen, haben kaum Vergleichsgruppen und beschreiben nur Teilaspekte. Man kann daraus schließen, daß relativ viele Kinder mit sehr niedrigem Geburtsgewicht bzw. sehr kurzer Tragzeit bei normaler Intelligenz spezifische Lernstörungen aufweisen und daß Verhaltensstörungen überdurchschnittlich häufig vorkommen; viele Kinder gelten als »schwierig«. Es gibt keinerlei Angaben darüber, wie sich ehedem Frühgeborene im Erwachsenenleben bewähren.

Zusammenfassung

Am Rückgang der Säuglingssterblichkeit ist der Rückgang der Frühgeborenensterblichkeit maßgeblich beteiligt. Unter den Frühgeborenen sind jene mit Tragzeiten unter 30 Wochen bzw. Geburtsgewichten unter 1 500 g die kritische Population, die uns besonders beschäftigt. Von diesen Kindern kennen wir aber nicht einmal die effektive Häufigkeit und somit auch nicht deren Sterblichkeit. Es erscheint dringend notwendig, die Basiszahlen besser zu erfassen. Das Personenstandsgesetz ist zu novellieren. Solange das nicht erfolgt ist, sollten in den Perinatalerhebungen, dem Beispiel Baden-Württembergs folgend, alle Geburten ab 500 g Gewicht dokumentiert werden.

Das sehr kleine Frühgeborene ist ein besonderer Patient. Es ist empfindlich und verletzlich, man sollte ihm unnötige Belastungen ersparen. Es hat vielfältige, z. T. spezifische Anpassungsschwierigkeiten, die einen außerordentlich großen personellen und apparativen Aufwand verlangen und viel Erfahrung. Erfahrung aber ist nicht zuletzt fallzahlbezogen. Das sehr kleine Frühgeborene gehört deshalb in einer Region zentral versorgt. Das ist, wie die Ergebnisse belegen, am besten und auch am wirtschaftlichsten im Perinatalzentrum möglich. Wir brauchen Perinatalzentren, die diesen Namen verdienen.

Im Gegensatz zur Sterblichkeit hat sich die relative Häufigkeit Behinderter in den letzten 15 Jahren nicht wesentlich geändert. Daraus folgt, daß deren absolute Zahl zunahm. Das ist eine Annahme, die weder bewiesen noch widerlegt werden kann, denn es gibt (bisher) kein Instrument für eine systematische Erfassung. Bereits die Vorstellung aber ist unerfreulich, auch wenn die überwiegende Mehrheit behinderter Kinder (etwa 75%) zum Termin geboren wird. Denkbar ist jedoch auch, daß sich die Langzeitprognose Frühgeborener

mit der Zeit bessert. Die präventiven Möglichkeiten der Vor- und Nachsorge und die kurativen Möglichkeiten der Peri- und Neonatalmedizin sind in der breiten Anwendung noch keineswegs ausgeschöpft.

Literatur

1. FLYNN, J. T. u. D. L. PHELPS: Retinopathy of prematurity. Problem and challenge. Liss, New York 1988.
2. HAGBERG, B., G. HAGBERG u. R. ZETTERSTRÖM: Decreasing perinatal mortality increase in cerebral palsy morbidity? Acta paediat. scand. **78**, 664–670 (1989).
3. HARVEY, D., R. W. I. COOKE u. G. A. LEVITT: The baby under 1 000 g. Wright, London 1989.
4. JÄHRIG, K. R. u. E. N. KRAYBILL: Prevention of prematurity. Ernst-Moritz-Arndt-Universität, Greifswald 1989.
5. KUBLI, F. u. Mitarb.: Perinatal events and brain damage in surviving children. Springer, Berlin-Heidelberg 1988.
6. RIEGEL, K., B. OHRT, D. WOLKE u. K. ÖSTERLUND: Gefährdet geboren. Die Arvo-Ylppö-Neugeborenen-Nachfolgestudie in Südbayern und Südfinnland. Die Studie wurde finanziert vom Bundesministerium für Forschung und Technologie (PKE 24/JUG 14). Zum Druck eingereicht (1994).
7. VALENTINE, P. H. u. Mitarb.: Increased survival of low birth weight infants: Impact on the incidence of retinopathy of prematurity. Pediatrics **84**, 442–445 (1989).
8. VERLOOVE-VANHORICK, S. P. u. R. A. VERWEY: Project on preterm and small for gestational age infants in the Netherlands 1983. Oegstgeest 1987.
9. WARIYAR, U., S. RICHMOND u. E. HEY: Pregnancy outcome at 24–31 weeks' gestation: Mortality. Arch. Dis. Childh. **64**, 670–677 (1989).

Erschienen in:
pädiat. prax. **41**, 587–597 (1990/91)
Hans Marseille Verlag GmbH, München

Entwicklungsneurologische Diagnostik

Sollen und wollen wir die Entwicklung des Kindes wissenschaftlich untersuchen?

R. H. Largo, Zürich

Ist das menschliche Verhalten wissenschaftlich ein Noli Me Tangere? Wissen wir deshalb so wenig über unsere Psyche, weil sie sich wegen ihrer Komplexität der Forschung entzieht? Oder sind uns ganz einfach enge Grenzen gesetzt, wenn wir uns selber zum Gegenstand der Forschung machen? Neben methodischen gibt es sicherlich auch psychologische Gründe, warum wir nur widerstrebend das Verhalten des Menschen untersuchen und gewisse Fakten zur Kenntnis nehmen wollen. So mag die Angst nicht so ganz unbegründet sein, daß, wenn wir mehr wissen über das menschliche Verhalten, der Mensch – und damit wir selber – gewissermaßen berechenbar und damit auch kontrollierbar wird.

Es folgen einige Anmerkungen zur Erforschung der kindlichen Entwicklung. Ich werde dabei von 3 Prämissen ausgehen, die die Zuverlässigkeit der Entwicklungsdiagnostik, die Frage nach dem Therapieerfolg und die prognostische Aussagekraft von Entwicklungstests zum Inhalt haben.

»Wenn sich Eltern und Fachleute eine Meinung über die Entwicklung eines Kindes machen, gehen sie – bewußt oder unbewußt – immer von bestimmten Annahmen aus.«

Ich bin der festen Meinung, daß wir alle im Umgang mit Kindern laufend gewisse Annahmen machen. Im Interesse des Kindes sollten wir diese Annahmen kritisch hinterfragen, denn falsche Annahmen können dazu führen, daß wir ein normal entwickeltes Kind als gestört und ein entwicklungsgestörtes Kind als normal ansehen.

Nicht wenige unserer Annahmen sind in ihrer Aussage unklar

Ein Beispiel aus einem methodisch wenig problematischen Bereich: Was meinen wir, wenn wir eine normale Sehschärfe mit 1,0 bezeichnen? Bedeutet dies etwa, daß die mittlere Sehschärfe 1,0 ist oder in der Normalpopulation die Sehschärfe gesunder Individuen mindestens 1,0 beträgt oder daß ein Kind in der Schule und im Straßenverkehr einen Visus von mindestens 1,0 benötigt?

Abb. 1 zeigt anhand einer Perzentilenkurve, daß die Sehschärfe zwischen 5 und 10 Jahren in jeder Altersgruppe erheblich variiert und sich zudem mit dem Alter verändert (13). Der Verlauf der 50. Perzentile macht deutlich, daß die mittlere Sehschärfe lediglich im Alter von 5 Jahren 1,0 beträgt und in den folgenden Jahren höher ist. Ein recht großer Teil der Kinder weist eine Sehschärfe von 1,6 und mehr auf.

Abb. 1
Perzentilenkurve der Sehschärfe 5–10 Jahre
(SCHMID u. Mitarb. [13])

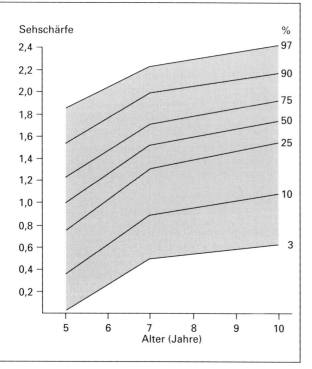

Variabilität der Entwicklungsmerkmale

Dieses Beispiel macht eine Gesetzmäßigkeit der kindlichen Entwicklung deutlich: Jedes Entwicklungsmerkmal zeigt eine Variabilität bezüglich seiner Ausprägung und seines zeitlichen Auftretens. Die Berücksichtigung dieser Variabilität ist für eine adäquate Beurteilung eines Entwicklungsphänomens unentbehrlich.

Diese Anschauungsweise hat sich in bezug auf das somatische Wachstum allgemein durchgesetzt, wird aber in anderen Bereichen der Entwicklung noch kaum angewandt. So wird beispielsweise bei der Behandlung von Schlafstörungen, eines der häufigsten Probleme in der kinderärztlichen Praxis, die interindividuelle Variabilität des Schlafverhaltens kaum je berücksichtigt (9) (Abb. 2). Bei 1jährigen Kindern beträgt die durchschnittliche Schlafdauer nachts 12 Stunden. Für das einzelne Kind kann der Schlafbedarf aber lediglich 9 oder bis zu 15 Stunden betragen. Die häufigste Ursache für Schlafstörungen im Vorschulalter besteht darin, daß weder Eltern noch Fachleute auf die individuell sehr unterschiedlichen Schlafbedürfnisse der Kinder eingehen (6).

Variabilität des Geh-Alters

Viele der derzeit verwendeten Testinstrumente zur Erfassung von Entwicklungsstörungen berücksichtigen die Variabilität von Entwicklungsstufen bezüglich ihrem zeitlichen Auftreten. Aber auch diese differenziertere Betrachtungsweise schützt nicht vor Fehlbeurteilungen, wie Abb. 3, Seite 16, zeigt. Sie gibt in Prozenten an, in welchem Alter wie viele Kinder die ersten Schritte machen (7). Die große Variabilität des Geh-Alters wird daraus sofort ersichtlich. Die ersten Gehversuche können bei gesunden Schweizer Kindern frühestens mit 9,5 Monaten und spätestens mit 18,5 Monaten beobachtet werden. Der Median liegt bei etwa 13 Monaten: rund 35% der Kinder machen in diesem Alter die ersten Schritte.

Aufgrund eines solchen Histogrammes läßt sich ein Normbereich für das Geh-Alter definieren, indem man beispielsweise davon ausgeht, daß gesunde Kinder zwischen 10 und 18 Monaten die ersten Schritte machen. Idealerweise würden wir nun erwarten, daß alle Kinder, die neurologische Störungen aufweisen, außerhalb dieses Bereiches liegen.

Diese Annahme trifft nur bedingt zu: Kinder mit einer schweren Zerebralparese liegen außerhalb des Normbereiches, Kinder mit einer mittelgradigen Zerebralparese liegen im oberen, während Kinder mit einer leichten Zerebralparese durchaus auch im mittleren bis unteren Normbereich zu liegen kommen. Letztere machen also die ersten Schritte in etwa im gleichen Alter wie gesunde Kinder.

Man darf also nicht erwarten, daß ein Kind, das eine bestimmte Funktion im Normbereich erwirbt, neurologisch unauffällig ist.

Wie soll man sich dies erklären? Eine naheliegende Erklärung ist, daß eine leichte Zerebralparese wohl zu einer Verzögerung der motorischen Entwicklung führt, die aber so gering ist, daß das Geh-Alter noch im Normbereich liegt. So darf man beispielsweise annehmen, daß ein Kind mit einer leichten Zerebralparese, das mit 13 Monaten geht, ohne eine leichte neurologische Behinderung die ersten Schritte mit 10–12 Monaten gemacht hätte.

Ein normales Geh-Alter schließt also eine neurologische Störung keineswegs aus. Will man eine leichte motorische Störung erfassen, ist es notwendig, nicht nur den Zeitpunkt des Gehens zu beurteilen, sondern auch die Art und Weise, wie sich das Kind bewegt.

In Abb. 4, Seite 16, ist ein Mädchen mit einer leichten Diplegie abgebildet. Dieses Mädchen konnte mit 13 Monaten gehen, seine Beine wiesen jedoch ein deutlich gestörtes Bewegungsmuster auf: es ging während 5 Monaten auf den Zehenspitzen.

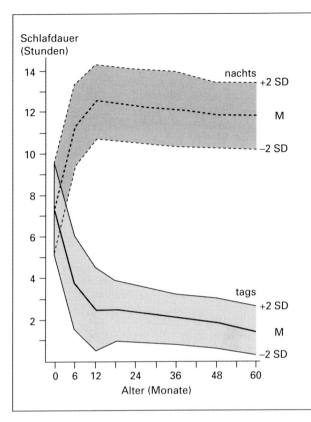

Abb. 2
Variabilität des Tag- und Nachtschlafes
0–5 Jahre (LARGO u. Mitarb. [9])

Unterschiedlicher Verlauf der frühen Lokomotion

Eine weitere Annahme, die sich in der Vergangenheit zum Nachteil der Kinder ausgewirkt hat, ist die, daß sich alle Kinder auf die gleiche Weise entwickeln, d. h. daß die Abfolge bestimmter Verhalten bei allen Kindern gleich ist. Diese Vorstellung betraf beispielsweise die frühe Lokomotion (Abb. 5, Seite 17).

Den Verlauf der frühen Lokomotion hat man sich bis vor kurzem wie folgt vorgestellt: Als 1. lokomotorische Betätigung dreht sich das Kind vom Rücken auf den Bauch und vom Bauch auf den Rücken. Anschließend dreht es sich am Ort, beginnt zu robben, auf Händen und Knien zu kriechen, geht in den Vierfüßlerstand über, zieht sich zum Stehen auf und geht. In der Vergangenheit erwartete man, daß alle gesunden Kinder diese Stadien der Lokomotion durchlaufen. Diese Vorstellung führte dazu, daß Kinder, die nicht alle Stadien aufwiesen oder ungewöhnliche Fortbewegungsmuster zeigten, als motorisch gestört angesehen und einer Therapie zugeführt wurden.

Abb. 6, Seite 17, zeigt die verschiedenen möglichen Verläufe der frühen Lokomotion, wie wir sie bei gesunden Kindern beobachtet haben (7). 87% der Kinder durchlaufen die klassische Abfolge von Drehen, Drehen am Ort, Robben, Kriechen und Vierfüßlergang. Gewisse Kinder lassen Stadien aus, wie beispielsweise Robben oder Kriechen. Sie stehen aus der Bauchlage auf und machen die ersten Schritte.

Seltene und ungewöhnliche Fortbewegungsmuster

Andere Kinder zeigen Fortbewegungsmuster, die selten und ungewöhnlich, aber durchaus normal sind. So bewegen sich einige Kinder rutschend fort, die sog. Shuffler, andere rollen oder stoßen sich mittels einer Brückenhaltung vorwärts. Selten bewegt sich ein Kind mit schlangenähnlichen Bewegungen seitlich fort. Da die sogenannten Rutscher oder Shuffler nicht den klassischen Verlauf der frühen Lokomotion zeigen, erhielten sie in der Vergangenheit physiotherapeutische Behandlung. Man glaubte, diesem Fortbewegungsmuster liege eine Zerebralparese zugrunde. Familienuntersuchungen haben gezeigt, daß es sich in der Mehrzahl der Fälle beim Shuffling um ein wahrscheinlich autosomal dominant vererbtes Fortbewegungsmuster handelt.

Es gibt zweifelsohne andere Entwicklungsbereiche, in denen sich Kinder – wie in der frühen Lokomotion – auf verschiedenen Wegen entwickeln, beispielsweise beim Erwerb des Zahlenverständnisses oder beim Lesenlernen.

»Wird bei einem Kind eine Entwicklungs- oder Verhaltensstörung festgestellt, wollen die Eltern und müssen die Fachleute etwas tun.«

Halten unsere therapeutischen Bemühungen einer wissenschaftlichen Betrachtungsweise stand oder können therapeutische Konzepte gar nicht wissenschaftlich überprüft werden?

1988 haben PALMER u. Mitarb. (11) in einer der renommiertesten medizinischen Fachzeitschriften eine Studie veröffentlicht, die nach Meinung der Autoren nachweist, daß der BOBATH-Therapie bei Kindern mit zerebraler Kinderlähmung keine gesicherte Wirkung zukommt. Dieser Artikel hat zu kontroversen Diskussionen in der Fachwelt geführt, und einmal mehr wurde die Frage gestellt, ob ein Therapieerfolg überhaupt wissenschaftlich nachprüfbar ist (1).

Das nachfolgende, sehr gut dokumentierte Beispiel aus dem Bereich der somatischen Medizin soll aufzeigen, mit welchen Argumenten eine unsinnige Behandlung gerechtfertigt wird und warum eine Überprüfung der Therapie im Interesse der Patienten notwendig ist.

Beispiel für ein enthusiastisch aufgenommenes ...

Es geht um ein operatives Therapiekonzept, das während 20 Jahren zur Behandlung der Herzschmerzen bei Angina pectoris weltweit Anwendung fand (zitiert nach EBERHARD [4], Übersichtsartikel siehe BEECHER [2]).

Im Jahre 1939 inaugurierte FIESCI ein italienischer Herzchirurg, ein Operationskonzept zur besseren Durchblutung der Herzkranzgefäße bei Angina pectoris. FIESCI ging von folgenden Überlegungen aus: Die Herzkranzarterien sind die ersten Gefäße, die von der Aorta abgehen. Das nächstfolgende große Gefäß beidseits ist die A. mammaria, welche die Brustwand versorgt. FIESCI postulierte, daß eine Unterbindung der A. mammaria die Durchblutung der Herkranzarterien verbessert. Der Erfolg seiner Operation war frappant: Unmittelbar nach der Operation waren 80% seiner Patienten ohne Schmerzen, frei von den schweren, teils invalidisierenden Angina pectoris-Attacken. Amerikanische Herzchirurgen meldeten alsbald vergleichbar gute Erfolgszahlen.

Unter den Kardiologen gab es Skeptiker. Sie konnten keine Zunahme der Herzdurchblutung nach Unterbindung der A. mammaria feststellen.

KITSCHEL, ein begeisterter Anhänger der Operationsmethode mit Erfolgsraten von 70%, meinte dazu: »Es gibt immer noch Ärzte, die unfähig zur Einsicht sind, daß eine Verbesserung der Herzfunktion nicht immer mit apparativen Messungen bestätigt werden kann. Wir glauben aber, wenn sich der Patient besser fühlt, schmerzfrei ist, wieder seine Berufstätigkeit ausüben und ein normales Leben führen kann, dann geht es ihm auch besser«.

Ein anderer Herzchirurg hat 3 Ärzte operiert und berichtet: »Alle drei haben eine frappante Besserung bemerkt, und alle drei seien sehr wohl fähig, die Verbesserung objektiv zu beurteilen«.

... bei kritischer Erprobung aber sinnloses Therapiekonzept

Auch unter den Herzchirurgen gab es Skeptiker. ADAMS legte zwar Unterbindungsfäden um die Arterien, zog aber die Knoten erst 2 Tage nach der Operation an. Dennoch waren alle Patienten bereits unmittelbar nach der Operation schmerzfrei.

FISCH u. LORWASOL, die unter dem Zwang der Erfolgsmeldungen diese Herzoperation ebenfalls durchführten, informierten ihre Patienten weniger enthusiastisch. Sie erklärten, die Operation habe mehr experimentellen Charakter und beruhe auf noch umstrittenen pathophysiologischen Grundlagen. Prompt zeigten lediglich 16% ihrer Patienten eine deutliche Besserung.

Erst 20 Jahre nach FIESCIS Erstpublikation gelang es COBB 1959 (3), die Fachwelt von der Sinnlosigkeit dieser Operation zu überzeugen. Er führte bei 17 Patienten eine Doppelblindstudie durch. Unmittelbar vor und nach der Operation wurde die Häufigkeit der Angina pectoris-Attacken und der Verbrauch von Nitroglycerin-Tabletten sorgfältig dokumentiert. Bei 8 von 17 Patienten wurde sowohl ein Hautschnitt wie auch eine Ligatur der A. mammaria durchgeführt, bei 9 Patienten aber nur ein Hautschnitt. Weder die Patienten noch die betreuenden und untersuchenden Ärzte wußten, bei welchem Patienten der Chirurg eine Ligatur oder nur einen Hautschnitt durchgeführt hatte. Die Ergebnisse waren wie folgt: der Hautschnitt allein brachte in 42% einen Rückgang des Nitroglycerinverbrauches gegenüber 34% bei zusätzlicher Ligatur der Arterie.

Die körperliche Belastungsgrenze verbesserte sich ohne Ligatur um 36% gegenüber 15% mit Ligatur, das subjektive Wohlbefinden verbesserte sich ohne Ligatur in 43%, mit Ligatur in 32%. Schlagartig verließ die ganze Welt dieses zuvor so begeistert praktizierte Operationskonzept.

Schwierige Intervention bei Entwicklungsstörungen

Ist ein Kind entwicklungsgestört, verlangen die Eltern, daß wir Fachleute etwas für das Kind tun. Dies traf auch für PALMER u. Mitarb. zu. Sie raten wohl von der Physiotherapie ab, empfehlen aber eine andere Behandlung, sogenannte »learning games«. (Die Zukunft wird zeigen, ob diese Behandlung einer wissenschaftlichen Überprüfung standhält.) Gerade, weil wir als Fachleute etwas unternehmen müssen, sind wir verpflichtet herauszufinden, welchen Nutzen oder allenfalls Schaden eine bestimmte Behandlung mit sich bringt.

A) Bei normal entwickelten Kindern

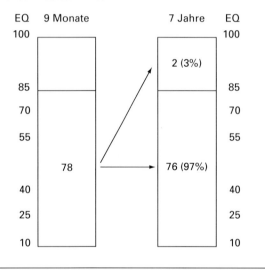

SDS	EQ	9 Monate		7 Jahre	SDS	IQ
+2	116				+2	128
+1	110				+1	117
0	104	209	→	202 (97%)	0	106
−1	98				−1	95
−2	92				−2	84
−3	86			7 (3%)	−3	73
−4	80				−4	62

A) Bei behinderten Kindern

EQ	9 Monate		7 Jahre	EQ
100				100
			2 (3%)	
85				85
70				70
55				55
	78	→	76 (97%)	
40				40
25				25
10				10

Abb. 3
Prognostische Aussagekraft von
Entwicklungsuntersuchungen im Alter
von 9 Monaten für die intellektuelle
Leistungsfähigkeit im Alter von
7 Jahren bei normal entwickelten und
behinderten Kindern (8)

Meines Erachtens wissen wir nur ungenügend, wann eine medizinische Therapie, eine pädagogische Förderung oder eine soziale Intervention am wirksamsten ist. Eine andere ungeklärte Frage: Sollen wir das Kind ganzheitlich fördern oder seine verschiedenen Defizite punktuell angehen, wie dies heute oftmals gemacht wird?

Falls es nicht gelingt, uns Klarheit über die Wirksamkeit von Interventionen zu verschaffen, haben wir jedes Therapieangebot zu akzeptieren und zu finanzieren? Mindestens letzteres wird unsere Gesellschaft wohl kaum tolerieren. Ein erheiternder Therapievorschlag, der aufzeigt, wie groß unsere Bereitschaft ist, kritiklos jede Art von Therapie zu akzeptieren, wurde von KOLL veröffentlicht (5). Therapieverfahren zu evaluieren ist methodisch etwas vom Schwierigsten, wir werden aber gleichwohl nicht darum herumkommen.

»Wird bei einem Kind eine Entwicklungsverzögerung diagnostiziert, möchten die Eltern früher oder später wissen, wie die Entwicklungsmöglichkeiten ihres Kindes sind und mit welchen Schwierigkeiten sie in den kommenden Jahren zu rechnen haben.«

In der Betreuung von Eltern behinderter Kinder ist eine empathische Grundhaltung der betreuenden Person von essentieller Bedeutung. Die Eltern sind aber auch auf konkrete Informationen angewiesen. Fachleute neigen dazu, sich bezüglich der zukünftigen Entwicklung von entwicklungsgestörten Kindern zurückhaltend zu äußern. Diese Zurückhaltung hat vielfach gute psychologische Gründe. Sie läßt sich auch durch eine Literatur begründen, die in den vergangenen 50 Jahren die prognostische Aussagekraft von Entwicklungstests wiederholt in Frage gestellt hat.

Die derzeitige Lehrmeinung gibt folgendes Zitat von MCCALL (10) wieder: »Die Studien eines halben Jahrhunderts belegen zweifelsfrei, daß Entwicklungsuntersuchungen, die in den ersten 18 Lebensmonaten durchgeführt werden, keinerlei klinisch bedeutsame Aussagekraft für die spätere intellektuelle Leistungsfähigkeit haben.«

Prognostische Aussagekraft früher Entwicklungsuntersuchungen

In einer Studie (8) konnten wir zeigen, daß diese Annahme sowohl für normal entwickelte wie auch behinderte Kinder nicht zutrifft. Die Quintessenz dieser Untersuchung ist in Abb. 3 zusammengestellt.

287 Kinder wurden im Alter von 9 Monaten und 7 Jahren aufgrund ihres Entwicklungsstandes kategorisiert. 209 Kinder wiesen mit 9 Monaten einen Entwicklungskoeffizienten auf, der zwischen +2 und −2 Standardabweichungen, d. h. im Normbereich lag. 202 oder 97% dieser Kinder erreichten mit 7 Jahren ebenfalls einen IQ im Normbereich. Lediglich 3% hatten einen IQ von weniger als −2 Standardabweichungen und waren somit außerhalb des Normalbereiches. 76 der 78 Kinder, die einen Entwicklungskoeffizienten von weniger als 85 mit 9 Monaten aufwiesen, verblieben unter diesem Niveau mit 7 Jahren. Bei je 97% der normal entwickelten und geistig behinderten Kinder wurde somit die intellektuelle Leistungsfähigkeit im Alter von 7 Jahren richtig vorausgesagt.

Aufgrund dieser Studie erlauben Entwicklungsuntersuchungen im Alter von 9–24 Monaten eine zuverlässige Aussage über die intellektuelle Leistungsfähigkeit im frühen Schulalter.

Entwicklungsbeurteilung – ein Prozeß mit vielen Variablen

Diese Studie soll nicht den Eindruck erwecken, daß die Entwicklung eines Kindes vorbestimmt sei. Vorausgesagt werden kann, ob ein Kind im Schulalter eine normale intellektuelle Leistungsfähigkeit aufweisen wird: offen bleibt, ob sein IQ 100, 125 oder 95 sein wird. Es gibt eine Reihe von Faktoren, insbesondere psychosoziale, die die Entwicklung eines Kindes zum Besseren oder Schlimmeren wenden können. Nur – so unbestimmt ist die Entwicklung eines Kindes nicht, wie wir oftmals vorgeben und damit die Eltern im unklaren lassen.

»Jedes Kind muß kriechen, um sich normal entwickeln zu können.« »Nur gestillte Kinder entwickeln ein Urvertrauen und werden glückliche Kinder.« »Diese Behandlung wird ihr Kind gesund/normal machen.«

Unser Umgang mit Kindern mutet oft noch recht mittelalterlich an. Er ist durchsetzt mit Vorurteilen, Halbwahrheiten und Dogmen. Sollte es nicht unser erklärtes Ziel als Eltern und Fachleute sein, dem einzelnen Kind soweit wie möglich gerecht zu werden? Dies können wir meines Erachtens nur tun, wenn wir uns bemühen, die vielfältige Natur der Kinder besser zu verstehen und unsere eigene Haltung ständig zu hinterfragen.

Zusammenfassung

Mit der wissenschaftlichen Untersuchung des kindlichen Verhaltens tun wir uns aus methodischen und psychologischen Gründen nach wie vor schwer. Die Frage, ob die kindliche Entwicklung wissenschaftlich untersucht werden soll, wird anhand von 3 Prämissen, die die Zuverlässigkeit der Entwicklungsdiagnostik, die Nachprüfbarkeit eines Therapieerfolges und die prognostische Aussagekraft von Entwicklungstests betreffen, diskutiert. Die Zielvorstellung ist, daß wir als Eltern und Fachleute dem einzelnen Kind soweit wie möglich gerecht werden. Dies kann nach Ansicht des Autors nur erreicht werden, wenn wir uns bemühen, die vielfältige Natur des Kindes besser zu verstehen und unsere eigene Haltung ständig zu hinterfragen.

Literatur

1. BAX, M. u. Mitarb.: »Controlled trial of physical therapy« at Johns Hopkins Devel. Med. Child Neurol. **30**, 285–286 (1988).

2. BEECHER, K.: Surgery as placebo. J. Am. med. Ass. **176,** 1102–1107 (1961).

3. COBB, L. A. u. Mitarb.: Evaluation of internal mammary artery ligation by double blind technic. New Engl. J. Med. **260,** 1115–1118 (1959).

4. EBERHARD, J.: Trügerische Faszination operativer Therapiekonzepte. Antrittsvorlesung. Universität Zürich 1989.

5. KOLL, H.: Strukturell-assimilative Therapie autistischer Störungen. Frühförderung interdisziplinär **8,** 33–36 (1989).

6. LARGO, R. u. H. A. HUNZIKER: A developmental approach in the management ot children with sleep disturbances in the first three years of life. Eur. J. Pediatr. **142,** 170–173 (1984).

7. LARGO, R. H. u. Mitarb.: Early development of locomotion: Significance of prematurity, cerebral palsy and sex. Devel. Med. Child Neur. **27,** 183–191 (1985).

8. LARGO, R. H. u. Mitarb.: Predicting developmental outcome at school age from infant tests in normal, at risk and retarded children. Devel. Med. Child Neur. (1989).

9. LARGO, R. H.: Normales Schlafverhalten und die häufigsten Störungen in den ersten Lebensjahren. pädiat. prax. **38,** 215–223 (1989).

10. McCALL, R. B.: The development of intelligence functioning in infancy and the prediction of later IQ. In: OSOFSKY, J.: Handbook of Infant Development. Wiley, New York 1979.

11. PALMER, F. B. u. Mitarb.: The effects of physical therapie on cerebral palsy: A controlled trial in Infants with spastic diplegia. New Engl. J. Med. **318,** 803–808 (1988).

12. PRADER, A. u. Mitarb.: Physical growth in Swiss children from birth to 20 years ot age (First Zürich Longitudinal Study of Growth and Development). Helv. Paediat. Acta **52** (1989).

13. SCHMID, M. u. R. H. LARGO: Visual acuity and stereopsis between 5 and 10 years (A cross-sectional study). Eur. J. Pediatr. **145,** 475–479 (1986).

Erschienen in:
Sozialpädiatrie in Praxis und Klinik **11,** 695–702 (1989)
Verlag Kirchheim + Co. GmbH, Mainz

Autor und Verlag danken wir für die Nachdruckgenehmigung

Meilensteine der frühkindlichen Entwicklung – Entscheidungshilfen für die Praxis

R. Michaelis und G. Haas, Tübingen

Kinder in der Qualität ihrer Entwicklung zu beurteilen, ist eine der schwierigsten kinderärztlichen Aufgaben, die fundierte Kenntnisse und eine lange Erfahrung voraussetzen. In der kinderärztlichen, aber auch in der kinder- und jugendärztlichen Praxis des öffentlichen Gesundheitsdienstes steht dagegen oft wenig Zeit für Entwicklungsbeurteilungen zur Verfügung. Screeningmethoden, die als Entscheidungshilfen bei Entwicklungsbeurteilungen von Kindern benutzt werden können, gewinnen daher eine immer größere Bedeutung.

Die Situation wird nicht erleichtert durch die zunehmende Erkenntnis, daß Entwicklungsverläufe beim individuellen Kind, aber auch im Vergleich zu anderen Kindern, eine hohe Variabilität aufweisen, die bisher nur sehr bedingt beachtet worden ist, aber eine hohe Relevanz für eine normal verlaufende Entwicklung besitzt.

Methoden der Entwicklungsbeurteilung müssen daher der inter- und intraindividuellen Variabilität von Entwicklungsverläufen gerecht werden. Neben dem Denver-Test, der als Screeningmethode seit längerem eingeführt ist, kann auch eine Entwicklungsbeurteilung definierter Entwicklungsprofile nach dem Konzept der Meilensteine (Grenzsteine) als Screeningmethode herangezogen werden.

Meilensteine (Grenzsteine) der Entwicklung geben zu erwerbende Fähigkeiten innerhalb eines bestimmten Entwicklungsverlaufes an, die zu einem definierten Zeitpunkt von einem Kind erreicht werden. Absolviert ein Kind einen entsprechenden Meilenstein nicht, muß die Entwicklung eines solchen Kindes genauer überprüft werden.

Mit dem Konzept der Meilensteine soll verhindert werden, daß Kinder, die eine Entwicklungsretardierung aufweisen, als »Spätentwickler« für längere Zeit eingeschätzt werden, obwohl eine Entwicklungsretardierung vorliegt, die diagnostische und therapeutische Maßnahmen veranlassen müßte.

Die kindliche Entwicklung verläuft kompliziert und nicht immer in der Weise, wie sie in vielen Büchern und Broschüren für Fachleute und Laien beschrieben wird. An Versuchen, Entwicklungskonzepte und Entwicklungstheorien aufzustellen, die ein Ordnungsgefüge der kindlichen Entwicklung erkennen lassen, hat es bis heute nicht gefehlt. Eine besondere Schwierigkeit ist dann gegeben, wenn solche Konzepte nicht nur das Verstehen von Entwicklungsvorgängen ermöglichen sollen, sondern wenn sie gleichzeitig auch die Konstruktion von Hilfen bieten müssen, die für Entwicklungsbeurteilungen in der täglichen Praxis und beim individuellen Kind taugen.

Dabei muß betont werden, daß die Probleme noch keineswegs als gelöst angesehen werden können. Dennoch lassen sich Wege angeben, mit denen den Forderungen der Theorie und Praxis annähernd entsprochen werden kann. Solche Ansätze sind noch stark vom pragmatischen Vorgehen geprägt. Die Validität solchen Vorgehens muß in der Zukunft noch an Normalpopulationen justiert werden, eine Aufgabe, die, weil sie methodisch und praktisch große Schwierigkeiten bietet, nicht von ungefähr bisher noch nicht endgültig gelöst werden konnte.

Zwei Entwicklungskonzepte

Vorstellungen zur kindlichen Entwicklung, die irgendwo und irgendwann erlernt und übernommen wurden, prägen die Beurteilung einer kindlichen Entwicklung und das daraus abgeleitete Handeln in der Praxis bis in das Detail solcher Entscheidungsprozesse. Oft genug sind sich diejenigen, die Entscheidungen über eine normale oder auffällige Entwicklung zu treffen haben, der Grundlage ihres Beurteilens und Handelns nicht bewußt. Sie nehmen ihr Wissen über Entwicklungsvorgänge als naturgegeben hin. Die heute fast überall praktizierte Methode einer Entwicklungsbeurteilung geht auf Entwicklungsvorstellungen zurück, die zu Beginn der 20er Jahre dieses Jahrhunderts von GESELL (2) inauguriert und die dann

von anderen übernommen wurden. Man kann dieses Entwicklungskonzept bezeichnen als:

Deterministisch-hierarchisches Entwicklungskonzept

Charakterisiert wird ein solches Konzept durch eine Reihe von Annahmen, die in sich schlüssig sind:

1. Die Entwicklung schreitet von unreifen zu reifen Stadien der Entwicklung fort; das Ziel einer Entwicklung ist immer nur das endgültige, reife Stadium, das auch nur dann voll funktionsfähig ist, wenn die vollständige Reifung eines bestimmten Systems erreicht worden ist.

2. Entwicklungsschritte folgen aufeinander in strenger zeitlicher und morphologischer Ordnung.

3. Ein vorgeschalteter Entwicklungsschritt kann nicht beliebig später durchlaufen werden, da er die Voraussetzung bildet für die nachfolgenden Entwicklungsschritte.

4. Eine strenge zeitliche Korrelation aller für die Entwicklung notwendigen morphologischen, biologischen, funktionellen, neuronalen Voraussetzungen ist essentiell, da andernfalls ein normaler Ablauf der Entwicklung nicht garantiert werden kann.

5. Eine solche notwendige, rigide Kontrolle von Entwicklungsvorgängen kann nur durch eine genetische Fixierung und Programmierung aller Entwicklungsschritte garantiert werden.

6. Entwicklungsschritte müssen linear und hierarchisch geordnet sein, in starker gegenseitiger Abhängigkeit, die einem Zahnräderwerk vergleichbar ist.

7. Die Störung eines der frühen Entwicklungsschritte muß zur Störung des gesamten Systems führen.

8. Entwicklungsschritte sind zeitlich, qualitativ und funktionell determiniert und damit voraussagbar.

9. Entwicklungsprozesse laufen bei allen Kindern zeitlich und funktionell in der gleichen Weise ab.

Ein derartig festgelegtes Entwicklungskonzept kommt der Praxis sehr entgegen. Angaben über bestimmte Entwicklungsschritte basieren auf einer genetischen Strukturierung, die eine große Verläßlichkeit besitzt und die daher auch für alle Kinder dieser Welt Gültigkeit haben muß. Einer der bekanntesten Vertreter dieses Entwicklungskonzeptes ist VOJTA (6).

Eine ganze Reihe von Entwicklungsphänomenen lassen sich jedoch mit einem deterministisch-hierarchischen Entwicklungskonzept nicht erklären (3, 4). Werden Mütter genau nach der Entwicklung ihrer Kinder befragt, stellt sich rasch heraus, daß die Entwicklung von Kindern keineswegs immer linearen, hierarchisch geordneten Entwicklungsabläufen folgt.

So durchlaufen nicht alle Kinder die Phase des Krabbelns. Manche Kinder können mit Festhalten stehen, ohne daß sie bereits die Fähigkeit erworben haben, sicher und frei zu sitzen. Daß sich Geschwister nicht gleich entwickeln, sondern oft sehr unterschiedliche Entwicklungsverläufe zeigen, haben Eltern mehrerer Kinder schon immer gewußt.

TOUWEN (5) hat gezeigt, daß die Greiffunktionen der Hand sehr individuellen Entwicklungsprozessen folgen, die mit den Gesetzmäßigkeiten eines deterministisch-hierarchischen Entwicklungskonzeptes nicht vereinbar sind. Weiterhin hat TOUWEN gezeigt, daß immer wieder frühere Verhaltensformen für einige Tage oder Wochen erscheinen, die bereits absolviert worden sind, die als transitorische Regressionen zu bezeichnen sind und die von ihm als Inkonsistenzen bezeichnet wurden.

Nicht in Einklang zu bringen mit einem deterministisch-hierarchischen Entwicklungskonzept ist weiterhin die Tatsache, daß sich Kinder verschiedener Kulturen auch unterschiedlich entwickeln. TOUWEN (5) ist daher der Meinung, daß andere als nur genetische Faktoren die kindliche Entwicklung beeinflussen müssen und daß statt eines, für alle Kinder gleichgültigen Entwicklungskonzeptes der individuelle Verlauf der Entwicklung eines Kindes beachtet werden müsse.

Ein anderes Entwicklungskonzept muß daher inauguriert werden, das in der Lage ist, die zu beobachtenden Phänomene der kindlichen Entwicklung adäquat erfassen und, wenn möglich, auch erklären zu können.

Adaptives, holistisches Entwicklungskonzept

Ein solches Entwicklungskonzept geht davon aus, daß während der Evolution zum Menschen sich rigide Bindungen an und die Steuerung von Entwicklungsprozessen durch die genetisch fixierte Kontrolle gelockert haben, so daß sich die kindliche Entwicklung an die Bedingungen der Umwelt anpassen, also adaptieren kann, in der die Kinder aufwachsen müssen. Die teilweise Loslösung von den Fesseln der genetischen Programmierung der Entwicklung und die Fähigkeit, sich mit der Entwicklung an – auch sehr schwierige – Umweltbedingungen anpassen zu können, muß als entscheidender Selektionsvorteil des Menschen angesehen werden.

Das Kind entwickelt sich auch nicht von unvollkommenen Vorstufen zu einem vollkommenen, reifen Menschen. Vielmehr muß davon ausgegangen werden, daß das Kind, von der Geburt an, in jedem Alter über eine »vollkommene« Ausstattung zum Funktionieren aller seiner Systeme verfügt. Für jede Aufgabe, die in einem bestimmten Alter an das Kind herangetragen wird, kann das Kind über ein volles Funktionieren seines Organismus verfügen.

Ganzheitlich (holistisch) kann sich daher die individuelle Entwicklung an den Umweltbedingungen anpassen und ausrichten. Die morphologischen und neuronalen Basisprozesse, die Richtung der Entwicklung, die ererbten Qualitäten und das Entwicklungsziel sind auch weiterhin genetisch festgelegt.

Der Weg zu einem bestimmten Entwicklungsziel ist jedoch in hohem Maße davon abhängig, welche Umweltbedingungen, welche familiären, zivilisatorischen, kulturellen Forderungen an das Kind gestellt werden. Mit anderen Worten: Daß der Mensch dazu befähigt ist – auch in seiner morphologischen und neuronalen Ausstattung – frei gehen oder Sprache erlernen zu können, ist genetisch festgelegt. Auf welchem Wege diese Fähigkeiten jedoch erworben werden, bleibt in hohem Maße offen für adaptive Prozesse an epigenetische (umweltbedingte) Vorgaben.

Damit kommt aber eine hohe Variabilität der Entwicklungsprozesse mit in das Spiel der Entwicklungsbeurteilung. Nach TOUWEN (5) sind bei der Beurteilung der kindlichen Entwicklung 3 essentielle Konditionen zu beachten:

1. eine interindividuelle Variabilität (verschiedene Kinder entwickeln sich unterschiedlich);

2. eine intraindividuelle Variabilität (ein individuelles Kind entwickelt sich in verschiedenen Entwicklungsbahnen unterschiedlich, z. B. rasches Erlernen der Sprache, langsames Erlernen des freien Gehens) und

3. Inkonsistenzen (transitorische Regressionen) als Entwicklungsvariablen gehören zur normalen Entwicklung (vorübergehende Regression einer Entwicklungsschiene auf eine bereits überwundene Entwicklungsphase: z. B. einige Schritte konnten bereits frei getätigt werden, das Kind kehrt aber wieder für einige Tage oder Wochen zum Krabbeln zurück).

Mit einem adaptiv-holistischen Entwicklungskonzept sind bestimmte Entwicklungsphänomene sehr viel besser zu verstehen und zu erklären als dies mit einem deterministischen Modell möglich ist. In der Praxis werden jedoch Entwicklungsbeurteilungen dadurch nicht leichter, da die hohe Variabilität von Entwicklungsprozessen beachtet werden muß. Wie kann dieses Dilemma gelöst werden?

Lösungsversuche eines Dilemmas

Die Einführung des schon im englischsprachigen Bereich länger bekannten Meilensteinprinzips unter anderen, genauer definierten Bedingungen bietet die Möglichkeit, auch bei der hohen zeitlichen, qualitativen und individuellen Variabilität von Entwicklungsprozessen solche Kinder herauszufinden, die in ihrer Entwicklung gefährdet sind.

Besser wäre es, nicht von Meilensteinen der Entwicklung zu sprechen, sondern von Grenzsteinen, was gleich begründet werden soll.

Als Meilensteine sind Durchgangsstadien eines bestimmten Entwicklungsverlaufes zu definieren, die für dieses Stadium essentiell sind. Für die motorische Entwicklung ist z. B. nicht essentiell, daß Kinder das Stadium des Krabbelns durchlaufen, wohl aber muß als Voraussetzung für den Erwerb einer aufrechten Körperhaltung zunächst die Fähigkeit eingetreten sein, über eine perfekte Kopf- und Rumpfkontrolle zu verfügen. Auch die Fähigkeit, frei sitzen zu können, ist für die menschliche Entwicklung essentiell. Der Zeitpunkt allerdings, zu dem eine bestimmte Fähigkeit erworben wird, ist von den epigenetischen Faktoren (Umweltfaktoren) abhängig, die die Entwicklung eines Kindes bestimmen.

In unserem Kulturkreis haben etwa 90–95% aller gesunden Kinder bis zum Ende des 9. Lebensmonates gelernt, frei zu sitzen und mit 18 Monaten frei zu gehen. Dies gilt auch noch für die sich normal entwickelnden sog. »Spätentwickler«.

Das »Grenzsteinkonzept« gibt an, daß ein Kind, das mit 9 Monaten noch nicht frei sitzt, von einer Entwicklungsstörung bedroht ist. Die Eltern sollten nicht länger damit vertröstet werden, daß sich alles schon noch geben wird. Eine Klärung, warum eine Retardierung eingetreten ist, sollte umgehend herbeigeführt werden. Es könnte sich zeigen, daß die Retardierung durch neurologische Konditionen, durch eine Myopathie oder durch eine neurodegenerative Erkrankung bedingt ist. Es könnte aber auch sein, daß ungünstige Umweltbedingungen die Retardierung herbeigeführt haben oder aber, daß mit einer Therapie das Defizit rasch aufzuholen ist.

Das Konzept der Grenzsteine (Meilensteine) ist für Screeninguntersuchungen gut geeignet. Diagnosen können damit jedoch nicht gestellt werden. Dazu sind weitere diagnostische Schritte notwendig. Grenzsteine der Entwicklung sollten weiterhin klar definiert und leicht von den Eltern zu erfragen oder leicht überprüfbar sein, um verläßliche Informationen zu gewinnen.

Mit aller Deutlichkeit muß aber gesagt werden, daß größere Untersuchungen an Normpopulationen bisher weitgehend fehlen. Das Konzept hat sich, pragmatisch angewendet, in der Praxis bewährt, bedarf aber noch einer Validisierung und Standardisierung, um sich endgültig durchsetzen zu können.

Im folgenden werden für einige Entwicklungsverläufe Grenzsteine der Entwicklung angegeben.

Grenzsteine der Entwicklung

Grenzsteine der Körpermotorik

1. Monat: In schwebender Bauchlage kann für einige Sekunden der Kopf in der Rumpfebene gehalten werden.

3. Monat: Sicheres Kopfheben in Bauchlage, Abstützen auf die Unterarme.

6. Monat: Beim langsamen Hochziehen zum Sitzen werden die Arme angebeugt, der Kopf wird in der Rumpfebene gehalten.

9. Monat: Sicheres, zeitlich nicht beschränktes, freies Sitzen mit geradem Rücken und guter Kopfkontrolle.

12. Monat: Stehen gelingt sicher und zeitlich wenig eingeschränkt, mit Festhalten an Möbeln oder Wänden.

18. Monat: Freies Gehen mit sicherer Gleichgewichtskontrolle.

2. Jahr: Kind rennt sicher, umsteuert dabei Hindernisse.

3. Jahr: Beidbeiniges Abhüpfen von einer untersten Treppenstufe.

4. Jahr: Wohlkoordiniertes Treten und Steuern eines Dreirades oder eines ähnlichen Fahrzeugs.

5. Jahr: Treppen werden beim Auf und Abgehen freihändig und mit Beinwechsel ohne Schwierigkeiten bewältigt.

Grenzsteine der Handmotorik

1. Monat: Greifreflex.

2. Monat: Hände, Finger werden über der Körpermittellinie zusammengebracht.

6. Monat: Gegenstände, Spielzeug werden von einer Hand in die andere transferiert, palmares, radial betontes Greifen mit der ganzen Hand.

9. Monat: Gegenstände werden, in einer oder in beiden Händen gehalten, taktil, intensiv exploriert.

12. Monat: Pinzettengriff mit Daumen und Zeigefinger.

18. Monat: Gegenstände, vom Kind in der Hand gehalten, werden auf Verlangen hergegeben oder in ein Gefäß hineingetan oder herausgeholt.

2. Jahr: Buchseiten werden einzeln umgedreht. Bonbons werden geschickt aus ihrer Umhüllung gewickelt.

3. Jahr: Sehr kleine Gegenstände werden präzise mit den vordersten Fingeranteilen ergriffen und an anderer Stelle wieder auf- oder eingesetzt.

4. Jahr: Stift wird korrekt zwischen den ersten 3 Fingern der Hand gehalten.

5. Jahr: Kinderschere kann benutzt werden, Kleben, einfaches Basteln möglich. Vorlagen können unter Beachtung der Begrenzungen sauber ausgemalt werden.

Grenzsteine der kognitiven Entwicklung

3. Monat: Ein langsam vor den Augen hin- und herbewegtes, attraktives Objekt wird mit den Augen verfolgt.

6. Monat: Objekte werden von einer Hand in die andere transferiert und in den Mund gesteckt. Aktivitäten in der nächsten Umgebung werden aufmerksam verfolgt.

9. Monat: Intensive taktile, visuelle, orale Exploration der Struktur und Textur von Objekten.

12. Monat: Objekte, vor den Augen des Kindes versteckt, werden gefunden.

15. Monat: Das Kind gibt, nimmt nach Aufforderung. Objekte werden aus Behältern geholt und wieder hineingelegt. Objekte werden manipuliert, auf ihre einfachste Verwendbarkeit geprüft (Gegeneinanderklopfen, Schütteln, Versuch an andere Objekte zu adaptieren).

18. Monat: Turm aus 2–4 kleinen Klötzen (Kantenlängen 3–4 cm) kann gebaut werden (Zeigen erlaubt). Rollenspiele mit sich selbst (z. B. Trinken aus Spielzeugtasse). Genaues Betrachten altersentsprechender Bilderbücher, wobei auf Bekanntes gezeigt wird.

2. Jahr: Kleine Rollenspiele mit Puppen, Spieltieren. Ansätze zu eigeninitiiertem, konstruktivem Spiel.

3. Jahr: »Kopffüßler« werden gezeichnet. Obwohl noch wenig gestaltendes Malen möglich, wird Dargestelltes doch kommentiert. Intensive Rollen- und Als-ob-Spiele (z. B. Blätter auf flachen Gegenständen symbolisieren Salat oder Gemüse auf Teller).

4. Jahr: Differenzierte Rollenspiele (Puppen, Kaufladen, Fahrzeuge). W-Fragen: Warum, Wieso, Wo, Woher, Wann. Genaues Zuhören bei Vorlesen oder Erklärungen.

5. Jahr: Intensives, ausdifferenziertes Rollenspiel, auch mit anderen Kindern. Konstruktionen mit Bauelementen, mit und ohne Vorlagen.

Grenzsteine des expressiven Spracherwerbes

3. Monat: Differenziertes intentionelles Schreien (Hunger, Unbehagen, Schmerz).

6. Monat: Spontanes, variationsreiches Vokalisieren, für sich allein, aber auch auf Ansprache (»Dialog«).

9. Monat: Spontanes Vokalisieren mit längeren Silbenreihungen mit dem Vokal »A« (wa-wa-wa-wa-, ra-ra-ra-ra).

12. Monat: Silbenverdoppelung vorwiegend mit dem Vokal »A« (mama, papa, dada).

15. Monat: Mamma, Papa, in sinngemäßer Bedeutung.

18. Monat: Symbolsprache (z. B. wau-wau für Hund, nam-nam für Essen) mit »Überdehnungen« (für alles Vierbeinige) oder »Einengungen« (für Hund), Pseudosprache.

2. Jahr: (1)-2-Wortsprache.

3. Jahr: 3–4-Wortsätze: ich; du; Plural; redet für sich beim Spielen.

4. Jahr: Satzreihungen mit: und dann – und dann. Erlebtes kann in annähernd richtiger zeitlicher und logischer Reihenfolge berichtet werden.

5. Jahr: Fehlerfreie Aussprache. Erlebtes wird in logischer und zeitlicher Reihenfolge korrekt berichtet. Richtige, aber oft noch einfache grammatikalische Satzstrukturen.

Grenzsteine der sozialen Kompetenz

3. Monat: Anhaltender Blickkontakt. Versuch durch aktive Drehung des Kopfes oder Änderung der Körperlage Blickkontakt zu halten. Lächeln auf bekannte und fremde Gesichter.

6. Monat: Dem Kind zugewandtes Ansprechen, taktile Kontaktaufnahme, spielerischer, rascher Lagewechsel löst vergnügliche Reaktionen aus. Freude an nonverbaler und verbaler positiver Kommunikation.

9. Monat: Sicheres Unterscheiden bekannter und fremder Personen.

12. Monat: Das Kind ist fähig, selbst soziale Interaktionen zu initiieren, fortzuführen, zu variieren und zu beenden.

15. Monat: Kinderreime, Fingerspiele, Nachahmspiele, rhythmische Spiele werden vom Kind sehr geschätzt; es beteiligt sich intensiv, emotional engagiert und anhaltend.

18. Monat: Einfache Gebote, Verbote werden verstanden und mehr oder weniger beachtet.

2. Jahr: Das Kind ist in der Lage, sich allein in einem Raum aufzuhalten und zu spielen.

3. Jahr: Das Kind hilft gerne – soweit möglich – den Bezugspersonen. Die Tätigkeiten Erwachsener werden nachgeahmt.

4. Jahr: Das Kind versteht, daß bei gemeinsamen Spielen auch andere Kinder an der Reihe sind. Die Bereitschaft besteht, zu teilen.

5. Jahr: Das Kind kooperiert im Spiel mit anderen Kindern, befolgt Spielregeln. Emotionale Äußerungen anderer Kinder (und Erwachsener) werden verstanden, es kann darauf eingegangen werden (z. B. Trösten, Helfen).

Andere Modelle und Konzepte eines Entwicklungsscreenings

Denver-Entwicklungstest

Dieser Screeningtest ist für die Bundesrepublik standardisiert worden, er hat sich seit vielen Jahren bewährt. Mit dem Test kann unter Verwendung von Perzentilen angegeben werden, ob ein Kind früh entwickelt ist, im Bereich der Norm liegt oder ob eine Retardierung vorliegt. Die Durchführung des Testes erfordert Testmaterial und einen höheren Zeitaufwand sowie Einarbeitung und Erfahrung.

Ein Nachteil ist – nach unserer Ansicht, daß die einzelnen Testitems unter nicht immer einleuchtenden Kategorien eingeordnet sind, diese selbst aber wiederum sehr global und undurchsichtig definiert, bestimmte kindliche Fähigkeiten zusammenfassen, wie z. B. die Kategorie »Feinmotorik – Adaptation«.

Altersbezogenes Entwicklungsscreening

Dazu können ebenfalls Grenzsteine der Entwicklung in einer horizontalen Anordnung verwendet werden. So könnte z. B. eine Anordnung der Grenzsteine auf das Ende des 5. Lebensjahres für den öffentlichen Gesundheitsdienst hilfreich sein, der zu einer evtl. Einschulungsfähigkeit Stellung zu nehmen hat:

Körpermotorik: Treppen werden beim Auf- und Abgehen freihändig und mit Beinwechsel, ohne Schwierigkeiten bewältigt.

Handmotorik: Kinderschere kann benützt werden, Kleben, einfaches Basteln möglich. Vorlagen können unter Beachtung der Begrenzungen sauber ausgemalt werden.

Kognition: Intensives, ausdifferenziertes Rollenspiel, auch mit anderen Kindern. Konstruktionen mit Bauelementen mit und ohne Vorlagen.

Sprache: Fehlerfreie Aussprache. Erlebtes wird in logischer und zeitlicher Reihenfolge korrekt berichtet. Richtige, aber oft noch einfache grammatikalische Satzstrukturen.

Soziale Kompetenz: Kooperation im Spiel mit anderen Kindern, Spielregeln werden befolgt. Emotionale Äußerungen anderer Kinder (Erwachsener) werden verstanden und darauf reagiert (Trösten, Helfen).

Gezieltes Fragen nach Entwicklungsdefiziten

Eine weitere Möglichkeit eines Entwicklungsscreenings für den öffentlichen Gesundheitsdienst ist das Konzept des gezielten Fragens nach Entwicklungsdefiziten, bezogen auf ein bestimmtes Alter. Als Beispiel werden – wiederum bezogen auf das Ende des 5. Lebensjahres – Defizite angegeben, die typisch für diese Altersgruppe sind.

Körpermotorik

1. Sind die Bewegungsabläufe sicher, gewandt, flüssig?

2. Besteht Ängstlichkeit beim Abhüpfen von einer etwa 30–50 cm hohen Stufe?

3. Schwierigkeiten beim Steuern und gleichzeitigen Treten eines Rollers, Dreirades, Fahrrades?

4. Können zugeworfene Bälle mit einem Durchmesser von etwa 15 cm aufgefangen werden?

5. Bestehen Schwierigkeiten beim Bewältigen von Treppen?

Handmotorik – Hand-Augen-Koordination

1. Wie und was wird gemalt (gestaltend, nur kritzelnd, nur Kreise)?

2. Kann mit Kinderschere umgegangen werden?

3. Spaß am Basteln, an Handfertigkeiten?

4. Können einzelne Buchstaben, Zahlen geschrieben werden?

Konzentrationsfähigkeit

1. Wird beim Vorlesen, Erklären zugehört?

2. Werden Bilderbücher im Detail und gerne und mit Ausdauer betrachtet?

3. Ist konstruktives Spielen allein über 20–30 Minuten möglich?

Sprachliche Kompetenz

1. Saubere, gut verständliche Aussprache?

2. Grammatikalisch richtiger Satzbau?

3. Können Ereignisse in richtigem zeitlichem und logischem Ablauf erzählt werden?

Soziale Kompetenz

1. Geht das Kind gern in den Kindergarten?

2. Wie verläuft die Loslösung von der Mutter?

3. Im Kindergarten isoliert?

4. Besteht freundschaftlicher Kontakt zu bestimmten Kindern?

5. Beteiligung an gemeinsamen Spielen und unter Beachtung von Spielregeln?

6. Kann Kind allein übernachten bei ihm bekannten Personen (Großeltern, Freunde, Bekannte der Eltern)?

Verhaltensauffälligkeiten

1. Werden Anregungen, Anforderungen blockiert, verweigert?

2. Auffällig scheu und ängstlich gegenüber Personen, anderen Kindern, Tieren, neuen Situationen?

3. Für das Alter unangemessene Fixierung an Mutter (Bezugsperson)?

4. Aggressivität gegenüber anderen Kindern?

5. Stark schwankende Emotionen gegenüber Mitgliedern der Familie?

Die Bestätigung eines Defizits sollte Anlaß sein, eine genauere Überprüfung der Entwicklung des betroffenen Kindes zu veranlassen, da der Verdacht gerechtfertigt ist, daß eine Entwicklungsstörung besteht.

Zusammenfassung

Grenzsteine der frühen kindlichen Entwicklung können als Screeningmethode des Entwicklungsstandes eines individuellen Kindes benützt werden. Grenzsteine können für die verschiedenen Entwicklungsschienen angegeben werden. Grenzsteine sind definiert durch das Alter, in dem etwa 90–95% einer definierten Population von Kindern einen bestimmten Grenzstein passiert haben.

Literatur

1. FLEHMIG, I. u. Mitarb.: Denver Entwicklungsskalen. Hamburger Spastikerverein, Hamburg 1973.
2. GESELL, A. u. C. AMATRUDA: In: KNOBLOCH, H. u. B. PASAMANICK (Hrsg.): Developmental Diagnosis. 3. Aufl. Harper Row, Hagerstown 1974.
3. MICHAELIS, R.: Überlegungen zur motorischen und neurologischen Entwicklung des Kindes. Mschr. Kinderheilk. **133**, 417–421 (1985).
4. MICHAELIS, R., I. KRÄGELOH-MANN u. G. HAAS: Beurteilung der motorischen Entwicklung im frühen Kindesalter. In: KARCH, D. u. Mitarb.: Normale und gestörte Entwicklung. Springer, Heidelberg 1989.
5. TOUWEN, B. C. L.: Normale neurologische Entwicklung: Die nicht bestehenden Inter- und Intra-Item-Beziehungen. In: MICHAELIS R. u. Mitarb. (Hrsg.): Entwicklungsneurologie. Kohlhammer, Stuttgart 1984.
6. VOJTA, V.: Die zerebralen Bewegungsstörungen im Säuglingsalter. 5. Aufl. Enke, Stuttgart 1988.

Erschienen in:
Öff. Gesundh.-Wes. **52,** 486–490 (1990)
Georg Thieme Verlag, Stuttgart

Autor und Verlag danken wir für die Nachdruckgenehmigung

Die entwicklungs-neurologische Untersuchung im Kleinkindalter

H. G. Schlack, Bonn

Ziel einer entwicklungsneurologischen Untersuchung ist es, eine Aussage über Reife und Integrität (Unversehrtheit) des Nervensystems machen zu können. Bei einer objektivierbaren Abweichung von der Norm ist eine Differentialdiagnose mit den Konsequenzen für Therapie und Prognose indiziert (Abb. 1).

Die Beurteilung der komplexen zerebralen Leistungen stützt sich fast ausschließlich auf eine rein klinische Untersuchung, wobei die Beobachtung des Kindes in seiner spontanen Aktivität und seinen Reaktionen auf bestimmte Reize von besonderer Bedeutung ist (8). Motorische Kriterien (spontane Haltung und Bewegung, Muskeltonus, provozierte Reaktionen, Reflexe) spielen in der entwicklungsneurologischen Diagnostik eine große Rolle. Der Grund dafür liegt darin, daß beim Säugling die Motorik gegenüber den anderen Entwicklungsbereichen relativ reif und weitgehend differenziert ist, so daß eine eingehende Untersuchung dementsprechend differenzierte Informationen liefern kann. Dennoch ist die Motorik nur ein Ausschnitt aus der Vielfalt der Funktionen des ZNS. Eine entwicklungsneurologische Untersuchung darf sich deshalb nicht auf motorische Funktionen beschränken, sondern muß die Prüfung sensorischer, kognitiver und affektiver Funktionen einschließen.

Darüber hinaus ist die intensive Entwicklungsdynamik des ZNS in den ersten Lebensjahren zu berücksichtigen; sie macht für jede Altersstufe eine eigene Untersuchungsmethodik notwendig. Gut standardisierte, in der Praxis bewährte und allgemein anerkannte Untersuchungsgänge sind für das Neugeborene (10) und für das Vorschul- und frühe Schulalter (15) beschrieben worden. Vergleichbare Verfahren für das Kleinkindalter gibt es bisher nicht. Besonders schwierig ist die Untersuchung im 2. und 3. Lebensjahr: Kinder dieses Alters sind weder so leicht zu manipulieren wie Säuglinge, noch so gut verbal zu beeinflussen wie ältere Kinder. Auf der anderen Seite ist gerade in diesem Alter die Erfassung von Störungen der sprachlichen, kognitiven und psychoso-

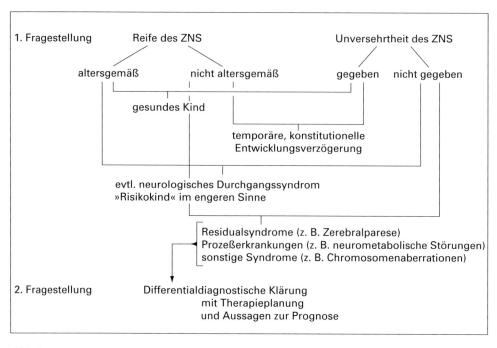

Abb. 1
Ziele und Aufgaben einer entwicklungsneurologischen Untersuchung

zialen Entwicklung im Gefolge von hirn-
organischen Störungen besonders wichtig.

Die nachstehenden Überlegungen und
Vorschläge zu Gestaltung und Inhalten
einer entwicklungsneurologischen Untersuchung im Kleinkindalter sind als Anstöße zur Entwicklung eines altersad-
äquaten Untersuchungsgangs gedacht.
Sie sind aus den Diskussionen einer Arbeitsgruppe (R. Largo, Zürich; R. Michaelis,
Tübingen; G. Neuhäuser, Gießen; B. Ohrt,
München; H. G. Schlack, Bonn) hervorge-
gangen.

**Entwicklungspsychologische
Ausgangsbedingungen**

Die besondere Schwierigkeit bei der entwicklungsneurologischen Untersuchung
von Kindern im 2. und 3. Lebensjahr liegt
darin, ihre Kooperation bei der Durch-

führung bestimmter vorgegebener Aufgaben zu erreichen. Ohne die Kooperation
des Kindes bleibt der Befund fragmenta-
risch oder liefert ein verfälschtes Bild. Die
Untersuchung ist dann mehr oder weniger wertlos.

Nach dem Konzept von Piaget befindet
sich das Kleinkind in der »präoperationa-
len Phase« der kognitiven Entwicklung.
Das bedeutet, daß das Kind noch keine
Vorstellung von der Reversibilität und der
Wechselwirkung kausalerZusammenhän-
ge hat. Es ist nicht in der Lage, sich auf
den Standpunkt seines Gegenübers zu
versetzen (egozentrisches Denken). Es
orientiert sich in dieser Phase am erlebten
Feedback, nicht an der eigenen Beurteilung, ob eine erwartete Leistung richtig
erbracht wurde. Eine gute Interaktion zwischen dem Untersucher und dem Kind ist
daher für die Kooperation viel wichtiger
als das Gefühl des Kindes, eine Aufgabe
richtig durchgeführt zu haben.

Das egozentrische Denken bringt es auch mit sich, daß das Kind vorgegebene Aufgaben nach eigenen Regeln und nicht nach den Regeln des Untersuchers durchführen möchte. Darüber hinaus ist das 2. und 3. Lebensjahr die Phase eines verstärkten Selbst- und Unabhängigkeitsempfindens, wodurch es zusätzlich erschwert wird, daß sich ein Kind auf vorgegebene Aufgaben einläßt (16).

Neurologisch gestörte Kinder haben zum Zeitpunkt einer Untersuchung oft schon ihre besondere »Interaktionsanamnese«: Durch ihre körperlichen Signale von Hilflosigkeit lösen sie in vermehrtem Umfang direktive und überprotektive Verhaltensweisen der Eltern aus (12). Dadurch können sie weniger Eigenerfahrung in der konstruktiven Bewältigung neuer bzw. unvertrauter Situationen erwerben und tendieren deshalb dazu, ängstlich zu reagieren. Eine Hyperexzitabilität beim neurologisch auffälligen Kind und die Erfahrung wiederholter, ungünstig abgelaufener Untersuchungssituationen können als zusätzlich erschwerende Faktoren hinzukommen.

Gestaltung der Untersuchungssituation

Die Kommunikation zwischen dem Untersucher und dem Kind hat maßgeblichen Einfluß auf das Untersuchungsergebnis. Davon hängt nicht nur die Kooperation oder Verweigerung des Kindes ab, sondern auch die Beurteilung des Kindes durch den Untersucher: Diejenigen Untersucher, bei denen am häufigsten kindliche Verweigerungshaltungen auftraten, stellten auch häufiger abnorme Befunde an den untersuchten Kindern fest (13).

Ein erfolgreicher Untersucher wird nach Rogers (11) durch 4 Eigenschaften charakterisiert:

1. er hat Erfahrung mit Säuglingen und Kleinkindern und Spaß am Umgang mit ihnen;
2. er ist in der Lage, sein Verhalten an die sozialen Signale des Kindes anzupassen;
3. er respektiert die Bedürfnisse des Kindes hinsichtlich Distanz und Kontaktnahme;
4. er vermag einen Rapport zu den Eltern herzustellen, bei dem diese sich wohlfühlen.

Das Kind in der Untersuchungssituation reagiert sensibel auf die vielfältigen Signale, welche ihm Spannung, Bedrohlichkeit oder Ungefährlichkeit bedeuten. Es orientiert sich dabei an Mimik, sonstiger Körpersprache, Tonfall und Sprache der anwesenden Erwachsenen und setzt sie in eigene Affekte um.

Eltern haben oft Angst oder Sorge vor der Untersuchung bzw. vor deren Ergebnis. Am Anfang der Untersuchung steht daher das Elterngespräch, welches einerseits den Sorgen und Anliegen der Eltern, andererseits der Entwicklungsanamnese gewidmet ist. Bei entsprechend strukturierter Fragestellung sind Eltern in der Regel durchaus in der Lage, eine zutreffende Schilderung vom Entwicklungsstand ihres Kindes zu geben (1, 3). (Das bedeutet allerdings nicht, daß man bei einem wahrgenommenen Entwicklungsrückstand zugleich auch voraussetzen könnte, daß die Eltern eine adäquate Vorstellung von der Bedeutung und der Tragweite dieses Befundes haben!)

Die Eltern müssen in der Untersuchungssituation die Erfahrung machen können, daß sie mit ihren Sorgen ernst genommen werden und echtes Interesse finden. Die Atmosphäre, in der die Untersuchung stattfindet und die sich dann auch in Kooperation oder Abwehr des Kindes niederschlägt, wird häufig schon von der Art der Begrüßung und den ersten Fragen nachhaltig bestimmt (vgl. dazu die prägnanten Ausführungen von Warnke [17]).

Beim Übergang von der Anamneseerhebung zur Untersuchung des Kindes sollte man den Eltern sagen, was man mit dem Kind tun wird und was man damit bezweckt, wo die Eltern hilfreich eingreifen dürfen und wo nicht, was man ansonsten von ihnen erwartet und wo sie sitzen sollen.

Ein zu frühes Anfassen des Kindes kann den gesamten weiteren Untersuchungsablauf in Frage stellen. Viele Eltern, die mit bestimmten Vorerfahrungen und Erwartungen kommen, sind geneigt, das Kind sofort auf den Untersuchungstisch zu legen und auszuziehen. Unter solchen Umständen ist die freundliche Anregung angebracht, das Kind vorerst noch auf dem Schoß zu halten oder in der Beschäftigung mit bereitliegendem Spielmaterial »warm werden« zu lassen.

Die Interaktion zwischen dem Untersucher und dem Kind durchläuft im positiven Fall 3 Phasen (11):

Zu Beginn (etwa während des Gesprächs mit den Eltern) ist der Untersucher der Fremde, der dem Kind nichts tut, der kaum in die Interaktion mit dem Kind einbezogen und nur am Rande interessant ist. In dieser Phase macht sich das Kind mit der neuen Situation vertraut und nimmt den Untersucher als Teil der Situation wahr. Ein intensiver Blickkontakt mit dem Untersucher kann für manche Kinder in diesem Stadium noch sehr irritierend sein.

Auf der 2. Stufe ist der Untersucher die Person, die dem Kind interessante Dinge (z. B. Spielzeug) anbietet, über welche die ersten direkten Interaktionen laufen.

Auf der 3. Stufe wird der Untersucher aktiv und steht für das Kind im Mittelpunkt der Interaktion. Von seiner flexiblen Anpassung an das Kind und von kontingenter Verstärkung hängt die Aufrechterhaltung der Kooperation ab.

Der Übergang zwischen den verschiedenen Stufen der Interaktion erfolgt allmählich; idealerweise sollte der Untersucher dazu die Initiative bzw. die Signale von Bereitschaft seitens des Kindes abwarten. Die peinliche Vermeidung von Hektik ist dafür eine wesentliche Voraussetzung.

In jedem Fall muß der Untersucher dem Kind signalisieren, daß er mit dem Verlauf der Untersuchung zufrieden ist. Falls das Kind nicht kooperativ war, muß jede auch noch so indirekte Schuldzuweisung an Kind oder Eltern unbedingt vermieden werden, andernfalls wird die Situation bei einer Wiederholungsuntersuchung noch schwieriger.

Ablauf und Kriterien der Untersuchung

Am Anfang der neurologischen Untersuchung steht die Beobachtung und Analyse der Bewegungsabläufe (Motoskopie). Die Kunst des Untersuchers besteht darin, das Kind zwanglos und gewissermaßen spielerisch zu veranlassen, all die Haltungen einzunehmen und Bewegungen durchzuführen, die für die Beurteilung wichtig sind. Untersuchungen, die mit Anfassen oder sonstiger potentieller Irritation des Kindes verbunden sind (Muskeltonus, Reflexe, Hirnnerven), lassen sich zum Schluß problemlos durchführen, wenn das Kind bis dahin Vertrauen entwickelt hat.

Der Untersucher muß den Untersuchungsgang im Kopf haben, darf aber nicht auf eine starre Reihenfolge festgelegt sein, um sich dem aktuellen Verhalten des Kindes und seiner Motivationslage anpassen zu können (2).

Die Motoskopie liefert weit mehr Informationen als nur über rein motorische Fähigkeiten. Sie gibt darüber hinaus Hinweise auf die Verarbeitung sensorischer Afferenzen, auf Störungen des Handlungsentwurfs und der Bewegungsdurchführung. Die motoskopische Untersuchung ist daher eine sehr umfassende, jedoch auch stark von der subjektiven Erfahrung des Untersuchers abhängige Methode (7).

Das wichtigste Merkmal der Motorik des neurologisch nicht gestörten Kindes ist die Variabilität. Eine zentralnervöse Schädigung geht immer mit einem Verlust an Variabilität und mit Stereotypie oder Monotonie der Bewegungsabläufe einher. Weitere wichtige Kriterien sind die Ökonomie (d. h. der motorische Aufwand bei Durchführung einer Bewegung) und die Koordination. Die Bewegungen des neurologisch ungestörten Kindes sind flüssig, glatt und richtig dosiert.

Auch die Quantität der Spontanmotorik ist zu berücksichtigen. Besonders bedeutsam ist eine generelle oder auf einzelne Gliedmaßen beschränkte Bewegungsarmut. Eine generelle Bewegungsarmut findet sich oft bei mental beeinträchtigten Kindern. Hinter lokalisierten Einschränkungen der Spontanmotorik können sich sowohl periphere als auch zentralnervöse Läsionen verbergen. So kann z. B. eine Bewegungsarmut der Beine, verbunden mit muskulärer Hypotonie, ein Frühsymptom einer spastischen Diplegie sein, längst bevor eine manifeste Spastik nachweisbar wird.

Bezüglich der Haltung ist ebenfalls das Kriterium »Variabilität« wichtig. Zu achten ist auf konstante Asymmetrien und stereotype Vorzugshaltungen als Hinweis auf neurologische Störungen. Auch sind ausgeprägte Tonusanomalien oft bereits an der Körperhaltung zu erkennen.

Die Beurteilung des Muskeltonus ist wichtig, aber nur dann sinnvoll, wenn sich das Kind in einem ruhigen Zustand befindet. Man muß unterscheiden zwischen Ruhe- und Aktivitätstonus. Der Ruhetonus wird geprüft als Widerstand gegen passive Bewegung, der Aktivitätstonus überwiegend durch Beobachtung der Reaktionen auf aktive und passive Lageveränderungen.

Ein diagnostisch wichtiges Phänomen ist die Diskrepanz zwischen Ruhe und Aktivitätstonus. In Frühphasen einer spastischen Parese findet sich z. B. ein herabgesetzter Ruhetonus, aber bei Aktivierung (durch Aufstellen auf die Füße, beim Traktionsversuch u. a.) eine deutlich erhöhte Muskelspannung. Demgegenüber sind Kinder, die sowohl in Ruhe als auch in Aktivität einen erhöhten Muskeltonus haben, in der Regel nicht gestört, nicht selten sogar in der Entwicklung akzeleriert.

Tab. 1
Kriterien, die man dem spontanen oder nur unmerklich gelenkten Verhalten des Kindes entnehmen kann

Kriterium	Hinweise zu Beobachtung und Bewertung
allgemeine motorische Aktivität	Hyperaktivität? Bewegungsarmut?
Erregbarkeit und Aufmerksamkeit	ängstlich, schreckhaft? Sprunghaft? Unbeteiligt?
spontane Bewegung und Haltung	allgemein: Achten auf Variabilität, Koordination, Ökonomie, Symmetrie (s. Text)
Gangbild	breitbasig? Abrollen der Füße? Auffallende Innen- oder Außenrotation in den Hüften? Starke assoziierte Bewegungen der Arme?
Stehen	Innen-, Außenrotation in den Hüften? Zehenspiel? Hüftbeugung und Lordose? Schiefhaltung der Wirbelsäule?
Sitzen (Langsitz)	Aufrichtung der Wirbelsäule bei gestreckten Knien möglich? Innen-, Außenrotation, Beugung der Beine?
Aufstehen vom Boden	freihändig möglich? Anzeichen für motorische Schwäche?
Manipulationen mit Spielmaterial (Klötze, Einsteckformen, Stifte)	(Intentions-) Tremor? Unsichere Auge-Hand-Koordination? Verkrampfte Stifthaltung? Dyskinesien?

Kriterium	Hinweise zu Beobachtung und Bewertung
	allgemein: Besondere Beachtung von Symmetrie und Koordination! (s. Text)
Armvorhalte-Versuch	Streckung, Pronation, Höhe? Spooning-Phänomen? Tremor? Choreatiforme, athetoide Hyperkinesen?
Finger-Nasen-Versuch	Zielunsicherheit?
Diadochokinese	Flüssigkeit? Starke Spiegelbildbewegungen?
Einbeinstand	Gleichgewichtsverlust? ⎤ quantitative
Hüpfen, beidbeinig auf der Stelle	⎤ Altersnormen vgl.
Schlußsprung nach vorn	Abfedern? Denver-Entwick-
einbeinig	⎦ lungsskalen (2)
Seiltänzergang	Gleichgewichtsverlust? Starke assoziierte Bewegungen der Arme?
Stufen-, Treppengehen	Ängstlichkeit? Festhalten erforderlich? Alternierendes Steigen oder Nachstellen eines Beines?
Rückenlage/Bauchlage	auffällige Außen-, Innenrotation der Beine? Vorzugshaltungen?
Hirnnervenbereich	
Verfolgen einer Lichtquelle mit den Augen nach allen Richtungen	Augenmuskelstörungen? Strabismus? Nystagmus?
Pupillenreaktion auf Licht	
Mimik und Koordination der Mundmotorik	Störung/Einschränkung von Augenschluß, Lippenbewegungen, Gaumensegel- und Zungenbeweglichkeit? Blasen, Saugen, Hauchen, Pfeifen möglich?

Tab. 2
Kriterien, bei denen das Kind bestimmte
Aufforderungen befolgen muß

Eine allgemeine Muskelhypotonie ist meist wesentlich bedeutsamer und gibt Anlaß zu differentialdiagnostischen Klärungen (mentale Retardierung, Myopathien, neuromuskuläre Erkrankungen, Zerebralparese, metabolisch-endokrine Störungen [6, 9]).

Eingangs wurde bereits darauf hingewiesen, daß sich neurologische Störungen nicht nur in motorischen Phänomenen ausdrücken. Bedeutsame weitere Kategorien sind die allgemeine Erregbarkeit, die Kontaktnahme und das Reagieren auf sensorische Reize. Außergewöhnliche Steigerung oder Verminderung der Erregbarkeit weisen auf Probleme der zentralen Reizverarbeitung und damit auf zentral-nervöse Störungen hin. Spezielle Verhaltensauffälligkeiten, wie Fütterungsschwierigkeiten und gestörte Schlaf-Wach-Rhythmik, können mit einer gestörten zentralnervösen Steuerung in Verbindung mit einer abnormen Erregbarkeit zusammenhängen.

Vorschlag eines Untersuchungsgangs
(für das 2.–4. Lebensjahr)

Ausgehend von den vorstehenden Überlegungen zur Gestaltung des Untersuchungsablaufs kann die entwicklungsneurologische Befunderhebung in 3 Abschnitte eingeteilt werden:

1. Kriterien, die man dem spontanen oder nur unmerklich gelenkten Verhalten des Kindes entnehmen kann (Tab. 1);
2. Kriterien, bei denen das Kind bestimmte Aufforderungen befolgen muß (Tab. 2);
3. Kriterien, zu deren Beurteilung man das Kind anfassen muß (Tab. 3).

Eine Darstellung in dieser Reihenfolge hat den Vorteil, daß sie etwa dem praktischen Ablauf entspricht, und den Nachteil, daß sie sich nicht primär nach funktionellen Zusammenhängen richtet. Übergreifende Funktionsstörungen (z. B. in Gleichgewicht, Tonuskontrolle, Erregbarkeit, Symmetrie) müssen dann durch die Synopsis der Einzelbefunde aus verschiedenen Phasen der Untersuchung festgestellt werden (vgl. hierzu die »Hinweise zu Beobachtung und Bewertung« in Tab. 1–3, die im vorgegebenen Rahmen nicht alle grundsätzlich wichtigen Aspekte berücksichtigen können).

Wichtig erscheint folgender Hinweis: Es gibt bisher keine Validierung eines Untersuchungsgangs, die eine scharfe Trennung von essentiellen und entbehrlichen Kriterien ermöglichen würde. Jede Auswahl wird daher von subjektiver Erfahrung und vom »Gutdünken« mitbestimmt und beinhaltet das Risiko sowohl von Informationsredundanzen als auch Informationslücken.

Die Aufstellung in den Tab. 1–3 bezieht sich auf neurologisch-funktionelle Kriterien. Selbstverständlich muß die neuropädiatrische Untersuchung auch weitere körperliche Merkmale berücksichtigen: Kopfumfang, Dysmorphien, Hautveränderungen (z. B. Phakomatosen), Auffälligkeiten am Bewegungsapparat (Kontrakturen, Fußdeformitäten, Skoliose, Muskelatrophien), Augenhintergrund und Befunde an inneren Organen (z. B. Hepatosplenomegalie).

Beurteilung und Konsequenzen

Die zusammenfassende Bewertung der Befunde ist noch stärker von der Erfahrung des Untersuchers abhängig als die Beobachtung und die Befunderhebung selbst. Die Benutzung bestimmter diagnostischer Schemata ist daher nur für denjenigen sinnvoll, der ihre Anwendung unter spezieller Anleitung erlernt hat. Bezüglich

Tab. 3
Kriterien, zu deren Beurteilung man das Kind anfassen muß

Kriterium	Hinweise zu Beobachtung und Bewertung
Traktionsversuch	unsichere Kopfkontrolle? Asymmetrien in Tonus und Haltung der Extremitäten?
Gleichgewichtsbewahrung im Sitz	kräftige Stemmreaktion des Rumpfes? Ataxie? Seitengleiches Abstützen mit den Armen?
Muskeltonus	erhöht? Herabgesetzt? Deutliche Differenz zwischen Ruhe- und Aktivitätstonus (s. Text)? Abgeschwächte Kraft?
Muskeleigenreflexe	abgeschwächt oder fehlend? (Bei gleichzeitiger Muskelhypotonie Hinweis auf neurale, neuromuskuläre oder muskuläre Erkrankungen!)
Babinski-Zeichen	konstant reproduzierbare, stereotype Reaktion?
Seitschwebelage	symmetrische Aufrichtung? Rumpfataxie?

der Dokumentation der motoskopischen Befunde wird auf die Empfehlungen von NEUHÄUSER (7) verwiesen.

Eine kompetente entwicklungsneurologische Untersuchung ist Voraussetzung für eine adäquate Elternberatung und für die Entscheidung, ob eine entwicklungsfördernde Behandlung eingeleitet werden muß. Obwohl sich die entwicklungsneurologische Diagnostik weitgehend an motorischen Kriterien orientiert, darf von motorischen Auffälligkeiten nicht vorschnell auf eine drohende motorische Behinderung geschlossen werden, die in jedem Fall eine krankengymnastische Behandlung erfordern würde. Vielmehr zeigt ein abnormer entwicklungsneurologischer Befund ein erhöhtes allgemeines Risiko an, welches ebenso die geistige, sprachliche oder emotionale Entwicklung betreffen kann. Diese Risiken zu erfassen ist die Aufgabe entwicklungsdiagnostischer Verfahren (14), welche den neurologischen Befund gegebenenfalls ergänzen müssen.

Eine kompetente entwicklungsneurologische Beurteilung ist die Voraussetzung für die Einleitung einer notwendigen Behandlung ebenso wie für die Vermeidung unnötiger Maßnahmen, da sich daraus beträchtliche Belastungen der Eltern-Kind-Beziehung entwickeln können (5). Die entwicklungsneurologische Untersuchung liefert darüber hinaus Informationen über die Ursachen bestehender Entwicklungsstörungen und ist dadurch wegweisend für die weitere Differentialdiagnostik und den Einsatz labordiagnostischer Verfahren (4, 6).

Literatur

1. COPLAN, J.: Parental estimate of child's developmental level in a high-risk population. Am. J. Dis. Child. **136**, 101–104 (1982).
2. FRANKENBURG, W., S. M. THORNTON u. M. R. COHRS: Entwicklungsdiagnostik bei Kindern. Thieme, Stuttgart 1986.
3. KNOBLOCH, H. u. Mitarb.: The validity of parental reporting of infant development. Pediatrics **63**, 872–878 (1979).
4. LARGO, R. H.: Kinder mit Entwicklungsrückstand: Warum, wie und mit welchen Zielen untersuchen? pädiat. prax. **36**, 227–236 (1987/88).

5. MICHAELIS, R.: Die Belastung der Eltern-Kind Beziehung durch therapeutische Maßnahmen. pädiat. prax. **27**, 629–634 (1982/83).
6. MICHAELIS, R., G. HAAS u. M. BUCHWALD SAAL: Neurological development and assessment in infants at risk. In: HAREL, S. u. N. I. ANASTASIOW (Hrsg.): The At-Risk Infant: Psycho/Sozio/Medical Aspects. Brookes, Baltimore-London 1985.
7. NEUHÄUSER, G.: Motodiagnostik im frühen Kindesalter. Dokumentation von Entwicklungsverläufen. pädiat. prax. **27**, 577–583 (1982/83).
8. OHRT, B.: Kinderärztliche Vorsorge und kindliche Hirnfunktion. Therapie entwicklungsgestörter Kinder. Überdenken alter Konzepte. pädiat. prax. **27**, 569–576 (1982/83).
9. OHRT, B.: Überlegungen zur neurologischen Untersuchung des Säuglings. In: MICHAELIS, R. u. Mitarb. (Hrsg.): Entwicklungsneurologie. Kohlhammer, Stuttgart 1984.
10. PRECHTL, H. F. R. u. D. BEINTEMA: Die neurologische Untersuchung des reifen Neugeborenen. Thieme, Stuttgart 1976.
11. ROGERS, S. J.: Techniques of infant assessment. In: ULREY, G. u. S. J. ROGERS (Hrsg.): Psychological assessment of handicapped infants and young children. Thieme-Stratton, Stuttgart-New York 1982.
12. SARIMSKI, K.: Interaktion mit behinderten Kleinkindern. Reinhardt, München 1986.
13. SCHIRM, H. u. Mitarb.: Neuromotorische Untersuchungsbefunde bei Zweijährigen. Sozialpädiatrie **4**, 540–549 (1982).
14. SCHLACK, H. G.: Zur Diagnostik der gestörten geistigen Entwicklung in den ersten Lebensjahren. In: MICHAELIS, R. u. Mitarb. (Hrsg.): Entwicklungsneurologie. Kohlhammer, Stuttgart 1984.
15. TOUWEN, B. C. L. u. H. F. R. PRECHTL: The neurological examination of the child with minor nervous dysfunction. Clin. Develop. Med. No. 38. Heinemann, London 1970.
16. ULREY, G.: Influence of preschoolers behavior on assessment. In: ULREY, G. u. S. J. ROGERS (Hrsg.): Psychological assessment of handicapped infants and young children. Thieme-Stratton, Stuttgart-New York 1982.
17. WARNKE, A.: Das Gespräch zwischen Therapeut und Eltern in der Frühförderung des behinderten Kindes. In: SPECK, O. u. A. WARNKE (Hrsg.): Frühförderung mit den Eltern. Reinhardt, München-Basel 1983.

Erschienen in:
pädiat. prax. **36**, 215–222 (1987/88)
Hans Marseille Verlag GmbH, München

Motodiagnostik im frühen Kindesalter – Dokumentation von Entwicklungsverläufen

G. Neuhäuser, Gießen

Bewegungsentwicklung

Die Entwicklung des frühkindlichen Bewegungsverhaltens vollzieht sich in steter Wechselwirkung zwischen einem genetisch festgelegten Programm und mannigfachen Umwelteinflüssen, denen das Kind schon im Mutterleib unterliegt. Will man das »Bewegungsgesamt« erfassen, ist notwendigerweise ein komplexes Phänomen zu analysieren. Von vornherein sollte deshalb klar sein, daß immer nur Teilaspekte zu erfassen sind, Ausschnitte eines vielschichtigen Geschehens. Werden unterschiedliche Ansichten geäußert, so auch deshalb, weil dasselbe Phänomen von einer jeweils anderen Seite und vor einem bestimmten theoretischen Hintergrund betrachtet wird.

Bewegungsentwicklung beinhaltet fortschreitende Differenzierung (19, 21): Bewegungsmuster, welche wohl einer spontanen Aktivität des Zentralnervensystems entspringen und vielfach schon pränatal vorkommen, werden in Auseinandersetzung mit der Umwelt differenziert, präzisiert, geformt und variiert, in ihrer Ausprägung vielfältig, in ihrem Ablauf aber auch ökonomisch. So ist das Entstehen von Bewegungsfähigkeiten und Bewegungsfertigkeiten zu erklären, bei denen das Kind durch Akkommodation und Assimilation zunehmend mehr Selbständigkeit erlangt, um sich in seiner Bewegungsmöglichkeit immer besser auf Erfordernisse der jeweiligen Umweltsituation einzustellen.

Konsistenz ist erreicht, wenn die Bewegungen den Anforderungen einer Aufgabe angemessen sind; von Bewegungskonstanz spricht man, wenn sowohl Ziel- wie Lernsituation variiert werden können, die Muster damit erweitert und generalisierbar sind, stabil und dennoch flexibel bleiben. Bewegung ist ein wichtiges Entwicklungskriterium: Gerade im frühen Kindesalter dienen die Fähigkeiten bei motorischen Aktionen und Reaktionen dazu, den Entwicklungsstand zu bestimmen (2, 5, 7). Motorische Punkte sind ein wesentlicher Bestandteil aller Entwicklungstests; auch Eltern beurteilen die

Fortschritte ihres Kindes stark nach seinen motorischen Fertigkeiten, erst später nach dem Sprechvermögen.

Bei einem bewegungsgestörten Kind ist die Entwicklung der Bewegungsmuster, -fähigkeiten und -fertigkeiten beeinträchtigt; sie verläuft aufgrund einer Abweichung von Funktionen des Nervensystems andersartig. So kommen beispielsweise geringere Variationsmöglichkeit und stärkere Stereotypie im Bewegungsverhalten zustande. Auch wenn die Anpassung an einfache Notwendigkeiten gelingt, wird bei Veränderung der gewohnten Umwelt eine Beeinträchtigung des Bewegungsverhaltens sofort deutlich.

Motoskopische Untersuchung

Als Motoskopie bezeichnet man die Methode der Bewegungsbeschreibung, eine freie Wiedergabe von Bewegungs- bzw. Haltungsbeobachtung in nicht standardisierten Situationen (14, 21). Man will das Bewegungsverhalten eines Kindes in seiner Gesamtheit beurteilen: Der menschliche Blick macht es möglich, komplexe Zusammenhänge rasch zu erfassen, aufgrund von Vorerfahrungen bestimmten Kategorien zuzuordnen, mit diesen zu vergleichen und zu bewerten. Die Methode ist einfach, sie bedarf lediglich der sorgfältigen Beobachtung. Schwieriger ist es, den festgestellten Befund zu beschreiben und zu interpretieren, da dies wesentlich von der Erfahrung des Untersuchers, von seiner Auffassungsgabe und seinem Training abhängt.

Bei der Vielfalt des frühkindlichen Bewegungsverhaltens (»Bewegungsluxus«) ist es oft notwendig, die motoskopische Beobachtung auf bestimmte Bewegungsäußerungen zu beschränken, also nur einzelne spontane Bewegungsmuster oder provozierte motorische Fähigkeiten zu beurteilen; damit wird gewissermaßen eine willkürliche Auswahl vorgenommen, dadurch aber auch die notwendige Vergleichbarkeit eher gewährleistet.

Im Verlauf der letzten Jahre sind verschiedene Untersuchungsschemata vorgeschlagen worden, um die motoskopische Beobachtung zu erleichtern (6, 9, 22). Dabei wird meist zunächst das spontane Bewegungsverhalten des Säuglings und Kleinkindes in verschiedenen Positionen des Körpers verfolgt bzw. werden Stütz- und Gleichgewichtsreaktionen provoziert, die sich im Verlauf der Entwicklung ausbilden.

Die von uns verwendete motoskopische Untersuchung beim Säugling und Kleinkind lehnt sich an den Vorschlag von VLACH an (25); man ist bemüht, einen für die Beurteilung günstigen Verhaltenszustand beim Kind zu erreichen. So werden Lage und Haltung von Kopf, Rumpf und Extremitäten in verschiedenen Positionen und bei Lagewechsel verfolgt: Das Kind liegt zunächst auf dem Rücken, wird dann zum Sitzen hochgezogen; beim Sitzen können verschiedene Stütz- und Gleichgewichtsreaktionen ausgelöst werden. Nach dem Zurücklegen folgt Umdrehen von Rücken- in Bauchlage, Beobachtung der Bauchlage, des horizontalen Schwebens und des vertikalen Hängens (Tab. 1). Schließlich werden Fortbewegungsmöglichkeiten und Fingerfertigkeit beurteilt, um bei der Entwicklung von Stehen, Gehen und visuomotorischer Koordination eine differenzierte Untersuchung dieser Funktionen zu erreichen.

Die motoskopische Untersuchung ist als Ergänzung des neurologischen Befundes anzusehen; es werden weniger Einzelfunktionen des Nervensystems geprüft, sondern vielmehr komplexe Bewegungsäußerungen. Damit ist die Motoskopie eine wichtige Erweiterung der neurologischen Befunderhebung, kann aber auch als Auswahlverfahren dienen, um Kinder frühzeitig zu erfassen, deren Bewegungsverhalten von dem als normal angesehenen Entwicklungsverlauf abweicht.

Bei der von VOJTA (26) vorgeschlagenen Provokationsdiagnostik wird ebenfalls motoskopisch beobachtet. Durch abrupte Änderung der Körperlage werden bestimmte Reaktionen ausgelöst (8), die ent-

Verhalten des Kindes während der Untersuchung

Untersuchung in Rückenlage

Körperhaltung, Stellung der Gliedmaßen
 (evtl. Skizze)
Spontanaktivität
Muskeltonus
asymmetrisch-tonischer Nackenreflex
Hirnnervenfunktionen
Greifreflexe (Hände, Füße)
Muskeleigenreflexe (BSR, PSR, ASR)
Exterozeptive Reflexe (BHR, Analreflex)
Kloni
Babinski-Phänomen
Abduktionshemmung

Hochziehen des Kindes zum Sitzen

Kopfkontrolle, Haltung der Arme und Beine
freies Sitzen, Stützreaktionen
Zurücklegen in Rückenlage

Umdrehen von Rücken- in Bauchlage

Passives Drehen, aktives Drehen
Schulterretraktion

Untersuchung in Bauchlage

Körperhaltung, Stellung der Gliedmaßen
 (evtl. Skizze)
Kopfheben, Abstützen
Kriechen, Krabbeln
Galant-Reflex
Sprungbereitschaft

Lagereaktionen (fakultativ)

Vojta-Seitkipp-Reaktion
Reaktion nach *Peiper-Isbert*
Vertikales und horizontales Hängen nach
 Collis
*Landau*reaktion
Axillarhängeversuch
(Moro-Reaktion)

Stehen und Gehen

Greifen

Greifreflex, Faustschluß
Handöffnung, palmares Greifen,
 Pinzetten-, Zangengriff
Manipulation mit Spielzeug, Spiel mit den
 Füßen

**Geistige Entwicklung, sprachliche
 Entwicklung**

sprechend dem Entwicklungsstand des Nervensystems eine gewisse altersabhängige Ausprägung zeigen (10). Da es sich hier gleichsam um Motoskopie in Extremsituationen handelt, ist die Beurteilung nicht selten schwierig, was auch vergleichende Untersuchungen gezeigt haben (16).

Dokumentation und Beurteilung

Um Entwicklungsverläufe zu ermitteln, muß vergleichbar dokumentiert werden; dies gilt auch für die motoskopische Untersuchung. Allerdings ist es bisher nicht gelungen, ein wirklich praktikables Vorgehen zu erarbeiten; dies zeigt auch die Tatsache, daß sich in der Praxis bisher kein bestimmtes Untersuchungsschema durchsetzen konnte (11, 20, 28). Es ist schwierig, die Vielfalt im Bewegungsverhalten zu beschreiben; eine Liste verschiedener Bezeichnungen für Bewegungsäußerungen ist recht umfangreich. Mit Strichzeichnungen können charakteristische Haltungen festgelegt werden, es ist aber nicht möglich, den Bewegungsablauf angemessen zu dokumentieren.

Verfahren der motometrischen und motographischen Bewegungsanalyse haben sich im frühen Kindesalter bisher nicht anwenden lassen (14, 21). Es gibt methodische Schwierigkeiten, weil Säugling und Kleinkind vielfach die notwendige Motivation vermissen lassen, andererseits die Bewegungsäußerungen in diesem Alter noch so wenig stabil sind, daß schwer vergleichbare Situationen gefunden werden. So macht eine starke Variabilität Aussagen von vornherein problematisch. Möglicherweise bringen Methoden der Verhaltensbeobachtung, wie Videoanalyse oder Sequenzphotographie, brauchbare Informationen; allerdings sollte dafür gesorgt werden, daß eine jeweils vergleichbare Untersuchungssituation geschaffen ist.

Für die Dokumentation der Befunde dürfte auch das Optimalitätsprinzip anwendbar sein (17). Es kann festgelegt werden, was als optimales Bewegungsmuster bzw. als vollkommene Bewegungsäußerung und -fertigkeit anzusehen ist; bei einer Auffälligkeit oder Abweichung würde sich dann eine Gesamtoptimalität reduzieren. Entsprechende Versuche sind allerdings bisher nicht unternommen worden. Auch hier spielt die Variabilität im frühkindlichen Verhalten eine begrenzende Rolle; nicht nur der Verhaltenszustand des Kindes (17), sondern auch die Interaktionen mit den Eltern beeinflussen die jeweiligen Bewegungsäußerungen in der Untersuchungssituation.

Ermitteln von Entwicklungsverläufen

Eine Aufgabe der motoskopischen Beurteilung im frühen Kindesalter ist es, Abweichungen vom normalen Entwicklungsverlauf möglichst früh zu erfassen; dies gelingt wiederum vielfach nur durch eine sorgfältige Längsschnittuntersuchung. Deshalb ist die Dokumentation der Befunde außerordentlich wichtig, deshalb muß Vergleichbarkeit gewährleistet sein.

Probleme bringt auch hier die Variabilität; es gibt individuelle Unterschiede, so daß bei Betrachten einzelner Funktionen vielfach Fluktuationen bzw. Oszillationen im Entwicklungsverlauf zu beobachten sind.

Dies konnte auch durch standardisierte neurologische Untersuchung (23) gezeigt werden: Korrelationen innerhalb der Einzelfunktionen sind nur gering ausgeprägt; so wird wieder die Gesamtbeurteilung wichtig, da sie über die neurologische Analyse hinaus Informationen über komplexe Funktionen vermittelt.

Will man Entwicklungsverläufe aufgrund verschiedener Untersuchungen darstellen, müssen regelmäßige Kontrollen erfolgen, bei denen die Befunde in einem vergleichbaren Schema erhoben werden. Selbst wenn es gelingt, die Untersuchungsvariablen weitgehend konstant zu halten, ergeben sich Probleme allein aus der Tatsache, daß die Entwicklung des Nervensystems fortschreitet. Das gleiche Untersuchungsinstrument ist nicht zu jeder Zeit geeignet, verläßliche Informationen über die Funktionsweise des Nervensystems zu vermitteln. Auch das Verhalten des Kindes ändert sich, seine Reaktion auf die Untersuchungssituation, das gesamte psychosoziale Beziehungssystem; nicht zuletzt beinhaltet die unterschiedliche Motivation eine kaum wägbare Beeinflussungsgröße.

Abweichungen vom normalen Entwicklungsverlauf

Gelingt es, durch motoskopische Untersuchung eine vergleichbare Beurteilung zu erreichen, wird es relativ einfach, Entwicklungsstörungen zu erkennen. Dabei kann es sich um eine Veränderung der Entwicklungsgeschwindigkeit handeln, um Verzögerung (Retardierung) oder (seltener) um Beschleunigung; es können aber auch abnorme Symptome auftreten, wobei dann Diskrepanzen in der Entwicklungsgeschwindigkeit von Einzelfunktionen entstehen, beispielsweise auch eine unterschiedliche Schnelligkeit in der geistigen und motorischen Entwicklung.

Ein abnormer Entwicklungsverlauf kann Ausdruck der beginnenden zerebralen Bewegungsstörung oder einer anderen Behinderung sein. Es muß dann durch weitere Untersuchungen geklärt werden, ob es sich um konstante Symptome handelt, wie sie sich im Entwicklungsverlauf ändern, ob eine Beeinflussung notwendig und möglich ist. Es wird nötig, die verantwortliche Ursache zu klären, was oft den Einsatz zusätzlicher Untersuchungen erfordert.

In diesem Zusammenhang ist der differentialdiagnostische Aspekt wichtig (15): Ein abweichender Entwicklungsverlauf gibt zunächst nur den Hinweis, daß eine Störung zu vermuten ist; es sind weitere diagnostische Maßnahmen notwendig, besonders bei stagnierender oder regressiver Entwicklung, also bei einem »Entwicklungsknick«. Dann müssen alle verfügbaren diagnostischen Möglichkeiten ausgeschöpft werden, um die Ursache zu klären.

Möglichkeiten und Grenzen

Bei der Motoskopie werden Bewegungsmuster und -fähigkeiten erfaßt; letztlich muß ein globales Verhalten beschrieben und dokumentiert werden. Es gelingt zwar, Abweichungen rasch zu erkennen und sie gewissen Kategorien zuzuordnen bzw. in der Verlaufsbetrachtung zu bewerten; notwendig für die Interpretation ist jedoch vielfach eine neurologische Prüfung von Einzelfunktionen, da erst diese etwas über eine Störung am Nervensystem aussagen.

Motoskopie kann als »Screeningverfahren« eingesetzt werden, wenn es gilt, abweichendes Bewegungsverhalten möglichst früh zu erkennen; Motoskopie kann die neurologische Befunderhebung ergänzen (27), da nach Analyse von Einzelfunktionen nun komplexe Bewegungsäußerungen, damit auch integrative und koordinative Funktionen des Nervensystems erfaßt werden. Mit der standardisierten neurologischen Untersuchung muß aber stets eine Analyse erfolgen, die bestimmte Syndrome abgrenzt und klärt, welche weiterführenden diagnostischen Maßnahmen erforderlich sind.

Bei den vielfältigen Faktoren, welche das Bewegungsverhalten beeinflussen, können die Ursachen außerordentlich verschieden sein. Immer sollte die Gesamtsituation des Kindes berücksichtigt werden. Verschiedene Varianten der psychomotorischen Entwicklung (1) können durch Umwelteinflüsse verstärkt werden, ohne daß eine krankhafte Störung zugrunde liegt; so sind bei dissoziiertem Entwicklungsverlauf verschiedene Einzelfunktionen offenbar weniger gut aufeinander abgestimmt (Tab. 2).

Tab. 2
Symptome der Reifungs-(Entwicklungs-) Dissoziation

1. Abnorme motorische Symptome, die Ausdruck einer abweichenden Reihenfolge von Entwicklungsschritten sind

2. Kopf- und Rumpfkontrolle zu normaler Zeit

3. Freies Sitzen verzögert (10 ± 3 Monate)

4. Freies Gehen verzögert (20 ± 3 Monate)

5. Verminderter Muskeltonus

6. normale Muskeleigenreflexe

7. bei allen Kindern Stehverweigerung mit Hüftbeugung und Kniestreckung

8. Rutschen auf dem Gesäß

9. Neigung zu Bewegungsstereotypien

10. Zornesausbrüche

11. fast immer normale geistige Entwicklung (nach Angaben von *Hagberg* u. *Lundborg* sowie *Lesigang*)

Es ist zu hoffen, daß motoskopische Beurteilung in Zukunft durch Einsatz motographischer Verfahren, z. B. der Videoanalyse, ergänzt werden kann. Damit wären die im methodischen Vorgehen begründeten Grenzen sicher zu verschieben. Weiterhin wird aber notwendig sein, neben der Motoskopie die neurologische Untersuchung als wichtige Informationsquelle zur Klärung frühkindlicher Bewegungsstörungen beizubehalten.

Hinweise für die Praxis

Will man das Bewegungsverhalten von Säuglingen und Kleinkindern motoskopisch beurteilen, sollte man über genaue Kenntnisse der normalen Entwicklungsvorgänge verfügen. Entsprechende Fortbildung ist notwendig, auch wenn der Kinderarzt im Rahmen von Vorsorgeuntersuchungen durch Vergleich mit der Normalentwicklung laufend wichtige Erfahrungen sammeln kann.

Man sollte bemüht sein, stets den gleichen Untersuchungsgang einzuhalten bzw. diesen nur so zu modifizieren, wie es die Entwicklung des Kindes erfordert. Das Verhalten des Kindes muß die notwendige Beachtung finden; es kommt auch darauf an, die Befunderhebung so zu gestalten, daß sie möglichst wenig Irritation verursacht. Die Dokumentation sollte so angelegt sein, daß Vergleiche möglich sind, insbesondere, wenn sich mehrere Untersucher an der Längsschnittbetrachtung beteiligen.

Bei ausreichender Kenntnis von Entwicklungsverläufen, Bewegungsreaktionen und möglichen Umweltvariablen dürfte es relativ einfach gelingen, Abweichungen zu registrieren und auffallende Befunde von Normvarianten abzugrenzen. Benützt man Motoskopie als Screeningmethode, sollte damit erreicht werden, jene Kinder auszusondern, die einer weiterführenden Diagnostik, zunächst durch standardisierte neurologische Untersuchung, bedürfen.

Aufgrund der motoskopischen Untersuchung, ergänzt durch den neurologischen Befund, kann sich die Indikation für eine physiotherapeutische Maßnahme ergeben; dabei ist eine kritische Sichtweise erforderlich, da nur dann eine Therapie eingeleitet werden sollte, wenn wirklich eine Behinderung droht bzw. eine »zentrale Koordinationsstörung« nachzuweisen ist (15).

Die motoskopische Beurteilung setzt Erfahrung voraus, die nur durch längere Übung zu erwerben und schwierig zu vermitteln ist. Es kommt darauf an, Untersuchungsverfahren zu benützen, die Fehlurteilen vorbeugen: Mit motoskopischer Gesamtbeurteilung dürfte dies zu erreichen sein, wenn nicht Einzelsymptome übermäßig bewertet werden.

Zusammenfassung

Als Motoskopie bezeichnet man die Bewegungsbeschreibung mit freier Wiedergabe von Bewegungs- bzw. Haltungsbeobachtung in nicht standardisierten Situationen. Die Methode eignet sich dazu, abweichendes motorisches Verhalten rasch zu erfassen; allerdings wird die Beurteilung von Training und Erfahrung des Untersuchers bestimmt. Bei Säuglingen und Kleinkindern sind vergleichbare Befunderhebungen bei Wertung des jeweiligen Verhaltenszustandes nötig, um Entwicklungsverläufe zu ermitteln. So kann die neurologische Untersuchung ergänzt werden bzw. eignet sich Motoskopie auch als Screeningverfahren zur frühzeitigen Verdachtsdiagnose von Entwicklungsstörungen. Die Methode hat aber ihre Grenzen; Befunde sollten deshalb nur unter Wertung weiterer Informationen beurteilt werden. Wesentlich sind eine ausreichende Erfahrung und ein Vorgehen, das Vergleiche ermöglicht.

Literatur

1. AEBI, U.: Normale Variation der psychomotorischen Entwicklung in ihrer praktischen Bedeutung. Pädiat. Pädol. **4**, 100–105 (1968).
2. FLEHMIG, I.: Normale Entwicklung des Säuglings und ihre Abweichungen. Früherkennung und Frühbehandlung. Thieme, Stuttgart 1979.

3. HAIDVOGL, M. u. E. TAUFKIRCHEN: Die Unterscheidung zwischen pathologischen Bewegungsmustern und Normvarianten im Säuglingsalter. Wien. med. Wschr. **129**, 37–41 (1979).

4. HELLBRÜGGE, Th.: Klinische Sozialpädiatrie. Ein Lehrbuch der Entwicklungs-Rehabilitation im Kindesalter. Springer, Berlin-Heidelberg-New York 1981.

5. HELLBRÜGGE, Th. u. Mitarb.: Münchener funktionelle Entwicklungsdiagnostik. 1. Lebensjahr. Fortschr. Sozialpädiat., Bd. 4. Urban & Schwarzenberg, München-Wien-Baltimore 1978.

6. HOCHLEITNER, M.: Untersuchungstechnik zur Erkennung minimaler zerebraler Bewegungsstörungen. Fortschr. Med . **89**, 100–103 (1971).

7. HOLLE, B.: Motor development in children. Normal and retarded. Blackwell Scient. Publ., Oxford-London Edinburgh-Melbourne 1976.

8. HOWER, J.: Reflexe im Säuglingsalter. Auslösung, Erfassung und Interpretation. Enke, Stuttgart 1978.

9. LESIGANG, C.: Die motoskopische Erkennung minimaler Zerebralparesen. Ein Beitrag zur Motodiagnostik im Kindesalter. Facultas, Wien 1978.

10. MIKSCHICZEK, D.: Diagnostik und Therapie nach Vojta. pädiat. prax. **19**, 217–226 (1977/78).

11. MILANI-COMPARETTI, A. u. E. A. GIDONI: Pattern analysis of motor development and its disorders. Devel. Med. Child Neur. **9**, 625–630 (1967).

12. MILANI-COMPARETTI, A. u. E. A. GIDONI: Routine developmental examination in normal and retarded children. Devel. Med. Child Neur. **9**, 631–638 (1967).

13. MILANI-COMPARETTI, A. u. E. A. GIDONI: Agraphic method of recording normal and abnormal movement patterns. Devel. Med. Child Neur. **10**, 633–636 (1968).

14. NEUHÄUSER, G.: Methods of assessing and recording motor skills and movement patterns. Devel. Med. Child Neur. **17**, 369–386 (1975).

15. NEUHÄUSER, G.: Pädiatrische Aspekte zerebraler Bewegungsstörungen. In: THOM, H. (Hrsg.): Die infantilen Zerebralparesen. Diagnose, Therapie, Rehabilitation, Prophylaxe, 2. Aufl. Thieme, Stuttgart-New York 1982.

16. NOREN, L. u. G. FRANZEN: An evaluation of seven postural reactions (»Lagereflexe« selected by Vojta) in twentyfive healthy infants. Neuropediatrics **12**, 308–313 (1981).

17. PRECHTL, H. F. R.: The optimality concept. Early hum. Dev. **4**, 201–205 (1980).

18. PRECHTL, H. F. R.: Assessment methods for the newborn infant: A critical evaluation. In: STRATTON, P. (Hrsg.): Psychobiology of the Human Newborn. Wiley & Sons, New York 1980.

19. RÖSLER, H. D. u. Mitarb.: Motorische Entwicklung. In: USCHAKOW, G. K., G. GÖLLNITZ u. H. EGGERS (Hrsg.): Beiträge zur somatopsychischen Entwicklung im Kindesalter. VEB Fischer, Jena 1973.

20. SAINT-ANNE DARGASSIES, S.: Neurodevelopmental symptoms during the first year of life. Devel. Med. Child Neur. **14**, 235–246; 247–264 (1972).

21. SCHILLING, F.: Motodiagnostik des Kindesalters. Marhold, Berlin 1973.

22. STOTT, D. H.: A general test of motor impairment for children. Devel. Med. Child Neur. **8**, 523–531 (1966).

23. TOUWEN, B. C. L.: Neurological development in infancy. Clin. Develop. Med. Heinemann, London 1976.

24. TOUWEN, B. C. L.: Frühdiagnose der Zerebralparese. pädiat. prax. **16**, 347–353 (1975/76).

25. VLACH, V.: Ein Screeningtest zur Früherkennung von Entwicklungsstörungen beim Säugling. pädiat. prax. **11**, 385–392 (1972).

26. VOJTA, V.: Die zerebralen Bewegungsstörungen im Säuglingsalter. Frühdiagnose und Frühtherapie, 3. Aufl. Enke, Stuttgart 1981.

27. WEINMANN, H. M. u. S. STÜNKEL: Die neurologische Diagnostik im Säuglings und Kleinkindalter. Z. Allgemeinmed. **55**, 1530–1540 (1979).

28. ZDANSKA-BRINCKEN, M. u. N. WOLANSKI: A graphic method for the evaluation of motor development in infants. Devel. Med. Child Neur. **11**, 228–241 (1969).

Erschienen in:
pädiat. prax. **27**, 577–583 (1982/83)
Hans Marseille Verlag GmbH, München

Kinder mit Entwicklungsrückstand

R. H. LARGO, Zürich

Suchen Eltern mit ihrem Kind den Kinderarzt auf, weil sie den Eindruck haben, daß sich ihr Kind nicht normal entwickelt, sieht sich der Kinderarzt oftmals vor eine große Aufgabe gestellt. Um die Frage der Eltern nach einem evtl. vorliegenden Entwicklungsrückstand zu beantworten, muß der Kinderarzt als erstes die Entwicklung des Kindes beurteilen, was ihm je nach Verhalten und Alter des Kindes unterschiedlich große Schwierigkeiten bereiten kann. Bestätigt seine Untersuchung den Verdacht der Eltern, stellt sich für den Kinderarzt die Frage nach der Ursache des Entwicklungsrückstandes.

Die ätiologische Klärung eines Entwicklungsrückstandes ist eine der komplexesten Fragestellungen in der Kinderheilkunde, verlangt sie doch Kenntnisse in verschiedensten Fachbereichen, wie Genetik, Stoffwechsel und Perinatologie. Schließlich stellt sich dem Kinderarzt eine große betreuerische Aufgabe.

Für die Eltern bringt die Eröffnung, daß ihr Kind einen Entwicklungsrückstand aufweist, eine tiefgreifende Verunsicherung mit sich und setzt in der Familie einen Verarbeitungsprozeß in Gang, der sich nicht nur über Wochen, sondern Monate und Jahre hinziehen wird. Die Eltern werden sich mit der Behinderung in den kommenden Jahren immer wieder aufs Neue auseinandersetzen müssen. Die Behinderung wird den Eltern immer dann schmerzlich bewußt, wenn das Kind ihre Erwartungen nicht erfüllen kann, beispielsweise bezüglich Gehbeginn, Gebrauch der ersten Worte oder Einschulung. Die Eltern sind deshalb auf eine langfristig angelegte Betreuung durch den Kinderarzt angewiesen.

Weil die Beurteilung der kindlichen Entwicklung und die ätiologische Klärung eines Entwicklungsrückstandes aufwendig sind und die Gespräche mit den Eltern eine oftmals konsumierende emotionale Beteiligung des Kinderarztes erfordern, neigt man als Kinderarzt verständlicherweise dazu, die Klärung eines Verdachts auf einen Entwicklungsrückstand hinauszuschieben. Diese Haltung findet zusätzlichen Rückhalt in dem Bemühen, die Eltern nicht unnötig zu verunsichern.

Es ist das Anliegen dieses Beitrags, auf die Bedeutung einer sorgfältigen und umfassenden Klärung hinzuweisen, wenn bei einem Kind der Verdacht auf einen Entwicklungsrückstand besteht.

Zunächst wird auf die Erfassung eines Entwicklungsrückstandes eingegangen, dann werden Aspekte der ätiologischen Klärung besprochen.

Erfassung des Entwicklungsstandes

Warum soll der Entwicklungsstand des Kindes möglichst genau erfaßt werden? Es ist aus diagnostischer, therapeutischer und betreuerischer Sicht unbefriedigend, wenn sich der Kinderarzt damit begnügt, festzustellen, ob das Kind in etwa normal entwickelt oder aber in seiner Entwicklung zurück ist.

Schweregrad und Erscheinungsbild eines Entwicklungsrückstandes können wesentliche ätiologische Hinweise geben. So macht beispielsweise das Vorliegen einer spastischen Zerebralparese eine perinatale oder postnatale Ätiologie wahrscheinlich, während bei einer allgemeinen Hypotonie eher ein genetisch bedingter oder pränatal erworbener Entwicklungsrückstand in Betracht zu ziehen ist. Ein ausgeprägter Sprachrückstand und autistische Verhaltenszüge können erste Anhaltspunkte für das Vorliegen eines sog. Fragilen X-Syndroms sein (Largo u. Mitarb. 1984).

Eine sorgfältige Erfassung des Rückstandes in den verschiedenen Teilbereichen der kindlichen Entwicklung ist im weiteren eine wichtige Voraussetzung für den sinnvollen Einsatz therapeutischer Maßnahmen, wie Physiotherapie, Logopädie oder Heilpädagogik. So kann das unzureichende Spielverhalten eines Kindes durch einen geistigen Entwicklungsrückstand, eine motorische Behinderung oder eine visuelle Beeinträchtigung bedingt sein. Eine funktionelle Untersuchung des Kindes hinsichtlich seiner kognitiven Entwicklung, seiner Motorik und seines Sehvermögens ist notwendig, damit eine wirkungsvolle Behandlung in die Wege geleitet werden kann.

Genaue Kenntnisse des Schweregrades des Entwicklungsrückstandes eines Kindes sind im weiteren für die kinderärztliche Betreuung der Eltern von Bedeutung. Es ist eine der Aufgaben des Kinderarztes, die Eltern so gut wie möglich auf ihr Kind einzustellen. Dies ist oftmals keine leichte Aufgabe, besteht doch zwischen den Vorstellungen und Erwartungen, welche die Eltern in bezug auf das Verhalten und die Leistungsmöglichkeiten ihres Kindes haben und den realen Gegebenheiten häufig eine große Kluft.

Die Eltern schätzen den Entwicklungsstand und die Entwicklungsmöglichkeiten ihres Kindes, zumindest anfänglich, nur ausnahmsweise richtig ein. Sie neigen dazu, seine Möglichkeiten zu überschätzen, seltener zu unterschätzen. Ersteres führt zwangsläufig zu einer Überforderung des Kindes, die sekundäre Verhaltensstörungen, beispielsweise in Form von Aggressivität oder Rückzug, zur Folge haben kann. Es liegt am betreuenden Kinderarzt und den Therapeuten, mit Einfühlungsvermögen und Geduld die Eltern an ihr Kind heranzuführen.

Wird Eltern vom Kinderarzt eröffnet, daß ihr Kind einen Entwicklungsrückstand aufweist, wird diese Mitteilung von den Eltern ganz unterschiedlich verstanden. Sie setzen die Aussage des Kinderarztes zu ihren eigenen konkreten Erfahrungen in Beziehung. So kann der abstrakte Begriff »Entwicklungsrückstand« die Erfahrung der Eltern bestätigen, die sie beispielsweise durch vergleichende Beobachtungen des Verhaltens bei ihrem Kind und den Geschwistern oder anderen Kindern gemacht haben. Solche Vergleiche haben in den Eltern den Verdacht aufkommen lassen, daß ihr Kind in der Entwicklung verzögert ist.

Viele Eltern haben aber auch Erfahrungen gemacht, die der Aussage »Rückstand«

entgegenstehen. Sie sind z. B. beeindruckt durch das gute Erinnerungsvermögen ihres Kindes in bezug auf bestimmte örtliche Gegebenheiten. Solche Erfahrungen lassen die Eltern hoffen und machen es ihnen schwer, den Entwicklungsrückstand zu akzeptieren. Der Kinderarzt sollte sich bemühen, den abstrakten Begriff »Entwicklungsrückstand« für die Eltern mit konkretem Inhalt zu versehen. Er kann etwa versuchen, einen Bezug zu den Alltagserfahrungen der Eltern herzustellen, indem er die Tätigkeiten und Verhaltensweisen des Kindes in der Familie, mit anderen Kindern und Erwachsenen in Beziehung zur normalen Entwicklung setzt. In Spielsituationen kann der Kinderarzt die geistigen Fähigkeiten des Kindes, seine soziale Kompetenz und seine motorischen Fähigkeiten mit den Eltern gemeinsam beobachten und diese Beobachtung wiederum in bezug zur normalen Entwicklung bringen.

Was Eltern unter »Entwicklungsrückstand« verstehen, sind neben der konkreten Erfahrung mit dem Kind, geprägt durch ihre Herkunft und Bildung, ihre eigenen Erfahrungen mit behinderten Menschen und ihre gegenwärtige familiäre und berufliche Situation. Mit diesen Vorstellungen verknüpfen die Eltern Erwartungen, die die zukünftigen Entwicklungsmöglichkeiten ihres Kindes betreffen. Gewisse Eltern verbinden mit dem Begriff »Entwicklungsrückstand« die Vorstellung, daß sich ihr Kind überhaupt nicht mehr entwickeln und damit immer auf dem gleichen Entwicklungsstand verbleiben wird. Andere Eltern erkennen, daß ihr Kind derzeit in seiner Entwicklung verzögert ist. Sie haben aber die feste Hoffnung, daß ihr Kind diese Verzögerung in den kommenden Jahren aufholen und als Erwachsener normal intelligent sein wird.

Es braucht viel Geduld und Einfühlungsvermögen von seiten des Kinderarztes, damit die Eltern im Gespräch ihre Vorstellungen eröffnen. Erfahrungsgemäß kann der Kinderarzt um so besser mit den Vorstellungen, Erwartungen und Ängsten der Eltern umgehen, je fundierter sein Wissen über den Entwicklungsstand und die Ent-

wicklungsmöglichkeiten des Kindes ist. Fühlt sich der Pädiater selbst unsicher, überträgt sich seine Unsicherheit auf die Eltern, was ihm seine betreuerische Aufgabe erschweren wird.

Wie können der Schweregrad und das Erscheinungsbild eines Entwicklungsrückstandes beurteilt werden? Es steht heute eine Reihe von Untersuchungsverfahren zur Verfügung, die in Lehrbüchern der Entwicklungs- und Sozialpädiatrie beschrieben werden (z. B. EGAN u. Mitarb. [1971], KNOBLOCH u. Mitarb. [1974], HELLBRÜGGE [1981], ILLINGWORTH [1982]). In Tab. 1 u. 2 sind einige der häufig verwendeten Entwicklungs- und Intelligenztests aufgeführt. Es wäre zu wünschen, daß sich in den kommenden Jahren vermehrt auch praktizierende Kinderärzte Kenntnisse in diesem wichtigen Bereich der pädiatrischen Diagnostik aneignen würden.

Ätiologische Klärung

Der Kinderarzt kann sich mit der Diagnose »Entwicklungsrückstand« nicht zufrieden geben. Es sollte immer versucht werden, die Ursache eines Entwicklungsrückstandes zu klären. Selbst dann, wenn dies erfolglos bleibt, ist der Ausschluß möglicher Ursachen medizinisch und betreuerisch für Kind und Familie immer noch von großem Nutzen.

Eine umfassende ätiologische Klärung ist für das Kind aus einer Reihe von Gründen von Wichtigkeit. Bei einem kleinen Teil der Kinder besteht die Möglichkeit einer kausalen Therapie. Bei der kongenitalen Hypothyreose und der Phenylketonurie hat die Möglichkeit einer kausalen Therapie bewirkt, daß in vielen Ländern ein Neugeborenenscreening für diese und weitere Stoffwechselstörungen eingeführt wurde. ILLIG u. Mitarb. (1986) haben gezeigt, daß bei Kindern mit kongenitaler Hypothyreose durch eine frühzeitige Erfassung und Behandlung eine normale psychomotorische Entwicklung erreicht werden kann.

Die große Mehrheit der Kinder mit einem Entwicklungsrückstand wird symptomatisch behandelt, beispielsweise in Form von Heilpädagogik, BOBATH-Therapie oder Logopädie. Für den Therapeuten kann die Kenntnis der Ätiologie bei der Wahl seines therapeutischen Vorgehens eine wesentliche Hilfe sein.

Die ätiologische Klärung hat zudem einen wichtigen präventiven Aspekt. Liegt eine vererbte Entwicklungsstörung vor, ist die genetische Beratung für Eltern, Geschwister und weitere Familienangehörige von weitreichender Bedeutung. So wird bei-

Tab. 1
Entwicklungstests 0–2½ Jahre

Test	Deutsche Bearbeitung	Alters- bereich (Jahre)	Reliabili- tät	Untertests	Bemerkungen
Bayley (1969)	keine	0–2½	0,81–0,95	Mental Scale Motor Scale Behavioral Scale	am besten standardisierter Entwicklungstest. Für wissenschaftlichen Gebrauch
Brunet-Lézine (1971)	keine	0–2½	–	Grobmotorik Feinmotorik Spielverhalten Sozialverhalten	eine französische Version des *Gesell* mit etwas anderer Anordnung der Teilbereiche. Für diagnostischen Gebrauch
Cattell (1966)	keine	0–2	0,56–0,90		Grobmotorik vollständig, Sozialverhalten weitgehend ausgeschlossen. Für wissenschaftlichen Gebrauch
Gesell (Knobloch u. Mitarb. 1974)	keine	0–2½	–	Motorik Spielverhalten Sprache Sozialverhalten	vermittelt das beste Verständnis für die frühkindliche Entwicklung. Für diagnostischen und didaktischen Gebrauch
Griffiths (1954)	*Brandt* (1984)	0–2½	–	Motorik persönlich-sozial Hören und Sprechen Auge und Hand Leistungen Verhalten	für diagnostischen Gebrauch
Münchner Funktionelle Entwicklungsdiagnostik *(Hellbrügge* u. Mitarb.)		0–3	–	4 Bereiche Statomotorik Sinnesorgane Spielvermögen 2 Bereiche Sprach-/ Sozial- entwicklung	für diagnostischen Gebrauch

Test	Deutsche Bearbeitung	Altersbereich (Jahre)	Reliabilität	Untertests	Bemerkungen
McCarthy		2½–8½	–	Sprache Wahrnehmung Zahlen/Mengenbegriff Gedächtnis Motorik Kognition	gut geeignet für klinische Fragestellungen
Snijders-Oomen (1970)		2½–7	0,76–0,94	Sortieren Mosaik Kombination Kurzzeitgedächtnis Kopieren	ein von der Sprache unabhängiger Intelligenztest (ursprünglich für hörbehinderte Kinder entwickelt)
Stanford-Binet	*Lückert* (1957)	3 bis Erwachsenenalter	–	Einzelaufgaben	stark durch Sprache bestimmt

Tab. 2
Intelligenztests 2½–5 Jahre

spielsweise das Fragile X-Syndrom, wie der Name besagt, geschlechtschromosomal vererbt, d. h. 50% der männlichen Nachkommen einer Trägerin des defekten X-Chromosoms werden behindert und 50% der weiblichen Nachkommen werden wiederum Trägerinnen sein. Die ätiologische Klärung kann ferner Anlaß zu präventiven Maßnahmen sein, indem beispielsweise beim Vorliegen einer fötalen Alkoholembryopathie auf die schädigende Noxe hingewiesen werden kann.

Neben medizinischen hat die ätiologische Klärung auch wichtige betreuerische Aspekte. Eltern machen sich immer Gedanken über die möglichen Ursachen des Entwicklungsrückstandes bei ihrem Kinde. Es braucht viel Verständnis von seiten des Kinderarztes, damit die Eltern ihre Ängste und Vorstellungen äußern, die beispielsweise darin bestehen, daß die Mutter in der Schwangerschaft geraucht oder Alkohol getrunken hat, bis ins letzte

Schwangerschaftstrimester beruflich tätig war oder eine außereheliche Beziehung hatte.

Bei den meisten Kindern mit einem Entwicklungsrückstand stellt sich im Verlaufe der Untersuchungen heraus, daß zwischen den Bedenken der Eltern und dem Entwicklungsrückstand keine kausale Beziehung besteht, was aber nicht bedeutet, daß diese Vorstellungen – wenn sie nicht ausgesprochen und berichtigt werden – in Form von Schuldgefühlen die Eltern über Jahre hinweg schwer belasten können. Es ist wichtig, daß im Gespräch die elterlichen Vorstellungen geäußert und durch den Kinderarzt ins richtige Licht gerückt werden.

Viele Eltern leiden auch an Insuffizienzgefühlen in dem Sinne, daß sie sich durch die Behinderung ihres Kindes als Erzeuger und Erzieher in Frage gestellt fühlen. Diese Insuffizienzgefühle sind wiederum

	schwer (IQ unter 50) %	leicht (IQ 50–75) %
pränatal (vor 28 Schwangerschaftswochen)		
genetisch		
Chromosomenaberrationen *(Down*-Syndrom)	35	2
autosomal dominant (tuberöse Sklerose)		
autosomal rezessiv *(Laurence-Moon-Biedl*-Syndrom)		
geschlechtsgebunden (Fragiles X-Syndrom)	10	2
multifaktoriell (Myelomeningozele)		
Stoffwechselstörungen (Tyrosinose)	3	1
	⎤ 67	⎤ 25
erworben		
Infekte (TORCH), Drogen, mütterl. PKU	6	8
unbekannt		
Mißbildungssyndrome		
klassifizierbar *(Williams-Beuren*-Syndrom)	3	3
nicht klassifizierbar	10	9
perinatal (28 Schwangerschaftswochen bis 4 Wochen nach Termin)		
Plazentarinsuffizienz	5 ⎤ 15	5 ⎤ 15
Asphyxie, Hirnblutung, neonatale Komplikationen	10	10
postnatal (nach 4 Wochen nach Termin)		
ZNS-Infekte, Traumata, Dehydratation	3	2
unbekannt		
familiär	3 ⎤ 15	33 ⎤ 58
nicht familiär	12	25

Tab. 3
Ursachen eines geistigen Entwicklungsrückstandes (modifiziert nach GUSTAVSON
u. Mitarb. 1977 sowie HAGBERG u. Mitarb. 1981)

häufig mit bestimmten, zumeist unberechtigten Vorstellungen über die Ursache des Entwicklungsrückstandes verbunden. Schuld- und Insuffizienzgefühle belasten die Beziehung der Eltern zum Kind und können den Eltern ihre erzieherische Aufgabe erschweren.

Die Kenntnis der Ursache einer Entwicklungsstörung ermöglicht ferner eine bessere Gesprächsführung hinsichtlich Prognose und eine problemspezifische Betreuung des Kindes und der Eltern. Leider kann bei etwa 20% der Kinder mit einem schweren Entwicklungsrückstand und bei etwa 60% der Kinder mit einem leichten Entwicklungsrückstand die Ursache auch mit größtem Aufwand nicht gefunden werden. Das Bemühen um eine ätiologische Klärung hat aber auch bei ergebnislosem Ausgang positive Auswirkungen. Durch die Untersuchungen können viele mögliche Ursachen ausgeschlossen und das Wiederholungsrisiko eingeschätzt werden. Die Eltern haben die Erfahrung gemacht, daß alles getan wurde, um die Ursache des Entwicklungsrückstandes bei ihrem Kind zu ergründen. Letzteres ist eine wesentliche Hilfe in der Betreuung von Familien mit behinderten Kindern.

Tab. 4
Klärung eines Entwicklungsrückstandes:
anamnestische Hinweise

	Beispiele
Familienanamnese	
Familienangehörige	Fragiles X-Syndrom
Totgeburten, Aborte	schwere Mißbildungssyndrome, z. B. Trisomie 18
Konsanguinität	autosomal rezessiv vererbte Leiden, z. B. PKU
Alter der Eltern	*Down*-Syndrom
Kopfumfang, IQ der Eltern	familiäre Mikrozephalie
psychosoziales Milieu	Deprivation
pränatal	
fötale Bewegungen	vermindert bei *Prader-Willi-Labhart*-Syndrom
Infekte	Rubeolenembryopathie
Drogen	fötales Alkoholsyndrom
Gestose	Small-for-Date
perinatal	
Geburtslage	Steißlage, gehäuft bei hypotonen Kindern, z. B. mit kongenitaler Myopathie
Fruchtwasser, *Apgar*	Asphyxie
neonatale Komplikationen	Hirnblutung, Hyperbilirubinämie
postnatal	
Gedeihen, Wachstum	Stoffwechselstörungen, z. B. Störungen des Aminosäurestoffwechsels, Speicherkrankheiten
Krämpfe	Stoffwechselstörungen
postnatale Schädigungen	Trauma, Dehydratation
Krankheiten	ZNS-Infekte

Klinische Symptome	Beispiele
Gedeihstörung	alle Stoffwechselstörungen
Erbrechen, Anorexie	Galaktosämien, Glykogenspeicherkrankheit I
Durchfall	Tyrosinämie
Apathie, Koma	Gangliosidosen, Störungen im Ureastoffwechsel
Ikterus	Galaktosämie, Glykogenspeicherkrankheit IV
Atemnotsyndrom	Glykogenspeicherkrankheit II *(Pompe)*
gestörter Muskeltonus	viele Stoffwechselstörungen (anfänglich Hypo-, später oft Hypertonie)
Krämpfe	Galaktosämie, *Tay-Sachs*-Syndrom, Glykogenspeicherkrankheit III
abnormer Atem-, Körpergeruch	PKU, Ahornsirupkrankheit

Tab. 5
Klärung einer Entwicklungsstörung:
klinische Symptome

Fachleute und Eltern neigen dazu, den Einfluß perinataler Risikofaktoren auf die kindliche Entwicklung zu überschätzen.

Wie aus Tab. 3 zu ersehen ist, ist der Großteil der schweren Entwicklungsrückstände pränataler Natur. GUSTAVSON u. Mitarb. (1977) haben gezeigt, daß ⅔ aller schweren geistigen Behinderungen pränatal bedingt sind und lediglich 15% eine perinatale Ursache haben. Dies macht deutlich, daß bei schweren geistigen Behinderungen der Forschung nach pränatalen Faktoren eine große Bedeutung zukommt.

Bei 35% aller schwer geistig behinderten Kinder läßt sich eine Chromosomenaberration nachweisen, am häufigsten ein DOWN-Syndrom. Unter den monogen bedingten Erbleiden kommt dem erst seit einigen Jahren bekannten Fragilen X-Syndrom eine große Bedeutung zu, handelt es sich doch nach dem DOWN-Syndrom um die zweithäufigste Ursache für eine geistige Behinderung bei Knaben. HAGBERG u. Mitarb. (1983) haben in Schweden ein Fragiles X-Syndrom bei 10% der schwer geistig behinderten Knaben und bei 6% der leicht geistig behinderten Knaben gefunden.

Stoffwechselstörungen werden bei 3–5% schwer geistig behinderter Kinder beobachtet, erworbene pränatale Ursachen, vor allem Infekte, bei etwa 6%. Bei weiteren 3% wird ein klassifizierbares Mißbildungssyndrom gefunden, das genetischer oder erworbener Natur sein kann. Etwa 9% der Kinder haben eine Häufung leichter und schwerer Mißbildungen, die auf eine pränatale Ursache der geistigen Behinderung hinweisen, ohne daß sie einem bestimmten Syndrom zugeordnet werden können.

Postnatale Ereignisse sind bei 3% der Kinder Ursache einer schweren geistigen Behinderung (Unfälle, Meningitis usw.). Bei 15–20% der Kinder kann die Ursache auch mit größerem Aufwand nicht geklärt werden. Bei der Mehrheit dieser Kinder ist die Familienanamnese unauffällig; das Wiederholungsrisiko kann als klein angesehen werden.

Bei leichten geistigen Behinderungen verteilen sich die ätiologischen Ursachen wesentlich anders als bei den schweren geistigen Behinderungen. Pränatale Ursachen werden bei 25% gefunden, wobei die meisten dieser Kinder nicht mehr Chromosomenaberrationen oder mono-gene Erbleiden aufweisen, sondern das Bild eines Mißbildungssyndroms zeigen, das meistens nicht klassifizierbar ist.

Peri- und postnatale Ursachen finden sich bei Kindern mit leichter geistiger Behinderung etwa gleich häufig wie bei denjenigen mit einer schweren geistigen Behinderung. Bei rund 60% der leicht geistig behinderten Kinder kann die Ätiologie nicht geklärt werden. Auffallend ist dabei, daß in Familien mit einem Kind mit einer leichten geistigen Behinderung gehäuft andere Familienangehörige ebenfalls an einer geistigen Behinderung leiden. Zweifelsohne besteht ein Zusammenhang zwischen dem Vorkommen ungünstiger psy-

Tab. 6
Klärung einer Entwicklungsstörung:
klinische und neurologische Untersuchung

		Beispiele
klinische Untersuchung		
Kopf	Brachyzephalus	Down-Syndrom
Haare	tiefer Haaransatz, Synophrys (zusammengewachsene Augenbrauen)	Turner-Syndrom Mukopolysaccharidosen
Ohren	Hypoplasie	Franceschetti-Syndrom
Augen	Katarakt	Rubeolenembryopathie
Nase	fehlendes Philtrum, lange Oberlippe	fötales Alkoholsyndrom
Mund	Makroglossie	Hypothyreose
Hals	Pterygium	Turner-Syndrom
Thorax	Herzfehler	Williams-Beuren-Syndrom
Abdomen	Hepatosplenomegalie	Speicherkrankheiten
Genitale	Kryptorchismus	Klinefelter-Syndrom Smith-Lemli-Opitz-Syndrom
Extremitäten	kleine Hände	Prader-Willi-Labhart-Syndrom
Wirbelsäule	Gibbus, Skoliose	Mukopolysaccharidosen
Haut	Depigmentierungen	tuberöse Sklerose
neurologische Untersuchung		
Tonus	Hypotonie	Down-Syndrom, kongenitale Myopathien
	Hypertonie	Zerebralparese
Krämpfe		Stoffwechselstörungen

Hinweise	
Gedeihstörung, klinische Befunde	metabolisches Screening, Klärung auf Speicherkrankheiten, T3/T4/TSH u. a. endokrinologische Klärungen, Knochenalter
Familienanamnese, Mißbildungen	genetisches Konsilium, zytogenetische Untersuchungen, virologische Untersuchungen
neurologische Befunde	Schädelröntgenbild, CT, EEG, Ca/Pho/Mg, Glukose, Blei, Muskelenzyme, Nervenleitgeschwindigkeit, Muskelbiopsie, virologische Untersuchungen

Tab. 7
Klärung einer Entwicklungsstörung:
Laboruntersuchungen sind nur indiziert,
wenn Anamnese, klinische und/oder
entwicklungs-neurologische Untersuchungen
auf eine bestimmte Ätiologie hinweisen

chosozialer Bedingungen und der Häufigkeit leichter geistiger Behinderungen, ein Hinweis dafür, daß der Kinderarzt sein Augenmerk auch auf den psychosozialen Hintergrund der Familie zu richten hat.

Ein Teil der leichten geistigen Behinderung kommt schließlich durch exogene Einflüsse auf den Fötus zustande: Drogen, im besonderen Alkohol, und die wachsende Belastung der Umwelt mit potentiell gefährlichen Chemikalien wären hier zu nennen. Die epidemiologische Bedeutung intrauteriner Infektionen, unter anderem mit Zytomegalievirus, ist nach wie vor ungeklärt (ELEK 1974, HAGBERG 1979).

Die ätiologische Klärung bei einem Kind mit Entwicklungsverzögerung sollte eine sorgfältige Anamnese sowie eine klinische und neurologische Untersuchung umfassen. Tab. 4 zeigt anhand von Beispielen, wie anamnestische Angaben auf eine bestimmte Ätiologie der Entwicklungsstörung hinweisen können. In Tab. 5 sind eine Reihe von klinischen Untersuchungsbefunden aufgeführt, die für das Auffinden der Ätiologie einer Entwicklungsstörung hilfreich sein können. Eine

umfassende Darstellung klinischer Symptome, die mit metabolischen Krankheiten einhergehen, finden sich bei BURTON u. Mitarb. (1978) und STANBURY u. Mitarb. (1980).

Inhalt der klinischen Untersuchung sollte eine sorgfältige Beurteilung aller Organsysteme sein (Tab. 6). So kann der Nachweis einer Aortenstenose ein erster Hinweis für das Vorliegen eines WILLIAMS-BEUREN-Syndroms sein, eine Vergrößerung von Leber und Milz kann den Verdacht auf eine Speicherkrankheit wecken. In der klinischen Untersuchung sollte aber auch eine sorgfältige Nachforschung nach großen und kleinen Mißbildungen durchgeführt werden.

Eine ausgezeichnete Einführung in die klinische Bedeutung der Dysmorphologie haben GOODMAN u. Mitarb. (1983) veröffentlicht. Als Nachschlagewerke sind die Bücher von BERGSMA (1973), SMITH (1976) und SCHINZEL (1984) zu empfehlen.

Neurologische Störungen sind bei geistig behinderten Kindern häufig. Allgemein läßt sich sagen, daß pränatal bedingte Störungen eher mit einer Hypotonie, peri-

und postnatal bedingte Störungen zumeist mit einer Muskelhypertonie einhergehen. Klinisch hilfreich ist die Beobachtung, daß ein Kind mit einer geistigen Behinderung perinataler Ursache in der Regel Zeichen einer Zerebralparese aufweist.

Das neurologische Bild wird häufig dadurch kompliziert, daß Kinder mit einer pränatal bedingten Entwicklungsstörung zusätzlich prä- und postnatale Komplikationen erleiden. So weisen viele Föten, die pränatal geschädigt wurden, bereits intrauterin eine gestörte Motorik auf, die bei der Geburt zu einer abnormen Geburtslage führen kann. Die abnorme Geburtslage wiederum kann Ausgangspunkt für einen erschwerten Geburtsablauf sein. Das Einwirken ungünstiger prä- und perinataler Faktoren auf das sich entwickelnde Zentralnervensystem hat oftmals ein komplexes neurologisches Zustandsbild mit hypotonen, ataktischen, pyramidalen und extrapyramidalen Aspekten zur Folge.

Laboruntersuchungen sind nur dann indiziert, wenn Anamnese, klinische und/oder entwicklungsneurologische Untersuchungen auf eine bestimmte Ätiologie hinweisen (Tab. 7). Fehlen solche Hinweise, führen auch aufwendige Laboruntersuchungen erfahrungsgemäß nur sehr selten zu einer ätiologischen Klärung der geistigen Behinderung.

Erschienen in:
pädiat. prax. **36,** 227–236 (1987/88)
Hans Marseille Verlag GmbH, München

Vom Phänomen zur Diagnose

Differenzierung häufiger Fehlhaltungen und Fehlstellungen

Barbara Ohrt, München

Befunde, die während einer kinderärztlichen Untersuchung erhoben werden, bestimmen das weitere diagnostische und auch therapeutische Vorgehen. Ein Symptom wird auf seine funktionelle Entstehung hin und in Verbindung mit anderen Symptomen bewertet. Es kommt aber vor, daß unter eingefahrenen Begriffen Symptome mit einer Diagnose verwechselt, isoliert und dadurch manchmal falsch behandelt werden.

Nachstehend werden einige klinische Phänomene und ihre differentialdiagnostische Einordnung in Symptomkomplexe besprochen:

1. Opisthotonus
2. Schiefhals
3. Säuglingsskoliose
4. Hüftspreizhemmung
5. Spitzfuß
6. Sichelfuß
7. Arthrogryposis.

Bei diesen Störungen handelt es sich um Fehlhaltungen oder fixierte Fehlstellungen. Die Bezeichnungen unterscheiden zwischen den beiden Formen nicht, obgleich diese Differenzierung sehr bedeutsame therapeutische Konsequenzen haben kann. Die Ursache einer solchen Störung sollte unbedingt gesucht werden, weil das Symptom Grundkrankheiten anzeigen kann. Häufig liegt ein muskuläres Ungleichgewicht zugrunde, dessen Ursachen zumeist zentralmotorische, peripher neurogene oder myogene Störungen sind.

Opisthotonus

Opisthotonus bedeutet eine Hypertonie der Nackenmuskulatur, die zu einer retroflektierten Kopfzwangshaltung führt. Die adäquate klinische Untersuchung ist die Prüfung des Widerstandes gegen langsame passive Beugung des Kopfes aus Rückenlage.

Der Opisthotonus bei Meningitis ist Ausdruck einer Anspannung der Nackenmuskulatur gegen eine schmerzhafte Dehnung der entzündlichen Meningen während aktiver oder passiver Beugung des Kopfes.

Ein Opisthotonus als spastische Extension der Halswirbelsäule mit erhöhtem Widerstand gegen passive Beugung des Kopfes ist ein typisches Teilsymptom einer spastischen Tetraparese.

Differentialdiagnostisch ist der Opisthotonus von einer Vorzugshaltung des Kopfes in Retroflexion ohne Hypertonie der Nackenmuskulatur zu unterscheiden, die unter verschiedenen Umständen beobachtet wird:

1. Passageres Vorkommen im Säuglingsalter ohne erkennbaren Grund.
2. Teil einer stereotypen Wirbelsäulenextension bei einigen mental retardierten Kindern.
3. Erfordernisposition zur Freihaltung der oberen Luftwege bei Einengung von Pharynx, Glottis oder Larynx.
4. Ausdruck mangelhafter Kopfkontrolle und Muskelschwäche im Rahmen einer Zerebralparese oder einer neuromuskulären Erkrankung.

Schiefhals

Dem Wortsinn nach heißt Schiefhals, daß die Halswirbelsäule nicht symmetrisch in Verlängerung der Wirbelsäule gehalten wird, sondern eine Zwangs- oder Vorzugshaltung des Kopfes gegenüber dem Rumpf mit Kopfneigung und/oder Kopfwendung zu einer Seite besteht.

Dies kann verschiedene Ursachen haben:

1. Muskulärer Schiefhals. Im Sprachgebrauch wird der Begriff »Schiefhals« gern ohne weitere Differenzierung benutzt; man meint damit den muskulären Schiefhals infolge eines geburtstraumatisch entstandenen Hämatoms in einem M. sternocleidomastoideus. Dabei ist der Kopf zu der Seite des über bindegewebige Hämatomorganisation verkürzten betroffenen Muskels geneigt und zur Gegenseite gewendet.

Diese Begriffseinengung birgt die Gefahr, daß andere Formen von Haltungsasymmetrien des Kopfes nicht diagnostiziert oder pathogenetisch nicht richtig zugeordnet und nicht adäquat behandelt werden.

2. Haltungspräferenz. Eine Vorzugswendung des Kopfes zu einer Seite ist im Säuglingsalter teilweise mit einer sekundären Abflachung der parietookzipitalen Schädelregion auf der entsprechenden Seite verbunden.

Diese physiologische Präferenz ist Teil der normalen Entwicklung und bei vielen gesunden Säuglingen zu beobachten. Die Wendung nach rechts überwiegt dabei deutlich. Dem Phänomen kommt keine pathologische Bedeutung zu, wenn es nicht von neurologisch abnormen Befunden begleitet ist. Solche müssen bei jeder Haltungsasymmetrie sorgfältig ausgeschlossen werden.

Eine Haltungsasymmetrie in einem Körperteil kann sich aber auf den übrigen Körper fortsetzen. Die Vorzugswendung des Kopfes zu einer Seite wird dann gefolgt von einer skoliotischen Haltung oder gar einem Kippen des Rumpfes zu einer Seite mit sekundärer Thoraxdeformierung. Die zusätzliche asymmetrische Beckenbelastung mit ständig vermehrter Adduktion eines Beines kann Anlaß zur Entwicklung einer Hüftgelenksdysplasie sein.

MAU (6) beschreibt diese Kettenreaktion auf eine primäre Haltungsasymmetrie hin als Siebenersyndrom. Man findet solche Befunde besonders bei hypotonen, bewegungsarmen Kindern. Prävention oder Behandlung bestehen in einer Orientierung des Kindes zu beiden Raumseiten, in früher Anregung einer symmetrischen Kopf- und Rumpfaufrichtung durch das Pflegepersonal oder in einer krankengymnastischen Behandlung.

3. Vorzugswendung des Kopfes zu einer Seite in Zusammenhang mit einer asymmetrisch ausgeprägten spastischen Zerebralparese.

4. »Okulärer Schiefhals«. Kompensatorische Kopfhaltung zur Vermeidung von Doppelbildern bei Augenmuskelparesen, z. B. bei Trochlearisparese mit Kopfneigung zur gesunden Seite oder bei einseitiger Abduzensparese mit Kopfdrehung zur Seite des paretischen Muskels.

5. Fehlbildungen des Schädels, der Wirbelsäule oder des Thorax.

6. Kopfneigung zu einer Seite mit typischer Gesichtsskoliose, die schon bei der Geburt erkennbar ist (Abb. 1). Diese Asymmetrie kann nach IMHÄUSER Folge einer intrauterinen Zwangslage sein (4).

Der Autor beschreibt dabei eine häufig fühlbare Eindellung des M. sternocleidomastoideus und betont die Notwendigkeit

frühzeitiger Krankengymnastik sowie Lagerungsbehandlung zur Vermeidung dauerhafter Kontrakturen. Die leichte Vorzugsneigung des Kopfes ohne Bewegungseinschränkung kann nach intrauteriner Zwangslage noch während der ersten Lebensjahre – besonders bei Müdigkeit – beobachtet werden.

Säuglingsskoliose

Eine Skoliose ist eine fixierte Fehlstellung der Wirbelsäule mit ein- oder zweibogiger Abweichung von der Körperachse. Bei der sog. Säuglingsskoliose handelt es sich aber um eine meist zunächst nicht fixierte Haltungsasymmetrie des Rumpfes. Die Unterscheidung zwischen fixierter Skoliose und Fehlhaltung ist durch Prüfung der

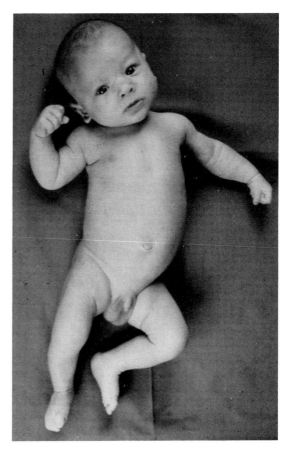

Abb. 1
4 Monate alter Säugling mit Schädelasymmetrie, Kopfneigung nach rechts sowie links konvex skoliotische Rumpfhaltung nach intrauteriner Zwangslage

133

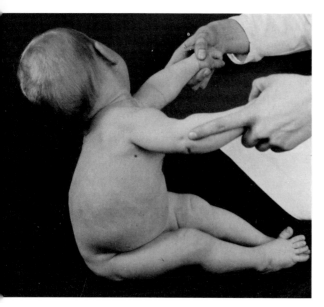

Abb. 2
9 Monate alter Säugling mit spastischer Tetraparese rechts betont. Schlaffe, rechts konvex skoliotische Rumpfhaltung, dadurch Hypotonie und Parese der rechts stärker betroffenen Rumpfseite

2. Äußeren Einwirkungen, wie Lagerung, einseitiges Tragen, Füttern und Reizangebot.

3. Stark seitenunterschiedlich ausgeprägter Zerebralparese. Perinatal erworbene spastische Paresen und Athetosen gehen meistens mit einem stark erniedrigten Ruhetonus der Muskulatur einher. Diese Muskelhypotonie wird besonders am Rumpf deutlich.

Der Säugling liegt in Rückenlage skoliotisch, wobei die von der spastischen Störung stärker betroffene Körperseite eine schlaffere Rumpfmuskulatur hat und die konvexe Seite der Skoliose bildet. Im Sitzen sowie im schrägen oder horizontalen Hängen wird diese schlaffe Muskulatur weniger gut in der Lage sein, die Aufrichtung des Körpers im Raum bzw. die Haltungskontrolle zu gewährleisten (Abb. 2).

Eine skoliotische Haltung, in der die konkave Rumpfseite der von der Spastizität schwerer betroffenen Körperseite entspricht und durch eine hypertone Verkürzung dieser Seite zustande kommt, ist im frühen Kindesalter selten.

4. Neuromuskuläre Erkrankungen mit asymmetrisch ausgeprägter Muskelschwäche müssen differentialdiagnostisch erwogen und ausgeschlossen werden.

Eine Indikation zu krankengymnastischer Behandlung und zusätzlicher Lagerung im frühen Säuglingsalter liegt dann vor, wenn sekundäre Fixierungen der Skoliose oder sekundäre Deformierungen zu befürchten sind.

Als Entscheidungshilfe kann die folgende Probe dienen: Neigt man von der vertikalen Hängelage her den Körper des Kindes um 45° nach rechts oder links, so sollte spätestens im Alter von 4 Monaten die schräge Lage durch aktive Muskelarbeit gehalten werden können oder sogar eine aktive Aufrichtung im Schwerefeld möglich sein. Gelingt dies dem Kind nicht, so ist eine krankengymnastische Unterstützung unbedingt angezeigt.

passiven Beweglichkeit sowie durch Beobachtung des Kindes in seiner spontanen Motorik leicht möglich. Entgegen früherer Annahmen, daß die Säuglingsskoliose der Anfangsbefund einer später progredienten Skoliose sei, normalisiert sich eine asymmetrische Rumpfhaltung häufig spontan. MAU (7) wies darauf hin, daß dieses Symptom präventiven Maßnahmen gut zugänglich ist. Er rechnete aber bei 5–10% der betroffenen Kinder mit einer Progredienz des Befundes.

Skoliotische Haltungen der Wirbelsäule treten auf bei:

1. Physiologischer passagerer Haltungspräferenz.

Strukturelle Skoliosen

Die kongenitale, schon bei Geburt fixierte Skoliose ist meist assoziiert mit knöchernen Fehlbildungen der Wirbelsäule, die röntgenologisch zu diagnostizieren sind. Strukturelle Skoliosen bilden sich meist erst jenseits des 1. Lebensjahres aus.

Hüftspreizhemmung

Zur kinderärztlichen Untersuchung gehört die Prüfung des passiven Bewegungsausmaßes in allen Gelenken. Die Abduktion in den Hüftgelenken ist im Säuglingsalter normalerweise bis nahe 90° möglich. Danach sollten die Beine bei gebeugten (Mm. adductores) und bei gestreckten (Mm. gracilis) Beinen bis mindestens 60° abduziert werden können.

Die sehr langsame und weiche Abduktion der Beine unter intensiver, eine emotionale Anspannung des Kindes abbauender Zuwendung des Untersuchers läßt eine Bewegungseinschränkung durch Muskelhypertonie oder aktive Adduktion von einer echten Bewegungseinschränkung durch knöcherne oder Gelenkdeformitäten sowie Muskelkontrakturen unterscheiden. Besonders gilt dies für die Untersuchung des Kindes mit spastischer Zerebralparese; eine rasche Beinabduktion wird infolge des pathologisch gesteigerten Muskeldehnungsreflexes eine Verstärkung der spastischen Beinadduktion bewirken, die mit einer Muskelkontraktur verwechselt werden kann.

Bei Verdacht auf gelenksbedingte Bewegungseinschränkung ermöglicht die sonographische Untersuchung der Hüftgelenke bis zum Alter von etwa 12 Monaten eine Beurteilung.

Folgende Ursachen kommen für eine eingeschränkte Abduktion in den Hüftgelenken in Frage:

1. Einige gesunde Säuglinge zeigen eine hohe willkürliche Aktivität in den Hüftadduktoren und setzen damit der passiven Abduktion einen erheblichen Widerstand entgegen. Dadurch kann eine pathologische Hypertonie oder gar eine Muskelkontraktur oder gelenkbedingte Bewegungseinschränkung vorgetäuscht werden. Die Beobachtung der freien Abduktion der Beine in der spontanen Motorik des Kindes hilft bei der differentialdiagnostischen Klärung.

2. Ein Hauptsymptom der spastischen Zerebralparese ist die Adduktorenhypertonie, die besonders in vertikalen Positionen des Körpers, bei emotionaler Aktivität und bei intensiven und temporeichen Bewegungen deutlich wird. Die abduzierenden Glutealmuskeln sind entsprechend relativ geschwächt. Der Ausbildung einer sekundären Hüftgelenksdysplasie oder -luxation ist durch geeignetes Handhaben und Lagern des Kindes während des Tages und in einer krankengymnastischen Behandlung vorzubeugen.

3. Die manifeste Hüftgelenksdysplasie oder eine Hüftluxation nach hinten oben verursacht einen deutlichen Widerstand gegen die Beinabduktion.

4. Spinale Läsionen mit Querschnittssymptomatik im Niveau L4 und L5 bewirken ein muskuläres Ungleichgewicht mit erhaltener Aktivität in den Hüftadduktoren bei fehlender Abduktion.

Spitzfuß

Die Bezeichnung »Spitzfuß« ist besonders irreführend und gefährlich. Hält ein Kind die Füße im oberen Sprunggelenk vornehmlich plantarflektiert und übernimmt es beim Stehen und Gehen das Körpergewicht auf dem Vorfuß oder gar auf den Zehen, ist zunächst zu prüfen, ob es sich um ein Ungleichgewicht der Muskelaktivität oder um eine fixierte Bewegungseinschränkung im oberen Sprunggelenk handelt. Die passive Dorsalflexion beim Säugling ist normalerweise bis +45° möglich.

Für die Untersuchung der Gelenkbeweglichkeit sind wiederum langsame Muskeldehnung und emotionale Entspannung zur Vermeidung eines aktiven Widerstandes gegen die Bewegung wichtig. Die passive Dorsalflexion erfolgt am besten zunächst bei gebeugten Knien. Damit prüft man die Dehnbarkeit des eingelenkigen M. soleus. Unter langsamer Kniestreckung wird in einem 2. Schritt die Dehnbarkeit des zweigelenkigen M. gastrocnemius geprüft. Die Untersuchung wird durch den Versuch, die Fähigkeit des Kindes zu aktiver Dorsalflexion des Fußes zu beurteilen, vervollständigt. Das Kind wird zu diesem Zweck in seiner spontanen Motorik in verschiedenen Körperpositionen beobachtet (beim Säugling: Rückenlage, Sitzen, vertikal hängende Position). Zusätzlich versucht man, über eine taktile Stimulation des Dorsums von Vorfuß und Zehen eine aktive Dorsalflexion zu provozieren.

Die Füße von Kleinkindern werden in verschiedenen Positionen in ihrer spontanen Motorik beobachtet. Man kann die Kinder aber auch schon früh zu einer aktiven Dorsalflexion bewegen, indem man sie auffordert, im Spiel mit den Zehen den über dem Vorfuß schwebenden Finger des Untersuchers zu erreichen.

Bei größeren Kindern lassen sich durch aktive Dorsalflexion gegen Widerstand Muskelkraft und Gelenkbeweglichkeit noch leichter beurteilen.

Die Beobachtung des Gangbildes ergibt wesentliche Hinweise auf die zugrunde liegende Störung. Läßt man das Kind eine längere Strecke langsam gehen und anschließend rennen, läßt man es hinhocken und vom Boden aufstehen sowie Treppenstufen steigen, so kann man meistens zwischen Muskelschwächen der Tibialis- und Fibularismuskulatur, Spastizität der Wadenmuskulatur und Kontrakturen dieser Muskeln unterscheiden.

Ein Überwiegen der Muskelaktivität in der Wadenmuskulatur oder eine echte Einschränkung der Bewegung in den oberen Sprunggelenken ist unter folgenden Umständen zu beobachten:

1. Ein Säugling, der noch nicht frei stehen kann, übernimmt, zum Stehen angehalten, das Körpergewicht häufig zunächst auf dem Vorfuß und erst nach einiger Zeit auf seinen planen Füßen (Abb. 3). Dieser Befund ist nicht abnorm, vor allem dann nicht, wenn eine mühelose aktive Dorsalflexion bei spontanen Bewegungen auch im Sitzen mit gestreckten Beinen beobachtet werden kann.

Abb. 3
5 Monate alter Säugling, der im gehaltenen Stehen das Körpergewicht primär auf dem Vorfuß übernimmt

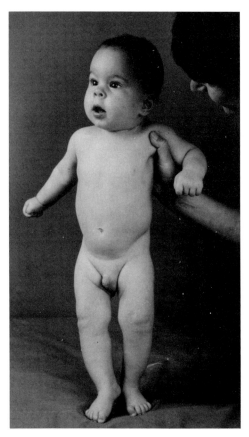

2. Einige gesunde Kinder stehen und laufen mit Vorzug auf den Zehen. Sie tun das schon beim Stehenlernen und behalten diese Eigenart manchmal bis in das Schulalter hinein bei. Besonders bei emotionaler Erregung kann diese Haltung ausgeprägt sein. Die Abgrenzung zur pathologischen hypertonen Plantarflexion gelingt durch die Beobachtung einer mühelos freien Beweglichkeit in allen Körperpositionen und durch die notwendige Feststellung einer normalen Muskelkraft der Tibialismuskulatur (Hackengang prüfen!).

3. Autistische Kinder laufen oder stehen überdurchschnittlich häufig auf den Zehen, ohne daß man den Grund dafür kennt.

4. Neurogene und myogene Störungen.

a) *Hereditäre motorische und sensorische Neuropathie* (5).

Bei dieser wenig progredienten Erkrankung sind Axon oder/und Myelinscheide des peripheren Nerven strukturell abnorm. Einzelne Formen dieser Erkrankung lassen sich nach Manifestationsalter und Strukturbefall unterscheiden. Es kommt zu einem Ungleichgewicht der Muskelkraft. Die Fußheber sind stärker betroffen, die Kinder belasten beim Gehen zuerst den Vorfuß und fallen dann schlaff auf den ganzen Fuß herunter und zeigen damit die Muskelschwäche. Im Kleinkindalter imponiert der Fuß meist als pes planus. Der typische Hohlfuß bildet sich oft erst mit zunehmender Atrophie um das Schulalter herum aus. Die Nervenleitgeschwindigkeit ist verzögert. Eine verzögerte Nervenleitgeschwindigkeit und eine häufig noch nicht als störend bewußt gewordene muskuläre Ermüdbarkeit nach längerem Laufen sind evtl. auch bei einem Elternteil nachzuweisen. Ein Teil der Kinder gibt Schmerzen in den Kniekehlen an als Ausdruck einer Überlastung der geschwächten Beinmuskulatur.

b) M y o p a t h i e n, wie die Muskeldystrophie Typ DUCHENNE und andere, können ebenfalls durch ein Ungleichgewicht der

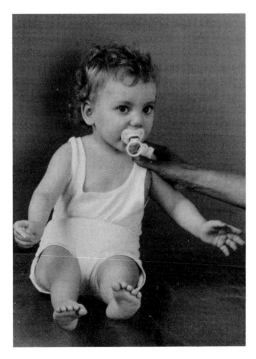

Abb. 4
20 Monate altes Kind. Beine konstant adduziert und gestreckt, Füße adduziert und plantarflektiert. Keine aktive Beinabduktion und keine Fußbewegung. Patellarsehnenreflex seitengleich auslösbar. Hüftluxation beiderseits. Handmuskulatur schwach. Als spastische Tetraparese mißdeutet. Diagnose: Zustand nach Poliomyelitis. Neurogene Ausfälle vornehmlich unterhalb L4

Muskelschwäche eine mangelhafte Dorsalflektion hervorrufen.

Muskuläre Imbalancen sind bei spinalen Erkrankungen und Läsionen typisch:

c) Die progressive spinale Muskelatrophie in ihrer infantilen (WERDNIG-HOFFMANN) oder in der späten Form (KUGELBERG-

WELANDER) kann mit einer Fußheberschwäche einhergehen; letztere findet man auch als Residualsymptom nach Poliomyelitis (Abb. 4).

d) Bei neurogenen Ausfällen im Niveau L4 und höher infolge Malaszensus des Rückenmarks (3), dysraphischer Störungen oder spinaler Raumforderungen hängt der Fuß inaktiv in Plantarflexion und zusätzlich häufig in Adduktion.

5. Zentral-motorische Störungen.

Der Spitzfuß als Folge der typischen Verteilung spastischer Aktivität ist eines der Leitsymptome spinaler und zerebraler Spastizität (Abb. 5). Der Widerstand gegen die passive Dorsalflexion ist spastisch elastisch. Die Fußplantarflexion wird unter emotionaler und motorischer Aktivität deutlicher, häufig verbunden mit vermehrter Extension der Wirbelsäule. Sie wird wie jede spastische Aktivität bei temporeichen Bewegungen und in vertikalen Positionen des Körpers verstärkt.

6. Angeborene Kontrakturen der Achillessehne sind selten isolierte Befunde. Die Entstehung ist meistens nicht aufzuklären, kommt familiär vor und kann eine operative Sehnenverlängerung erforderlich machen.

Sichelfuß

Bei einer Vorfußadduktion ist vor allem wiederum zu unterscheiden, ob eine Fehlhaltung oder eine fixierte Bewegungseinschränkung und Fußdeformität vorliegt.

Abb. 5
2 Jahre altes Kind. Spinale Spastik bei Halsmarkläsion. Muskelschwäche, Sensibilitätsstörung und Spastizität der Beine

Einerseits wird daher kontrolliert, ob eine passive Neutralstellung des Fußes zu erreichen ist; andererseits wird geprüft, ob aktive Fußhaltung in Neutralstellung und aktive Fußabduktion möglich sind. Beim Säugling läßt sich diese Bewegung meist durch taktile Stimulation des lateralen Fußrandes provozieren.

Ursachen für eine Sichelfußhaltung:

1. Eine angeborene Vorzugshaltung: eine große Zahl von Neugeborenen weist eine vermehrte Muskelaktivität in Vorfußadduktion auf. Die Ursache dafür ist nicht bekannt. Man kann annehmen, daß intrauterine Zwangshaltungen eine Rolle spielen.

2. Myopathische und neurogene Störungen können über eine muskuläre Imbalance Fehlhaltungen in Vorfußadduktion oder Fußdeformitäten verursachen. Bei einer spinalen Läsion im Niveau L5 fallen

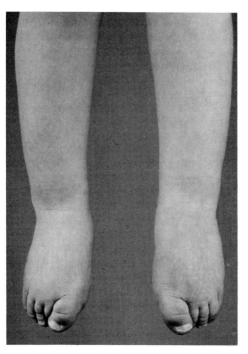

die Fuß-abduzierenden Muskeln aus, während die Funktion des M. tibialis ant. erhalten bleibt.

Bei einer sich entwickelnden Atrophie des Fußes mit daraus folgender Fehlstellung und Fußdeformität unterschiedlicher Form ist an einen Malaszensus des Rückenmarks, eine dysraphische Störung oder eine spinale Raumforderung – überwiegend lipomatöser Art – zu denken. Solche Störungen können sich häufig schon bei Geburt in einer Sichelfußfehlstellung äußern und sollten insbesondere bei kutanen Auffälligkeiten im Sakralbereich zu weiterer Diagnostik Anlaß geben.

Arthrogryposis

Die Arthrogryposis multiplex congenita ist eine angeborene Kontraktur, die meist mehrere Gelenke des Körpers betrifft. Lange Zeit wurde die Arthrogryposis als eigene Krankheit verstanden, gekennzeichnet dadurch, daß die angeborenen Kontrakturen die befallenen Gelenke in allen Bewegungsrichtungen immobilisieren. Man sah die Ursache in einer Anlagestörung des kollagenen Gewebes. Von dieser Form der Beweglichkeitseinschränkung wurden sog. »angeborene einzelne oder multiple Kontrakturen«, wie Klumpfüße und Fingerkontrakturen unterschieden, die sich durch eine Beweglichkeitseinschränkung der befallenen Gelenke nur in einer Richtung auszeichnen sollen (8).

Nach neueren Untersuchungen (1) spricht aber alles dafür, daß diese Trennung künstlich ist und daß die Arthrogryposis eine multifaktorielle Genese hat. Sie ist immer eine Folge verminderter fetaler oder schon embryonaler Motilität. Die Ausprägung der Bewegungseinschränkung in den Gelenken entspricht offenbar der Dauer der fetalen Immobilität und nicht einer spezifischen Ursache.

Besonders häufig sind Hüft-, Knie- und Ellbogengelenkfehlstellungen, Schulteradduktion, pronierte Klumphände mit adduziertem Daumen und Klumpfüße.

Ätiologie

1. Störungen in allen Teilen des neuromotorischen Apparats können für die Entstehung einer Arthrogryposis verantwortlich sein (2), und zwar sowohl primär zerebral als auch spinal, neural oder myogen. Angeborene neuromuskuläre Erkrankungen, vor allem Erkrankungen oder Anlagestörungen der spinalen Vorderhornzellen, sind dabei zahlenmäßig am bedeutsamsten. Aber auch Neuropathien werden häufiger als Ursache einer Arthrogryposis gefunden (9). Eine ätiologische Klärung wird technisch dank elektronenmikroskopischer und histochemischer Untersuchungstechniken zunehmend möglich.

Spinale Motoneurone reifen intensiv in der 12.–14. Woche der Gestation. Diese Zeit fällt mit der der embryonalen Gelenkausbildung zusammen. Neben anderen genetisch und früh pränatal bedingten Störungsformen scheinen virale Infektionen in der frühen Schwangerschaft eine Rolle zu spielen. Zerebrale Funktionsstörungen zusätzlich zu der rein motorischen Beeinträchtigung sind häufig.

2. Zwangsfehllagen durch intrauterine Raumnot können auch von multiplen Gelenkfehlstellungen begleitet werden.

Aus dem Beschriebenen geht hervor, daß angeborene Gelenkkontrakturen zwar unverzüglich rein symptomatisch behandelt werden sollten, daß aber gleichzeitig die Suche nach der pathogenetisch zugrunde liegenden spinalen, neuralen oder myogenen Grunderkrankung unbedingt erforderlich ist, um für Prognose, sinnvolle Behandlungsform und genetische Beratung die notwendigen Informationen zu erhalten.

Zusammenfassung

Fehlhaltungen und Fehlstellungen sind häufig ein Ausdruck zugrundeliegender weitreichender Störungen und Erkrankungen. Eine sorgfältige und umfassende Untersuchung des neuromotorischen Apparates sowie der zentralen und peripheren nervalen sensomotorischen Kontrolle läßt meist eine funktionelle und strukturelle Erklärung für das äußere Symptom finden. Dadurch werden Planung adäquater therapeutischer Maßnahmen, möglicherweise eine kausale Behandlung, bessere prognostische Einschätzung und genetische sowie allgemeine Beratung der Familie möglich.

Literatur

1. HAGEMANN, G. u. J. WILLEMSE: Arthrogryposis Multiplex Congenita. Neuropediatrics **14,** 6–11 (1983).
2. HALL, J. G.: Arthrogryposis. In: SPRANGER, J. u. M. TOLKSDORF (Hrsg.): Klinische Genetik in der Pädiatrie. 2. Symposium in Mainz, S. 105–121. Thieme, Stuttgart-New York 1980.
3. HEYER, R. u. E. MARKAKIS: Klinik und Therapie des fehlenden Rückenmarkascensus. In: DOOSE, H. (Hrsg.): Aktuelle Neuropädiatrie. Thieme, Stuttgart 1977.
4. IMHÄUSER, G.: Ist der muskuläre Schiefhals angeboren? Z. Orthop. **106,** 457 (1969).
5. LÜTSCHG, J. u. Mitarb.: Heterogenecity of congenital motor and sensory neuropathies. Neuropediatrics **16,** 33–38 (1985).
6. MAU, H.: Zur Entstehung und Bauchliegebehandlung der sogenannten Säuglingsskoliose und der Hüftdysplasie im Rahmen des »Siebener-Syndroms«. Z. Orthop. **100,** 470 (1965).
7. MAU, H.: Prophylaxe, Früherkennung und Frühbehandlung der sogenannten Säuglingsskoliose. Prakt. Orthop. **4,** 253 (1973).
8. ROMPE, G.: Angeborene multiple Bewegungsbehinderungen. Orthop. in Praxis und Klinik, 3. Band. Thieme, Stuttgart 1984.
9. SEITZ, R. J. u. Mitarb.: Hypomyelination Neuropathy in a Female Newborn Presenting as Arthrogryposis Multiplex Congenita. Neuropediatrics **17,** 132–136 (1986).

Erschienen in:
pädiat. prax. **36,** 189–198 (1987/88)
Hans Marseille Verlag GmbH, München

Differentialdiagnose der Muskelhypotonie beim Säugling und Kleinkind

G. NEUHÄUSER, Gießen

Die Regulation des Muskeltonus wird von zahlreichen Faktoren bestimmt, kennzeichnet damit auch eine wesentliche Funktion des Nervensystems. Vielfältige Ursachen können zu einer Tonusänderung führen; diese ist im frühen Kindesalter besonders eng mit der Befindlichkeit des Gesamtorganismus verknüpft, wie andererseits ganz spezifische Störungen im Bereich des peripheren Neurons eine Muskelhypotonie bedingen. Dabei kann es mitunter schwierig sein, Normvarianten des Tonus von pathologischen Befunden zu differenzieren.

Beim Säugling und Kleinkind ist eine besonders schonende Untersuchung erforderlich. Sie hat entwicklungsneurologische Grundlagen zu beachten: Unter Wertung anamnestischer Informationen und klinischer Befunde muß entschieden werden, welche weiterführenden diagnostischen Maßnahmen jeweils nötig sind, um differentialdiagnostische Klärung zu erzielen.

Tonusregulation

Der Muskeltonus ist Ausdruck des Spannungszustandes der kontraktilen Elemente, damit eine Resultante der Beschaffenheit von Muskeln, Sehnen und Bändern wie auch der nervalen Impulse, die von Regulationszentren der Medulla oblongata über Rückenmark und periphere Nerven vermittelt werden. Wesentlich sind auch die afferenten Rückmeldungen aus den Sensoren im Muskel (Muskelspindeln), wobei die Fasern des Gamma-Systems Informationen übertragen. Übergeordnete Systeme – Kortex, Thalamus, Basalganglien, Zerebellum – wirken regulierend und modifizierend ein. Somit kann der Muskeltonus von ganz verschiedenen Seiten her eine Veränderung erfahren (Abb. 1).

Untersuchung des Muskeltonus

Bei der neurologischen Untersuchung des Kindes ist immer sorgfältig auf Ausprägung und Veränderungen des Muskel-

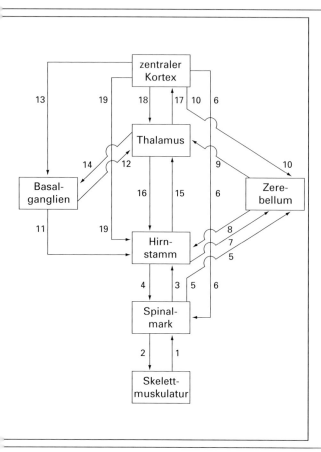

Abb. 1

Kontrolle von Tonus und Bewegung der Skelettmuskulatur. Beteiligte ZNS-Strukturen und Bahnen (nach STEPHANI u. HANEFELD [13])

tonus zu achten. Da der Verhaltenszustand eine wesentliche Variable ist, muß er nach Möglichkeit kontrolliert werden; die Angabe, auf welchen Verhaltenszustand sich eine Feststellung bezieht, sollte nicht fehlen. Durch Palpation ist die Konsistenz der Muskulatur zu beurteilen; bei passiver Gelenkbewegung werden die Dehnbarkeit der Muskeln und ihr Widerstand bestimmt, Abweichungen von der »Norm« relativ einfach festgestellt (Elongation); schließlich erlauben Schüttelbewegungen im Gelenkbereich (Passivität) eine weitere Aussage.

Beim Säugling und Kleinkind mag es schwierig sein, eine sichere Bewertung vorzunehmen, zumal zwischen Ruhetonus (Muskelspannung bei ruhigem Wachsein ohne Bewegung) und Aktivitätstonus (Widerstand bei aktiven Bewegungen) zu unterscheiden ist, wobei auch die Muskelkraft eine Rolle spielt. Während der Untersuchung muß aber ein Urteil darüber gewonnen werden, ob eine Verminderung des Muskeltonus vorliegt und ob diese mit einer Schwäche der Muskelkraft verbunden ist oder nicht – ausreichend Zeit und Geduld wird dazu erforderlich sein, wenn die Kooperation des Kindes fehlt.

Man hat versucht, mit Meßverfahren den Muskeltonus objektiv zu registrieren (Myotonometer, Elektromyographie usw.); derartige Methoden haben für die Untersuchung von Kindern keine praktische Bedeutung erlangen können. Die Diagnose muß also aufgrund der klinischen Untersuchung gestellt werden, hat damit auch weitere neurologische Befunde zu berücksichtigen und diese in Zusammenhang mit anderen Informationen zu bewerten, nicht zuletzt unter Berücksichtigung der anamnestischen Angaben, die von den Eltern zu erhalten sind.

Ergänzende Befunde

Wird eine Muskelhypotonie festgestellt, ist zunächst das Verhalten der Muskeleigenreflexe wichtig für die Differenzierung: Abgeschwächte oder fehlende Reflexe bei Minderung der Muskelkraft machen eine neuromuskuläre Störung wahrscheinlich, während normale oder lebhafte Reflexe eher an eine zentrale Genese denken lassen. Muskelatrophie ist beim Säugling und Kleinkind wegen des gut entwickelten Unterhautfettgewebes nur schwer zu erkennen, dies gilt auch für Muskelfibrillationen; bei ihrer Feststellung ist aber heute die Sonographie hilfreich, mit der auch weitere Informationen über die Beschaffenheit der Muskulatur (Vermehrung von Bindegewebe usw.) zu gewinnen sind.

Die Verteilung der Muskelhypotonie muß berücksichtigt werden: Eine generalisierte Hypotonie führt zum »floppy infant« mit mangelnder Kopfkontrolle, baumelnden Extremitäten in Hängelage, Zusammenklappen des Rumpfes beim Hinsetzen (Taschenmesserphänomen), Froschhaltung in Rückenlage (Abduktion und Außenrotation in den Hüften usw.). Isolierte Hypotonie, die sich in einer abnormen Gelenkbeweglichkeit (Extensibilität) äußert, kann auf umschriebene Ursachen verweisen (z. B. bei Parese des Plexus brachialis, Querschnittslähmung).

Ursachen der Muskelhypotonie

Da letztlich fast alle Funktionssysteme des Gehirns und Rückenmarks an der Regulation des Muskeltonus beteiligt sind, können die Ursachen einer Tonusminderung außerordentlich vielfältig sein (Tab. 1).

Tab. 1
Ursachen von Störungen, die zu einer Muskelhypotonie führen (in Anlehnung an MUNSAT u. PEARSON [7, 8])

Allgemeinkrankheiten, Infektionen, Stoffwechselstörungen

Erkrankungen des Zentralnervensystems (hypotone Formen zerebraler Bewegungsstörungen) (spinale Affektionen, besonders im akuten Krankheitsstadium)

Erkrankungen der Vorderhornzellen (spinale Muskelatrophie, Poliomyelitis)

Erkrankung der Nervenwurzeln und der peripheren Nerven (Polyradikuloneuritis, hereditäre Neuropathien)

Erkrankungen des neuromuskulären Übergangs (Myasthenia gravis)

Primäre Myopathien (kongenitale Myopathien, Muskeldystrophien, myotonische Syndrome, metabolische und entzündliche Myopathien, mitochondriale Störungen)

Erkrankungen von Knochen, Gelenken und Sehnen

Tab. 2
Differentialdiagnose der Muskelhypotonie
beim Säugling (nach DUBOWITZ [2])

Allgemeinerkrankungen und zentrale Läsionen führen beim Säugling und Kleinkind häufig zu einer verminderten Reagibilität, damit auch zur Hypotonie. Verringerter Muskeltonus ist ein wichtiges Symptom von zerebellären und von extrapyramidalen Störungen, dann oft mit deutli-

chem Tonuswechsel verbunden. Läsionen der Vorderhornzellen, der Nervenwurzeln, der peripheren Nerven, des neuromuskulären Übergangs und der Muskulatur verursachen Hypotonie und Muskelschwäche. Schließlich können auch Veränderungen am Bandapparat, an Sehnen, Gelenken und Knochen abnorme Beweglichkeit bedingen.

So muß im Einzelfall genau überlegt werden, mit welchem Vorgehen eine differentialdiagnostische Klärung zu erzielen ist; um dem Kind unnötige und belastende Eingriffe zu ersparen, muß Schritt für Schritt die Information gesammelt werden, die man zum Nachweis der verantwortlichen Ursache benötigt. In der Praxis wird bald zu überlegen sein, ob nicht ein Spezialist eingeschaltet werden sollte, der über besondere Erfahrungen mit Kindern verfügt; wie lange abgewartet werden kann, ist nach Absprache mit den Eltern des Kindes sorgfältig zu entscheiden.

**Differentialdiagnose der
Muskelhypotonie**

Hypotonie und Parese

Wesentlich ist zunächst die Feststellung, ob eine Minderung des Muskeltonus mit Schwäche der Muskulatur verbunden ist (Abb. 2).

Steht eindeutig fest, daß die Kraft nicht der Altersnorm entspricht, sind weitere Untersuchungen dringlich: Die Elektromyographie mit Bestimmen der Nervenleitungsgeschwindigkeit erfordert beim Säugling und Kleinkind besondere Erfahrung, gestattet aber auch meist die sichere Aussage, ob eine myopathische, eine neurale oder neurogene Störung vorliegt. Damit kann beispielsweise die spinale Muskelatrophie (WERDNIG-HOFFMANN) von der neuralen Muskelatrophie (CHARCOT-MARIE-TOOTH) und den Myopathien (Tab. 2) zuverlässig abgegrenzt werden.

Vielfach ist dann aber auch eine bioptische Untersuchung erforderlich, bei der umfassende Verarbeitung des Materials

Abb. 2

Flußdiagramm zum Ablauf der Untersuchung
bei muskulärer Hypotonie im Säuglings-
und Kleinkindesalter (nach DUBOWITZ [2])

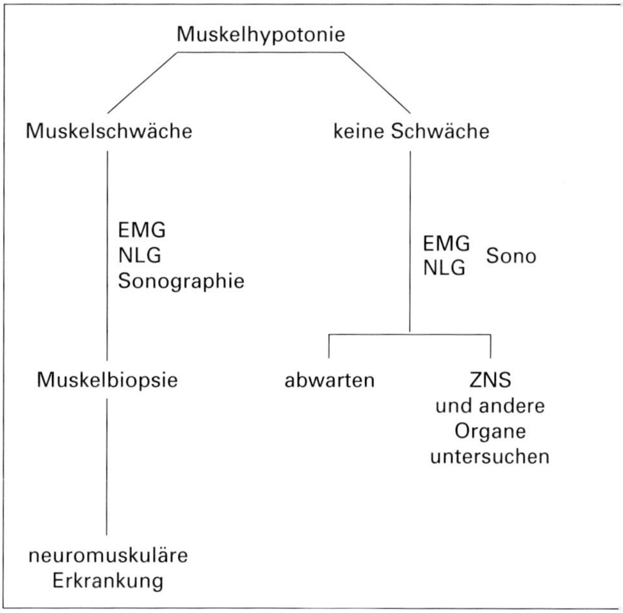

▷

gewährleistet sein muß, nicht nur licht-,
sondern auch elektronenmikroskopische
Untersuchung, histochemische, immun-
chemische und biochemische Analyse.

Rücksprache mit den Spezialinstituten
muß sicherstellen, daß die richtige Auf-
bereitung des Materials erfolgt. Vielfach
ist eine Nadelbiopsie ausreichend, kann
auf chirurgische Intervention verzichtet
werden; allerdings sollte immer durch
die elektromyographische Untersuchung
festgelegt sein, welcher Bereich für die
Biopsie am besten in Frage kommt. Myopathien, die beim Säugling Ursache der
Muskelhypotonie sein können, sind recht
unterschiedlich; gewisse Begleitsympto-
me erlauben es, Vermutungen anzustel-
len (Tab. 3).

▷

Tab. 3

Muskelhypotonie beim Säugling und
zusätzliche Symptome (nach DUBOWITZ [2])

Muskelhypotonie mit Atemstörungen	Spinale Muskelatrophie Dystrophia myotonica Myotubuläre Myopathie Nemalin-Myopathie Kongenitale Muskeldystrophie und andere
Muskelhypotonie mit Saug- und Schluckstörungen	Spinale Muskelatrophie Myotubuläre Myopathie Myotone Dystrophie Nemalin-Myopathie Neonatale Myasthenia gravis PRADER-WILLI-Syndrom
Muskelhypotonie mit Gesichts-schwäche (Facies myopathica)	Kongenitale myotone Dystrophie Myotubuläre Myopathie Kongenitale Muskeldystrophie Kongenitale Fazialisparese
Muskelhypotonie mit Ptose/Ophthal-moplegie	Myotubuläre Myopathie Mitochondriale Myopathien Myotone Dystrophie Kongenitale Muskeldystrophie Myasthenia gravis
Muskelhypotonie mit multiplen Kontrakturen/ Arthrogryposis congenita/Hüft-luxation	Kongenitale Muskeldystrophie Kongenitale myotone Dystrophie Kongenitale Fasertyp-disproportion Denervationssyndrome

145

Strukturelle Myopathien, Folge einer meist genetisch festgelegten Entwicklungsstörung, machen sich im allgemeinen früh bemerkbar und haben nur selten einen progredienten Verlauf, können sich sogar allmählich bessern. Demgegenüber kommt es bei den Muskeldystrophien meist zum Fortschreiten der Symptome. Die Bestimmung der Kreatinkinase, die besonders bei der Muskeldystrophie vom Typ DUCHENNE deutlich vermehrt ist, auch schon vor dem Auftreten klinischer Symptome, gibt einen Hinweis auf die Aktivität des Krankheitsprozesses.

Hypotonie ohne Parese

Ist die Muskelhypotonie nicht Folge einer neuromuskulären Erkrankung, sind Elektromyographie, Nervenleitungsgeschwindigkeit und Sonographie vielfach normal (Abb. 2); allerdings kann die Einlagerung von Stoffwechselprodukten (z. B. bei der metachromatischen Leukodystrophie) zu Veränderungen führen. Im allgemeinen wird die Muskelbiopsie dann keine zusätzlichen Informationen bringen können; eine degenerative Erkrankung, wie die Leukodystrophie, ist ja auch durch andere Befunde (Liquoreiweiß, Enzymbestimmung in Leukozyten) zu diagnostizieren.

Zum Nachweis zentraler Störungen sind bildgebende Verfahren hilfreich, mit denen Veränderungen am Gehirn festgestellt werden (Computertomographie, Magnetresonanztomographie [MRT]); für die Analyse von Strukturen der hinteren Schädelgrube ist immer zunächst die MRT günstiger. Werden Anomalien festgestellt, die auf eine pränatale Entwicklungsstörung verweisen, erübrigen sich oft weitere Untersuchungen (Liquoranalyse, Suche nach chronischen Infektionen); erforderlich ist aber meist eine genaue Prüfung der Sinnesfunktionen und der neurophysiologisch faßbaren Variablen (EEG, EVP usw.).

Auf das PRADER-WILLI-Syndrom, welches im Säuglingsalter mit ausgeprägter Muskelhypotonie einhergeht, noch bevor sich die später charakteristische Adipositas entwickelt, verweisen kraniofaziale Dysmorphie und kleine Anomalien (z. B. schmale Hände und Füße, hypoplastisches Genitale); gelegentlich wird eine Veränderung am Chromosom Nr. 15 gefunden.

Schwierig ist meist die Differenzierung der benignen Hypotonie. Sie erfordert eine genaue Verlaufskontrolle: Man darf mit einem günstigen Verlauf rechnen, wenn bei einem hypotonen Kind der neurologische Befund sonst normal ist und die geistige Entwicklung keine Verzögerung aufweist. Zu bedenken ist schließlich, daß verschiedene Allgemeinkrankheiten beim Kleinkind mit einer Muskelhypotonie einhergehen: auch deshalb ist eine sorgfältige allgemein-pädiatrische Untersuchung nötig.

Verlaufskontrolle und therapeutische Konsequenzen

Beim Säugling und Kleinkind wird für die Diagnose eine genaue Verlaufsbetrachtung immer außerordentlich wichtig sein. Es kommt darauf an, zum rechten Zeitpunkt die erforderlichen Maßnahmen zu planen, sobald eine Erkrankung oder Entwicklungsstörung zu vermuten ist. Die Abgrenzung bestimmter Symptome gegenüber sogenannten Normvarianten mag nicht selten Schwierigkeiten bereiten. Sie erfordert entwicklungsneurologische Erfahrung, sorgfältige neuropädiatrische Untersuchung und kritische Wertung der Verlaufsdynamik, die sich aus Anamnese und Vorbefunden ergibt.

Viele neurologische Syndrome sind gerade im Verlauf der ersten Lebensjahre einem Wandel unterworfen; so kann die Hypotonie des Säuglings später zu einer dyskinetischen oder spastischen Bewegungsstörung werden, wie andererseits die Vermehrung des Muskeltonus in den ersten Lebensmonaten nicht besagen muß, daß später eine deutliche Spastik entsteht.

Bei der Verlaufskontrolle ist zu entscheiden, wann, wie und wozu weitere diagnostische Maßnahmen erfolgen sollen; es sind aber auch Therapie und Förderung zu veranlassen, wenn eine Entwicklungsstörung oder drohende Behinderung feststeht bzw. mit großer Wahrscheinlichkeit zu vermuten ist. Man wird zu entscheiden haben, welche Art der krankengymnastischen Behandlung (Methode BOBATH, Verfahren nach VOJTA) sich am besten eignet; auch der Erfolg dieser Maßnahmen kann wiederum einen diagnostischen Hinweis geben. Falls die Entwicklung des Kindes nicht den erwarteten Fortschritt zeigt, sind bald weitere Untersuchungen erforderlich.

Da viele Störungen, die zu einer Muskelhypotonie führen, Folge genetisch bedingter Erkrankungen sind, ist entsprechende Beratung der Familie wichtig. Auch dies setzt eine genaue Kenntnis der Diagnose voraus, zumal nicht selten genetische Heterogenität vorkommt und dieselbe Erkrankung in unterschiedlicher Weise vererbt werden kann.

Zusammenfassung

Muskelhypotonie ist im frühen Kindesalter ein häufiges und vieldeutiges Symptom, kommt aber auch als Normvariante bei ungestörter Entwicklung vor.

Für differentialdiagnostische Überlegungen sind Grundlagen der Tonusregulation wichtig, müssen viele Einflußfaktoren berücksichtigt werden; entscheidende Informationen liefern Anamnese (Entwicklungsverlauf, Syndromdynamik) und klinische Befunde mit altersentsprechender Analyse von Tonus, Muskelkraft, Reflexen, Sensibilität, Koordination. Damit ist die Indikation für weiterführende Diagnostik gut zu bestimmen (Elektromyographie, Nervenleitungsgeschwindigkeit, Muskel-Nerven-Biopsie). Zentrale und spinale sind von neuromuskulären Störungen abzugrenzen; differenzierte morphologisch-biochemische Analysen erfordern besonders die verschiedenen Myopathien.

Bei Kindern hat die Verlaufskontrolle eine besondere diagnostische Bedeutung; in der Praxis muß aber auch rechtzeitig die Indikation zu Spezialuntersuchungen gestellt werden. Erst wenn die Ursache einer Muskelhypotonie geklärt ist, sind die erforderlichen therapeutischen und prognostischen Konsequenzen zu ziehen.

Literatur

1. DUBOWITZ, V.: The floppy infant. 2. Aufl. Clin Develop Med No 76. Spastics Internat Med Publ with Heinemann-Lippincott, London-Philadelphia 1980.
2. DUBOWITZ, V.: The floppy infant. In: FLEHMIG, I. u. L. STERN: Kindesentwicklung und Lernverhalten, S. 293–299. Fischer, Stuttgart-New York 1986.
3. HECKMATT, J. Z., S. LEEMAN u. V. DUBOWITZ: Ultrasound imaging in the diagnosis of muscle disease. J. Pediat. **101**, 656–660 (1982).
4. HECKMATT, J. Z. u. Mitarb.: Diagnostic needle muscle biopsy: a practical and reliable alternative to open biopsy. Archs. Dis. Childh. **59**, 528–532 (1984).
5. KRUSE, K.: Myopathien bei endokrinen Störungen. Mschr. Kinderheilk. **132**, 581–586 (1984).
6. LÜTSCHG, J. u. Mitarb.: Heterogeneity of congenital motor and sensory neuropathies. Neuropediatrics **16**, 33–38 (1985).
7. MUNSAT, T. L. u. C. M. PEARSON: The differential diagnosis of neuromuscular weakness in infancy and childhood, Part I. Non-dystrophic disorders. Devel. Med. Child Neur. **9**, 222–230 (1967).
8. MUNSAT, T. L. u. C. M. PEARSON: The differential diagnosis of neuromuscular weakness in infancy and childhood, Part II. The dystrophic myopathies. Devel. Med. Child Neur. **9**, 319–328 (1967).
9. NEUHÄUSER, G.: Neuromuskuläre Erkrankungen bei Kindern. Differentialdiagnostische Hinweise. Med. Welt **31**, 1426–1431 (1980).
10. SCHAUB, J.: Metabolische Myopathien im Kindesalter. Eine Übersicht in kurzgefaßter Form. Mschr. Kinderheilk. **132**, 566–573 (1984).
11. SENGERS, R. C. A., A. M. STADHOUDERS u. J. M. F. TRIJBELS: Mitochondrial myopathies. Clinical, morphological and biochemical aspects. Eur. J. Pediat. **141**, 192–207 (1984).
12. SIEMES, H.: Mitochondriale Myopathien und Enzephalomyopathien. Neuromuskuläre und zentralnervöse Erkrankungen infolge von Defekten des mitochondrialen oxydativen Stoffwechsels. Mschr. Kinderheilk. **133**, 798–805 (1985).
13. STEPHANI, U. u. F. HANEFELD: Muskuläre Hypotonie im Kindesalter – Pathophysiologie und Klinik. In:

HANEFELD, F. (Hrsg.): Neuropädiatrie, S. 40–84. Springer, Berlin-Heidelberg-New York 1981.

14. ZELLWEGER, H.: Metabolic myopathies. Pädiat. Grenzgeb. **23,** 327–338 (1984).

15. ZELLWEGER, H., W. F. McCORMICK u. V. IONA-SESCU: Muskelhypotonien im Säuglingsalter. pädiat. prax. **12,** 637–654 (1973).

Erschienen in:

Nervenheilkunde **6,** 114–117 (1987)

F. K. Schattauer Verlag GmbH, Stuttgart

Autor und Verlag danken wir für die Nachdruckgenehmigung

Welche Entwicklungsschwierigkeiten können auf zukünftige schulische Schwierigkeiten hinweisen?

R. MICHAELIS, Tübingen

Nachstehend soll von der Situation der Ärztin oder des Arztes ausgegangen werden, für die oder für den sich in der Praxis die Frage stellt, ob und wie schon im Vorschulalter mit einiger Sicherheit diejenigen Kinder herausgefunden werden können, die nach der Einschulung Lernschwierigkeiten oder eine Lernschwäche entwickeln.

Es gehört zu einer der unerfreulichen Situationen im ärztlichen Leben, wenn ein Kind – von den Eltern als unauffällig angesehen und auch bei den Vorsorgeuntersuchungen immer unauffällig gewesen – plötzlich in der Schule eine Lernschwäche entwickelt. Der Vorwurf der Eltern steht dann im Raum, ob nicht schon vor der Einschulung eine solche Lernschwäche hätte bemerkt werden können und ob nicht Zeit versäumt worden sei, dagegen etwas zu tun.

Das Thema kann auch anders formuliert werden: Wie kann ich als betreuende Ärztin oder Arzt sicher sein, daß bei einem von mir und/oder auch den Eltern als ganz unauffällig beurteilten Kind nicht doch später eine Lernschwäche auftreten wird? Was ist zu tun, wenn von ärztlicher Seite und/oder von den Eltern der Eindruck entstanden ist, mit der Entwicklung eines Kindes stimme etwas nicht, ohne daß überzeugende und sichere Befunde vorliegen, sondern nur Vermutungen, Beobachtungen, Meinungen, Vergleiche zu Geschwistern oder zu anderen Kindern zur Stützung eines solchen Verdachtes herangezogen werden?

Solche Fragen werden um so dringender, wenn sich keine Hinweise auf Lernschwächen durch die U8/U9 ergeben haben.

Die derzeitig einzige Strategie, auf Kinder aufmerksam zu werden, die eine Lernstörung entwickeln könnten, ist: Immer wieder gezieltes Fragen!

Drei F a u s t r e g e l n sollten dabei beachtet werden:

1. Eltern berichten spontan über Entwicklungsauffälligkeiten ihrer Kinder.
2. So oft wie möglich die Mutter gezielt nach ihrer Meinung zur Entwicklung ihres Kindes fragen.
3. Sprachentwicklungsverzögerungen sind immer verdächtig auf eine spätere Lernschwäche.

Nach unseren Erfahrungen äußern Eltern häufig spontan folgende Bedenken über die Entwicklung ihres Kindes:

1. Retardierung der Sprachentwicklung
2. Hohe Ablenkbarkeit
3. »Kann nicht bei etwas bleiben«
4. Konzentrationsschwäche
5. »Will nicht; könnte, wenn es nur wollte«; »faules, bequemes Kind«
6. »Hört nicht zu«
7. »Schaut nicht hin«
8. »Ungeschickte, unsichere Bewegungen«.

Ist ein Verdacht entstanden, hilft gezieltes Fragen weiter. Dabei sollte wie folgt vorgegangen werden:

1. Kindergarten – Sozialisation
2. Verhaltensauffälligkeiten – Verhaltensstörungen
3. Hand-Augenkoordination
4. Konzentrationsfähigkeit
5. Motorische Koordination.

Nachstehend werden zu diesen Entwicklungsparametern Hinweise gegeben, mit denen gezielt nach Auffälligkeiten geforscht werden kann, die erfahrungsgemäß sehr häufig bei Kindern mit einer Lernschwäche zu beobachten sind.

Fragen zur sozialen Integration

1. Geht das Kind g e r n e in den Kindergarten?
2. Wie verläuft die Loslösung von der Mutter (geht das Kind alleine zum Kindergarten; muß es gebracht werden; Abschiedszenen)?
3. Ist das Kind im Kindergarten isoliert oder integriert?

4. Hat das Kind im Kindergarten Kontakt zu bestimmten Kindern aufgenommen? Ist es mit Kindern befreundet?
5. Kann sich das Kind an gemeinsamen Spielen beteiligen, die Beachtung kleiner Regeln erfordern?

Fragen zu Verhaltensauffälligkeiten

1. Werden Anregungen, Anforderungen blockiert oder verweigert?
2. Ist das Kind auffällig scheu und ängstlich (Personen, Tieren, neuen Situationen gegenüber)?
3. Besteht es auf fast ritualhaftem Ablauf bestimmter täglicher Vorgänge?
4. Existiert eine beinahe zwanghafte Fixierung auf die Mutter?
5. Aggressivität gegenüber anderen Kindern?

Fragen zur Hand-Augenkoordination

1. Wie und was wird gemalt (andeutungsweise gestaltend; nur Kritzeln, nur Kreisfiguren)?
2. Kann mit einer Schere umgegangen werden?
3. Besteht Freude am Basteln?

Fragen zur Konzentrationsfähigkeit

1. Wird beim Vorlesen und Erklären zugehört?
2. Werden Bilderbücher in Details und gerne und mit Ausdauer betrachtet?
3. Ist Spielen alleine über 20 Minuten möglich?

Fragen zur motorischen Koordination

1. Sind die Bewegungen des Kindes sicher, gewandt, flüssig?
2. Besteht Ängstlichkeit beim Abhüpfen?
3. Dreirad, Roller, Fahrrad: Gibt es Schwierigkeiten, gleichzeitig zu treten und zu steuern?
4. Können Bälle gefangen werden?
5. Gibt es Schwierigkeiten beim Treppensteigen?

Ist der Verdacht entstanden, daß eine Lernschwäche bestehen könnte, muß diesem Verdacht nachgegangen werden. Auch in der ärztlichen Praxis können bestimmte Fähigkeiten eines Kindes überprüft werden.

Das Kind wird aufgefordert, auf einem Blatt Papier etwas zu malen. Bunte Farbstifte in reichlicher Auswahl sollten zur Verfügung gestellt werden. Das Kind wird gebeten, z. B. ein Männchen, ein Haus, einen Baum oder etwas malen, was es selber möchte. Spätestens vom 5. Lebensjahr ab sind gewisse Ansätze zu gestaltendem Malen zu erwarten; es sollten nicht mehr nur Kreise oder Gekritzel geboten werden. Auch Bilderbücher bieten die Möglichkeit, Konzentrations- und Selektionsfähigkeit auszutesten. Mehrere Bücher sollten zur Verfügung stehen, damit sich das Kind das für es Interessanteste auswählen kann.

Puppenstuben, Bausysteme oder ein Bauernhof bieten einem Kind reichlich Gelegenheit, phantasievoll zu spielen. Kinder mit Lernschwächen werden auf solche Spielangebote überhaupt nicht oder nur in einem sehr eng umschriebenen Rahmen eingehen. Ein phantasievolles, konzentriertes konstruktiv-operantes Spielen spricht gegen eine wesentliche Lernschwäche.

Die motorische Koordination kann leicht mit einem Hocker von etwa 32 cm Höhe überprüft werden. Das Kind wird aufgefordert, auf einen solchen Hocker zu steigen und von ihm abzuhüpfen. Unsicherheiten in der Gleichgewichtskontrolle beim Hochsteigen, Steifheit beim Abhüpfen oder Absteigen mit einem vorausgesetzten Bein weisen auf Koordinationsstörungen hin, die mit einer Lernschwäche kombiniert sein können.

Ist der Verdacht auf Lernschwäche einmal gegeben oder sind deutliche Hinweise vorhanden, sollten – falls die Möglichkeit besteht – die Lernschwächen genauer geprüft werden. Zugegeben werden muß, daß dies heute nur in wenigen Einrichtungen so geschehen kann, wie es für Vorschulkinder notwendig wäre.

Auch die Einleitung einer Therapie wird u. U. auf Schwierigkeiten stoßen. Weniger entscheidend ist, wie Therapeutin oder Therapeut ausgebildet wurden. Sie müssen aber in der Lage sein, den Entwicklungsstand eines Kindes richtig einzuschätzen und eine individuelle Therapie zu entwickeln. Dabei sollte weniger auf die Durchführung schematischer Programme geachtet werden, vielmehr ist ein Eingehen auf die individuellen Schwierigkeiten des Kindes wichtig.

Zusammenfassung

Kinder, die mit einer hohen Wahrscheinlichkeit Lernschwierigkeiten bekommen werden, fallen in aller Regel schon im Vorschulalter auf.

1. Solche Kinder lassen sich durch genaues und gezieltes Fragen nach bestimmten Entwicklungsqualitäten identifizieren.

2. Die Störungen können global, aber auch als sog. Teilleistungsstörungen vorkommen.

3. Isolierte motorische Probleme sind prognostisch günstiger, da ihre Wertigkeit mit zunehmendem Alter abnimmt.

4. Therapeutische Ansätze sollten die Probleme des betroffenen Kindes individuell erfassen und behandeln.

5. Die frühe Diagnose einer Lernschwäche gehört zu den schwierigsten ärztlichen Aufgaben. Genaues Befragen der Mütter ist der sicherste Weg, auf die Entwicklungsstörung aufmerksam zu werden.

Erschienen in:
pädiat. prax. **36**, 223–225 (1987/88)
Hans Marseille Verlag GmbH, München

Erfassen von Entwicklungsauffälligkeiten bei Fünfjährigen

Ein normierter Fragebogen

Barbara Ohrt, München,
H. G. Schlack, Bonn,
R. H. Largo, Zürich,
R. Michaelis, Tübingen, und
G. Neuhäuser, Gießen

Vorsorgeuntersuchungen haben zum Ziel, möglichst einfach und trotzdem wirkungsvoll Krankheitssymptome und Funktionsstörungen aufzuspüren, bevor sie manifest werden bzw. Beschwerden verursachen. Damit sollen bei Säuglingen und Kleinkindern Abweichungen vom normalen Entwicklungsverlauf frühzeitig erfaßt, ihre Ursachen aufgespürt und rechtzeitig Maßnahmen der Behandlung bzw. Förderung eingeleitet werden. In der Praxis sind Kinderärzte bei Vorsorgeuntersuchungen allerdings mit dem Problem konfrontiert, in einer begrenzten Zeit zuverlässige Informationen zu sammeln. Die benutzten Methoden sind meist von üblichen Untersuchungstechniken abgeleitet und keinesfalls immer für den beabsichtigten Zweck geeignet (9).

Auch an der Effektivität von Vorsorgeuntersuchungen überhaupt ist Kritik geäußert worden: Aufwand und Ergebnis müssen in einem angemessenen Verhältnis stehen. Ob dies zutrifft, kann zur Zeit nicht eindeutig beantwortet werden.

Einheitliche Dokumentation sollte ermöglichen, epidemiologische Daten zu sammeln. Wieder zeigt aber die Praxis, daß solche Ergebnisse nur bedingt brauchbar sind, weil bei unterschiedlichen Methoden und nicht-standardisierter Beurteilung die notwendige Vergleichbarkeit fehlt. Dies gilt besonders für den entwicklungsneurologischen Teil der Vorsorgeuntersuchungen in den ersten beiden Lebensjahren. Es wurden Häufigkeitsangaben bei pathologischen Befunden ermittelt, die im Vergleich zu epidemiologischen Studien aus anderen Ländern nur als unrealistisch zu bezeichnen sind (8).

Die Einführung der Vorsorgeuntersuchung U9 im Jahr 1989 stellte den Arzt wiederum vor eine Aufgabe, für die er unzureichend vorbereitet war. Kommt es doch darauf an, Funktionsstörungen oder Leistungsschwächen zu erkennen, die ein »Risiko« für die bevorstehende Schullaufbahn des Kindes signalisieren. Fehlbildungen, Dysplasien oder chronische Krankheiten, beispielsweise Herzvitien, Nierenanomalien, Mukoviszidose, Zerebralparesen, neuromuskuläre Erkrankungen oder geistige Behinderung, sollten ja bereits erkannt und angemessen versorgt sein.

Eine differenzierte Untersuchung mit entwicklungsneurologischen Methoden und neuropsychologischen Testverfahren ist als Screening ungeeignet. Teilleistungsschwächen nachzuweisen oder Verhaltensauffälligkeiten zu beurteilen setzt spezielles Wissen und längere Erfahrung voraus (13). Die komplexen Funktionen des Nervensystems und ihre engen Beziehungen zu psychosozialen Faktoren der Umgebung sind mit einfachen Tests nicht zu erfassen; zur Analyse ist ein zeitlicher Aufwand erforderlich, der im Praxisalltag üblicherweise nicht aufzubringen ist. Trotzdem ist es wichtig, einen möglichst verläßlichen Eindruck von der Entwicklung der Kinder zu erhalten.

Fragebogen und Entwicklungsscreening

Strukturierte Fragen an die Eltern sind für eine Vorfelddiagnostik geeignet und e m p f e h l e n s w e r t : Eine solche Befragung bringt vergleichbare sowie verläßliche Ergebnisse, ist rasch zu erlernen und kann leichter durchgeführt werden als eine Untersuchung.

In mehreren Untersuchungen wurde eine gute Übereinstimmung zwischen Angaben der Eltern zur Entwicklung ihres Kindes und dem Ergebnis von Entwicklungstests gefunden, wenn die Eltern strukturierte Beurteilungskriterien hatten. Eine gute Aussagekraft, d. h. wenig falsch-positive oder falsch-negative Beurteilungen für den gegenwärtigen Entwicklungsstand, erreichten Fragenkataloge für das Kleinkindalter, die an standardisierten Entwicklungstests orientiert waren (GESELL-Test: KNOBLOCH u. Mitarb. [7]; GRIFFITHS-Test: SONNANDER [12]). Zu ähnlichen Ergebnissen kamen COPLAN (2), HICKSON u. Mitarb. (6) und GLASCOE u. Mitarb. (5). Als weniger zuverlässig erwies sich die Fragebogenfassung des Denver-Developmental-Screening-Tests (3). Die Autoren halten diese Bogen nur für Eltern mit höherer Schulbildung geeignet (4).

Eltern können in der Regel die Entwicklung ihres Kindes, auch im Vergleich mit Altersgenossen, gut einschätzen und Besorgnisse zutreffend artikulieren. Eine strukturierte Befragung liefert daher vermutlich bessere Informationen als unzulängliche Untersuchungen; *gut gefragt ist besser als schlecht untersucht.*

Aufgrund dieser Überlegung wurde ein Entwicklungsfragebogen für 5jährige Kinder entwickelt. Unseres Wissens gibt es für diese Altersstufe bisher kein vergleichbares Verfahren, das spezifisch die funktionelle Entwicklung beurteilt. Ein rechtzeitiges Erfassen bedeutsamer Schwierigkeiten vor der Einschulung ist aber außerordentlich wichtig und muß Bestandteil der Vorsorgeuntersuchung U9 sein.

Auch eine standardisierte Befragung ist kein Entwicklungstest, und sie kann natürlich eine Untersuchung nicht ersetzen. Sie soll jedoch dabei helfen, diejenigen Kinder rasch herauszufinden, bei denen eine weitergehende entwicklungsneurologische und gegebenenfalls auch psychologische Diagnostik erforderlich ist.

Fragebogen für Fünfjährige

Zur Beurteilung der Entwicklung wurden altersabhängige Fähigkeiten bzw. altersgemäße Fertigkeiten herangezogen. Ihre Dokumentation ist nur dann sinnvoll, wenn Fragen ohne weiteres verständlich und daher auch sicher zu beantworten sind.

Bestimmte Fragenkomplexe müssen zudem altersgebundene biologische, aber auch in unserer Zivilisation erwartete Fertigkeiten erfassen. Es wurden deshalb folgende entwicklungsabhängige Bereiche ausgewählt:

1. Motorische Fertigkeiten, Körperkoordination, Feinmotorik;
2. kognitive Fähigkeiten, Artikulation, Grammatik;
3. soziale Entwicklung, Selbständigkeit.

Damit sollen Basisfertigkeiten erfaßt werden, die bis zum Ende des 5. Lebensjahres von etwa 90% aller Kinder erworben sind.

Für jede Frage ist ein 4-Punkte-rating-score zum Ankreuzen vorgegeben. Um die Reliabilität der Antworten zu erhöhen, sind die Punkte des Rating-scores jeweils in 4 qualitativen Bewertungen vorformuliert, die eine aufsteigende Ordnung der Bewältigung der zur Frage stehenden Funktion wiedergeben.

Die Eltern werden gebeten, bei jeder Frage diejenige der 4 vorgegebenen Beschreibungen anzukreuzen, die die augenblickliche Kompetenz ihres Kindes am besten trifft.

Es wurde darauf geachtet, die Fragen so zu stellen, daß Eltern sie unbefangen beantworten können. Wertende oder diskriminierende Fragen waren zu vermeiden, auch solche, die bereits Hinweise auf eine nicht normal ablaufende Entwicklung beinhalten. Eine korrekte Antwort ist dann nämlich nicht zu erwarten, teils weil die Entwicklungsproblematik von den Eltern noch nicht realisiert wurde, teils weil die Frage ambivalente Gefühle auslöst oder die Zustimmung das Aufgeben von Verdrängungsmechanismen bedeuten würde.

Die wichtige Frage nach dem Hörvermögen des Kindes ist in den hier entwickelten Elternfragen nicht enthalten, denn das Hörvermögen muß immer eigens vom Arzt in der Vorsorgeuntersuchung geprüft werden.

Periphere Hörstörungen sollten längst vor Erreichen des 5. Lebensjahres festgestellt worden sein. Jedoch geschieht es immer wieder, daß leichtere Hörstörungen erst spät erkannt werden, vor allem dann, wenn der Spracherwerb nicht offensichtlich beeinträchtigt ist.

Aber auch zentrale Hörstörungen, das heißt Störungen der Wahrnehmung und Verarbeitung der menschlichen Sprache, können fälschlich als mangelhaftes peripheres Hörvermögen imponieren. Hörtests üblicher Art ergeben dabei keinen pathologischen Befund.

Nicht nur altersgemäße motorische, kognitive und sprachliche Fertigkeiten determinieren die normale Entwicklung eines Kindes. Ebenso wichtig ist die Fähigkeit, sich in einen sozialen Verbund auch außerhalb der Familie zu integrieren.

Außerdem sollte ein Kind bei Aufnahme in die Schule in der Lage sein, sich selbst an- und auszukleiden, es sollte allein auf der Toilette zurechtkommen.

Die Liste entwicklungsabhängiger Fähigkeiten könnte leicht erheblich erweitert werden. Aus Gründen der Praktikabilität wurde die Zahl der Einzelfragen auf 18 beschränkt. Sie sind nicht willkürlich ausgewählt, vielmehr als leicht und genau verständlich auch präzise zu beantworten; in der klinischen Praxis haben sie sich seit langem bewährt. Zudem war die Möglichkeit der Evaluierung an einer größeren Gruppe von Kindern gegeben. Der Fragebogen wurde in der multizentrischen prospektiven Langzeitstudie in Südbayern angewendet und normiert.

Motorische Fertigkeiten

Radfahren

Gefragt wird, ob das Kind versucht, sich frei oder mit Stützrädern auf einem Fahrrad fortzubewegen, oder ob es diese Fähigkeit bereits beherrscht. Diese Fähigkeit stellt hohe Anforderungen an die Gleichgewichtskontrolle und setzt die Koordination rhythmischer Bewegungsabläufe voraus. Das Kind muß aber auch antizipatorisch denken und handeln können. In der bayerischen Studie hatten nur etwa 10% der Kinder noch keinerlei Erfahrung mit dem Fahrrad, so daß dies offenbar eine brauchbare Frage ist.

Bewertung: Radfahren noch nicht möglich – mit Stützrädern möglich – Stützräder seit kurzem nicht mehr notwendig – länger als ½ Jahr Radfahren ohne Stützräder möglich.

Fangen eines Balles

Gefragt wird nach der Fähigkeit, einen aus etwa 3–4 m Entfernung zugeworfenen Ball von 10–15 cm Durchmesser mit den Händen aufzufangen.

Bewertung: Ball kann mit den Händen nicht gefangen werden – kann nur mit Mühe und nur gelegentlich aufgefangen werden – wird meist mit beiden Händen aufgefangen – sicheres, wohlkoordiniertes, geschicktes Auffangen des Balles mit beiden Händen.

Rennen

Gefragt wird nach der Fähigkeit, wohlko-ordiniert und sicher eine Strecke von min-destens 10 m zu rennen.

B e w e r t u n g : Rennen nicht möglich – eher langsam mit auffällig mangelhafter Körperkoor-dination – möglich, jedoch noch nicht ganz flüs-sig in der Koordination – schnell mit sicherer, flüs-siger motorischer Koordination.

Aufknöpfen

Gefragt wird, ob bei Benutzen der übli-chen Kinderkleidung Knöpfe selbständig geöffnet werden können.

B e w e r t u n g : Aufknöpfen gelingt nicht – nur mit Hilfe – Aufknöpfen seit kurzem (Tage/einige Wochen) erlernt – selbständig schon seit längerer Zeit.

Kognitive Fähigkeiten

Zeichnung eines Menschen

Gefragt wird, ob die Gestalt eines Men-schen deutlich erkennbar gezeichnet wird. Die Fähigkeit dazu wird nicht nur von feinmotorischen Qualitäten be-stimmt, kognitive Fertigkeiten sind eben-so notwendig. Das Kind muß bereits ein Konzept haben, welche Gestalt und Kör-perteile einen Menschen charakterisieren, unabhängig davon, ob dies auch ange-messen zu Papier gebracht werden kann.

B e w e r t u n g : Gegenständliches Zeichnen noch nicht möglich – Kopffüßler mit oder ohne oder nur angedeutete Darstellung der Extremitäten – Kopf, Hals, Rumpf und Extremitäten – zusätzliche Details an Kopf (Haare, Ohren) und Extremitäten (Finger).

Zeitbegriff

Gefragt wird nach den Zeitbegriffen, über die das Kind verfügt.

B e w e r t u n g : Zeitbegriffe noch nicht vorhan-den – Tageszeiten verstanden und sprachlich aus-gedrückt (morgens, mittags, abends) – Zeitbegrif-fe gestern, heute, morgen verstanden und sprachlich ausgedrückt – Zeitbegriffe über meh-

rere Tage (Wochen, Monate) sicher beherrscht und sprachlich ausgedrückt.

Sprachliche Ausdrucksfähigkeit im Vergleich zu Gleichaltrigen

Die Eltern werden nach ihrer Einschät-zung der Ausdrucksfähigkeit im Vergleich zu gleichaltrigen bekannten Kindern ge-fragt.

B e w e r t u n g : Sprachliche Ausdrucksfähigkeit im Vergleich zu Altersgenossen mangelhaft und gravierend retardiert – etwas retardiert – eher besser (nicht auffällig) – deutlich besser als die Al-tersgenossen.

Berichten von Erfahrungen und Nacherzählen gehörter Geschichten

Gefragt wird nach der Fähigkeit, Erlebtes, z. B. im Kindergarten (in einigermaßen lo-gischer und zeitlicher Reihenfolge), zu be-richten oder Vorgelesenes bzw. Erzähltes nachzuerzählen.

B e w e r t u n g : Erlebtes, Gehörtes kann nicht be-richtet werden – nur bruchstückweise berichtet – mehrheitlich in logischem und zeitlichem Ablauf berichtet – in logischem und zeitlichem Ablauf klar und verständlich berichtet.

Artikulation der Alltagssprache verständlich für Personen, die nicht direkt zur Familie gehören

B e w e r t u n g : Artikulation unverständlich – teil-weise verständlich – nur bei bestimmten Buchsta-ben auffällig – deutlich und sicher.

Satzbau der Alltagssprache

Gefragt wird nach der grammatikalischen Struktur der verwendeten Alltagssprache.

B e w e r t u n g : Keine grammatikalische Struktur oder nur ansatzweise erkennbar – erheblich Feh-ler im Satzbau – gelegentlich kleine Fehler im Satzbau – Satzbau immer korrekt.

Soziale Entwicklung, Selbständigkeit

Trennung von Beziehungspersonen

Gefragt wird nach der Fähigkeit, sich für einige Stunden von den nächsten Bezie-hungspersonen trennen zu können.

Bewertung: Trennung ist nicht möglich – nur für kurze Zeit möglich – meist möglich, es bestehen aber gelegentlich Schwierigkeiten, die Trennung auszuhalten – sicher möglich.

Verstehen und Beachten von Spielregeln

Gefragt wird nach der Fähigkeit, bei altersgemäßen Spielen (Brettspiele, Domino, Lotto) die Regeln zu verstehen, zu akzeptieren und einzuhalten.

Bewertung: Spielregeln werden weder verstanden noch eingehalten – nur für kurze Zeit befolgt, Kind bricht Spiele von sich aus ab – gelegentlich Probleme, sich an Spielregeln zu halten oder verlieren zu können – Spielregeln und Verlierenkönnen werden akzeptiert.

Akzeptanz in Spielgruppe

Gefragt wird, wie das Kind von anderen, etwa gleichaltrigen Kindern einer Spielgruppe (bis zu 6 Kinder) akzeptiert und integriert wird.

Bewertung: Wird nicht akzeptiert – wird ab und zu und mit erheblichen Vorbehalten akzeptiert – wird meist akzeptiert, erfährt jedoch gelegentlich gewisse Vorbehalte – wird voll akzeptiert.

Freundinnen/Freunde

Gefragt wird nach einer stabilen, über längere Zeit (Monate) bestehenden engen Beziehung zu einem etwa gleichaltrigen Kind.

Bewertung: Keine Freundin/Freund – nur ab und zu kurzfristige Freundschaften (Kind entweder selbst nicht daran interessiert oder Freundschaft von anderen Kindern bald abgebrochen) – Kind selbst an Freundschaft interessiert, verliert aber immer wieder scheinbar stabile Freundschaft – stabile Freundschaften, wird eingeladen, lädt selbst ein (z. B. Geburtstage).

Rollenspiele mit anderen Kindern

Gefragt wird, wie ein Kind in der Lage ist, bei Rollenspielen eine seinem Alter angemessene Rolle zu übernehmen und während des Spiels beizubehalten.

Frage	alle Kinder (n = 431)	Knaben (n = 207)	Mädchen (n = 224)
1 Radfahren	5,8	7,3	4,5
2 Ballfangen	12,6	15,7	9,8
3 Rennen	3,6	3,0	4,2
4 Aufknöpfen	12,0	15,7	8,6
5 Mannzeichnen	7,5	12,6	2,8
6 Zeitbegriff	5,1	5,6	4,6
7 Ausdruck	1,2	1,5	0,9
8 Erzählen	0,5	0,5	0,5
9 Artikulation	4,9	6,8	3,1
10 Satzbau	11,5	14,3	8,9
11 Trennung	8,9	11,8	6,3
12 Spielregeln	2,8	3,0	2,7
13 Gruppenspiel	1,9	1,5	2,3
14 Kameraden	6,6	8,7	4,6
15 Rollenspiel	4,1	6,1	2,3
16 Emotion, Verstehen	7,7	10,2	5,4
17 Ankleiden	0,2	0,5	0
18 Sauberkeit	3,5	3,5	1,5

Tab. 1
Relative Häufigkeit von Kindern der Normstichprobe, die nach den Angaben ihrer Eltern in den jeweils erfaßten Fähigkeiten und Fertigkeiten (3 Bereiche) außerhalb der Trennungslinie von 5–10% liegen

Bewertung: Beteiligt sich nicht an Rollenspielen – nur ungern – gern, aber nur mit bestimmter Rolle bzw. läßt sich für sein Alter unangemessene Rollen zuweisen – übernimmt unterschiedliche Rollen kompetent, je nach Zusammensetzung der Mitspielenden und nach Spielsituation.

Verständnis emotional getönter Äußerungen

Gefragt wird, ob das Kind beim Spiel, aber auch in Situationen des täglichen Lebens, emotionale Äußerungen anderer Kinder realisiert, begreift und darauf adäquat oder aktiv werdend reagiert (Mimik, Gestik, Redewendungen, Trauer, Kummer, Weinen, Lachen).

Bewertung: Kein Verständnis für emotionale Äußerungen – erhebliche Schwierigkeiten, emotionale Äußerungen zu bemerken und adäquat darauf zu reagieren – bemerkt und versteht emotionale Äußerungen, reagiert aber nicht immer adäquat – versteht und handelt adäquat (Trösten, Teilen, Kommentare, Mitfreude).

Ankleiden

Gefragt wird, wie das Kind in der Lage ist, sich selbst in angemessener Zeit anzukleiden.

Bewertung: Ankleiden, auch in nicht mehr angemessener Zeit nicht selbst möglich – nur mit Hilfe und mit deutlich vermehrtem Zeitaufwand – weitgehend selbständig, gelegentlich Hilfe – vollkommen selbständig.

Toilette

Gefragt wird nach dem Stand der Sauberkeitsentwicklung und ob das Kind sich schon selbst säubern kann.

Bewertung: Näßt noch tagsüber ein – noch nicht zuverlässig trocken und sauber, benötigt Hilfe – trocken und sauber, wenn zum Toilettengang aufgefordert oder daran erinnert – vollkommen selbständig auf der Toilette.

Normierung des Fragebogens

Die Normierung des Fragebogens erfolgte an den Kindern der Bayerischen Langzeitstudie über die Entwicklung von Kindern nach unterschiedlichem perinatalen und frühkindlichen Entwicklungsrisiko (11). In der Studie wurden 4855 perinatal belastete Kinder und 757 neonatale gesunde »Kontrollkinder« erfaßt.

Aus den Daten der Studie wurde eine für das Geburtsjahr 1985 zutreffende Normstichprobe gebildet (Alter 4 Jahre, 8 Monate), die nach der sozialen Schicht, nach

Stadt- und Landverteilung, Geschlecht und Gestationsalter der Durchschnittsbevölkerung von Südbayern im Jahr 1985 entsprach.

Die zur Normierung des Fragebogens benutzte Normstichprobe umfaßt 431 Kinder, 207 Jungen und 224 Mädchen. Ihre Eltern erhielten den Fragebogen ausgehändigt und wurden gebeten, die 18 Fragen zum augenblicklichen Entwicklungsstand ihres Kindes zu beantworten. Dabei gab es im allgemeinen keine Schwierigkeit; nur selten waren Erklärungen nötig, die von einer Familienbegleiterin oder vom Arzt gegeben wurden.

Bei der Auswertung war darauf zu achten, daß nicht mehr als 5 bis maximal 15% der Kinder bei den jeweiligen Fragen als »nicht altersgemäß entwickelt« erscheinen durften. So sollte vermieden werden, zu viele Kinder als auffällig und untersuchungsbedürftig einzustufen. Eine enge Grenze zur Selektion nur der exakt über der 95. Perzentile liegenden Kinder ist bei einem Rating von nur 4 Punkten nicht zu erreichen.

Die Jungen wurden in fast allen erfaßten Fähigkeiten von ihren Eltern als etwas weniger weit entwickelt cingestuft als die Mädchen; somit müßten nach dem Ergebnis des Bogens Mädchen seltener einer speziellen Untersuchung zugeleitet werden. Ob sich dies als richtig erweist, muß eine weitere Untersuchung der Kinder im Schulalter zeigen. Vorerst wurde auf eine Geschlechtsdifferenzierung verzichtet.

Die relative Häufigkeit, nach der die Kinder der Normstichprobe entsprechend der Angaben ihrer Eltern in den jeweiligen Entwicklungsbereichen (18 Fragen) außerhalb der Trennungslinie (90–95%) liegen, ist in Tab. 1 angegeben. Daraus ergibt sich ein Profil, das zur Auswertung des Fragebogens Verwendung findet (Abb. 1).

Der Elternfragebogen kann bei der Untersuchung von Kindern am Ende des 5. Lebensjahres vorgelegt werden. Die Eltern sollen für jede Frage die zur augenblicklichen Kompetenz ihres Kindes am besten

Radfahren	noch nicht ○	mit Stützrädern ○	seit kurzem ohne Stützräder ○	> 1/2 Jahr ohne Stützräder ○
Ballfangen	noch nicht ○	nur mit Mühe ○	gut ○	sehr geschickt ○
Rennen	noch nicht ○	langsam ○	rasch ○	sehr rasch, flüssig ○
Knöpfe aufknöpfen	noch nicht ○	mit Hilfe ○	seit kurzem selbst ○	seit ≧ 1 Jahr ○
Mann-Zeichnung	keine gegenständliche Darstellung ○	Kopffüßler ○	Kopf, Rumpf, Extremitäten ○	zusätzlich Details von Kopf und Extremitäten ○
Zeitbegriff	fehlend ○	morgens, mittags, abends ○	gestern, heute, morgen ○	über mehrere Tage ○
Ausdrucksfähigkeit im Vergleich mit Gleichaltrigen	stark zurück ○	etwas zurück ○	etwas voraus ○	deutlich voraus ○
Erzählen von Erfahrungen und Geschichten	fehlend ○	bruchstückweise ○	mehrheitlich zusammenhängend ○	detailliert und klar ○
Artikulation der Alltagssprache für Außenstehende	unverständlich ○	teilweise verständlich ○	mehrheitlich verständlich ○	alles verständlich ○
Satzbau der Alltagssprache	so unvollständig, daß unverständlich ○	viele Fehler ○	selten Fehler ○	immer korrekt ○
Trennung von Bezugspersonen für einige Stunden	nicht möglich ○	nur für kurze Zeit möglich ○	meist möglich, aber noch Schwierigkeiten Trennung auszuhalten ○	sicher möglich bei bekannten Personen ○
Versteht Spielregeln altersgemäßer Spiele (Brettspiele, Domino, Lotto u. ä.)	nein ○	hält sich für kurze Zeit an Spielregeln, bricht Spiele von sich aus ab ○	gelegentliche Probleme mit Spielregeln oder Verlierer zu sein ○	hält sich an Spielregeln, kann auch verlieren ○
Wird von anderen Kindern in kleinerer Spielgruppe (bis zu 6 Kindern) akzeptiert	nein ○	ab und zu mit erheblichen Vorbehalten ○	meist, aber gelegentlich gewisse Vorbehalte ○	wird voll akzeptiert ○
Hat Freunde/Freundinnen	nein ○	nur ab und zu kurzfristig, wenig an Freundschaften interessiert ○	möchte gerne, verliert aber immer wieder scheinbar stabile Freundschaft ○	stabile Freundschaften, wird eingeladen, lädt selbst ein (z. B. Geburtstage) ○
Rollenspiele mit anderen Kindern	beteiligt sich nicht ○	beteiligt sich nur ungern und mit bestimmter Rolle ○	nur bestimmte Rolle oder läßt sich unangemessener Rolle zuweisen ○	übernimmt verschiedene Rollen kompetent je nach Spielsituation ○
Versteht emotional getönte Signale (Mimik, Gestik, Redewendungen, Tadel, Trauer, Kummer, Weinen, Lachen) anderer Kinder	nein ○	hat erhebliche Schwierigkeiten, Signale zu bemerken und adäquat zu reagieren ○	versteht, kann aber nicht immer adäquat reagieren ○	versteht und handelt adäquat (Trösten, Teilen Kommentare, Mitfreuen) ○
Ankleiden	nicht möglich ○	braucht immer etwas Hilfe ○	mehrheitlich selbständig, braucht gelegentliche Hilfe ○	selbständig ○
Sauberkeit	näßt täglich ein ○	ist noch nicht zuverlässig trocken und sauber ○	ist trocken und sauber, wenn zum Toilettengang aufgefordert wird ○	selbständig ○

Abb. 1

Muster des Fragebogens mit eingezeichneter
Grenzlinie entsprechend der 95. Perzentile
der Normstichprobe.
(Die Formblätter werden über die Fa. *Milupa*
vertrieben.)

passende Beschreibung ankreuzen. Mit einer Folie, die vom Arzt anschließend auf den Fragebogen gelegt wird, ist das bei der Normstichprobe ermittelte Profil (Trennungslinie) zu sehen. Damit sind einfach jene Markierungen zu erkennen, die auf dem ausgefüllten Fragebogen links von dieser Linie liegen und für die betreffenden Fähigkeiten eine Entwicklung unterhalb der Altersnorm anzeigen.

Der Entwicklungsfragebogen erfüllt die Kriterien einer »Prüfung der kindlichen Entwicklung« (Grobmotorik, Feinmotorik, Sprache und soziales Verhalten) nach standardisierten Skalen (GOÄ 715 bzw. 718 oder BMÄ 950).

Zusammenfassung

Ausgehend von der Erfahrung, daß Fragen an die Eltern geeignet sind, den Entwicklungsstand von Kindern annähernd zu erfassen, wurde ein Screeninginstrument für 5jährige Kinder erarbeitet. 18 Fragen erfassen motorische Fertigkeiten, kognitive Fähigkeiten und soziale Entwicklung sowie Selbständigkeit. Bei einer Normstichprobe von 431 Kindern waren jene Fähigkeiten zu ermitteln, die nach Angaben der Eltern von 90–95% beherrscht wurden. Danach kann im Profil des Fragebogens sofort abgelesen werden, welche Kinder in bestimmten Fertigkeiten unterhalb des Durchschnitts liegen und ausführlich entwicklungsneurologisch untersucht werden sollten. Der Fragebogen bietet zudem eine gute Möglichkeit, mit Eltern detailliert über die Entwicklung ihres Kindes zu sprechen.

Literatur

1. BUCHWALD-SAAL, M. u. R. MICHAELIS: Zur Verläßlichkeit mütterlicher Angaben über entwicklungsneurologische Auffälligkeiten bei ihren Säuglingen. Kinderarzt 9, 1673–1677 (1978).

2. COPLAN, I.: Parental estimate of child's developmental level in a high risk population. Am. J. Dis. Child. 136, 101–104 (1982).

3. FRANKENBURG, W. K. u. Mitarb.: The Denver Prescreening Developmental Questionnaire. Pediatrics 57, 744–753 (1976).

4. FRANKENBURG, W. K., S. M. THORNTON u. M. E. COHRS: Pediatric Developmental Diagnosis. Thieme-Stratton, New York-Stuttgart 1981.

5. GLASCOE, F. P., W. A. ALTEMEIER u. W. E. MacLEAN: The importance of parents' concerns about their child's development. Am. J. Dis. Child. 143, 955–958 (1989).

6. HICKSON, G. B., W. A. ALTEMEIER u. S. O'CONNER: Concerns of mothers seeking care in private pediatric offices: Opportunities for expanding services. Pediatrics 72, 619–624 (1983).

7. KNOBLOCH, H. u. Mitarb.: The validity of parental reporting of infant development. Pediatrics 63, 872–878 (1979).

8. MICHAELIS, R. u. I. KRÄGELOH-MANN: Früherkennung neurologischer Ausfälle und psychomotorischer Retardierungen bei Kindern. In: SPRANGER, J. (Hrsg.): Früherkennung und Verhütung von Behinderungen im Kindesalter, S. 34–43. Umwelt & Medizin, Frankfurt/Main 1988.

9. OHRENBERG-ANTONY, G. u. G. NEUHÄUSER: Methodische Probleme der Früherkennungsuntersuchungen. Notwendige Verbesserung in der Kindervorsorge. Frühförderung interdisziplinär 8, 1–12 (1989).

10. OHRENBERG-ANTONY, G. u. G. NEUHÄUSER: Früherkennungsuntersuchungen für Kinder. Theoretischer Anspruch und praktische Möglichkeiten. Kinderarzt 20, 729–732 (1989).

11. RIEGEL, K., B. OHRT u. R. BRANDMEIER: Prognose von Früh- und Mangelgeborenen. pädiat. prax. 41, 587–597 (1990/91).

12. SONNANDER, K.: Parental developmental assessment of 18-months-old children. Reliability and predictive value. Devl. Med. Child Neur. 29, 351–362 (1987).

13. ULREY, G. u. S. J. ROGERS: Psychological Assessment of Handicapped Infants and Young Children. Thieme-Stratton, New York-Stuttgart 1982.

Erschienen in:
pädiat. prax. 46, 11–19 (1993/94)
Hans Marseille Verlag GmbH, München

Die sogenannten Zerebralparesen

Neue ätiopathogenetische und nosologische Konzepte

R. Michaelis, G. Niemann,
Ingeborg Krägeloh-Mann, Tübingen,
und Karin Edebol-Eeg-Olofsson,
Göteborg

Seit etwa 150 Jahren wird versucht, die sog. infantile Zerebralparese als nosologische Einheit zu definieren, zu verstehen und zu beschreiben. Freud (2) erkannte, daß zu seiner Zeit eine solche Aufgabe nicht zu lösen sei, da noch zu viele Einflußgrößen des Krankheitsbildes der Zerebralparese nicht bekannt seien.

Freud schlug daher vor, die verschiedenen Formen der Zerebralparese phänomenologisch zu beschreiben, mit der Hoffnung, daß später einmal diese unterschiedlichen phänomenologischen Formen zu nosologischen Einheiten zusammengefaßt werden könnten.

Obwohl heute nicht mehr von der »Zerebralparese« als von einer geschlossenen nosologischen Einheit die Rede sein kann, hat sich aber doch gezeigt, daß typische phänomenologische Gruppen der Zerebralparesen existieren, die als nosologische Entitäten gelten können, worauf im folgenden einzugehen sein wird. Unter einer nosologischen Einheit wird dabei verstanden, daß Ätiologie, Pathomorphologie sowie Verlauf und Prognose einer bestimmten neurologischen und funktionellen Phänomenologie zugeordnet werden können.

Ausgehend von solchen Überlegungen kann daher nicht mehr von der »Zerebralparese«, sondern nur noch von verschiedenen Formen der Zerebralparesen gesprochen werden. Der Begriff der »Zerebralparese« wird aber international immer noch so verwendet, als würde damit eine Krankheitseinheit beschrieben.

Ein Beispiel soll das Dilemma zeigen: In einer amerikanischen Arbeit wird über Magnet-Resonanz-Untersuchungen bei 40 Patienten mit »Zerebralparesen« berichtet (13): Die untersuchte Population setzt sich wie folgt zusammen:

 6 hypotone Patienten im Alter von 1 Monat bis 3,8 Jahren,
 4 Patienten mit spastischen Monoparesen,
 1 Patient mit einer Choreoathetose,
 3 Patienten mit einer Hemiparese – einer davon mit einer spastischen Parese,
 6 Patienten mit Spastik (ohne nähere Angaben),
20 Patienten mit Diplegien oder spastischen Tetraparesen.

Ein für die »Zerebralparese« verbindliches Ergebnis kann jedoch bei einer derart heterogenen und willkürlichen Auswahl der Patienten nicht erwartet werden.

Definition der Zerebralparesen

Nach der Definition des Little Club von 1964 (1) ist eine Zerebralparese eine bleibende, jedoch sich verändernde Störung von Bewegung und Haltung, ausgelöst durch eine nichtprogrediente Störung des unreifen Gehirns.

In deutschen pädiatrischen Lehrbüchern wird die »Zerebralparese« als nicht progredientes Residualsyndrom der Motorik und Haltung definiert, entstanden durch eine Schädigung des unreifen Gehirns. Damit wird aber eine nosologische Entität ausdrücklich ausgeschlossen (12).

Allen Definitionen der Zerebralparesen, von denen eine ganze Reihe existieren, ist jedoch gemeinsam:

1. Die Schädigung erfolgte am unreifen Gehirn.
2. Sie sind nicht progredient.
3. Die Störung betrifft die Motorik und die Haltungskontrolle.
4. Über andere Störungen und Auffälligkeiten wird nichts ausgesagt.

Die Frage bleibt jedoch offen, bis wann das Gehirn als »unreif« zu bezeichnen ist. In der Definition von HAGBERG (3) wurde zunächst die Grenze der Unreife am Ende des 2. Lebensjahres gezogen, während die von uns verwendete Definition nur Schädigungen des Gehirnes bis zum Abschluß der Neonatalzeit (Ende der 4. Lebenswoche) einschloß. Daß sich aus unterschiedlichen und willkürlichen Festlegungen der Gehirnreife erhebliche Probleme und Differenzen im Hinblick auf die Ätiologie und Epidemiologie (Prävalenzen) der Zerebralparesen ergeben, liegt auf der Hand. Bei Populationsvergleichen sind daher die Ausgangsdefinitionen besonders zu beachten.

Eine von uns bevorzugte Definition bezieht sich ausschließlich auf die spastischen, ataktischen und dyskinetischen Formen der Zerebralparesen (8). Sie sei hier zitiert:

Zerebralparesen sind bleibende, nicht progrediente, jedoch im Erscheinungsbild sich ändernde Störungen der Haltung und Bewegung, mit mehr oder weniger starker Beeinträchtigung auch der kognitiven und sprachlichen Entwicklung. Das sich entwickelnde Gehirn ist durch pränatale, natale oder neonatale schädigende Faktoren in seiner Funktion beeinträchtigt und morphologisch alteriert worden.

Klassifikation der Zerebralparesen

Die erste in sich schlüssige phänomenologische Klassifikation der Zerebralparesen wurde von FREUD (2) beschrieben. Bis heute wird seine Klassifikation im Prinzip verwendet, sie wurde von INGRAM (4) und von HAGBERG (3) modifiziert übernommen. Die Klassifikation nach HAGBERG hat sich inzwischen auch international durchgesetzt. HAGBERG unterscheidet zwischen spastischen, ataktischen und dyskinetischen Syndromen:

S p a s t i s c h e Syndrome: Hemiplegie, Diplegie, Tetraplegie.

A t a k t i s c h e Syndrome: kongenitale Ataxie, ataktische Diplegie.

D y s k i n e t i s c h e Syndrome: Dystonien.

Die überwiegende Schwere der spastischen oder dyskinetischen Beteiligung entscheidet darüber, welcher Kategorie ein bestimmter neurologischer Befund zuzuordnen ist. In der Klassifikation von FREUD (2) und INGRAM (4) existierte noch der Begriff der »bilateralen Hemiplegie«. Er bezeichnet einen neurologischen Befund, bei dem beidseits eine »Hemiplegie« festzustellen ist, wobei die Arme stärker betroffen sind als die Beine.

Bis heute wird immer noch argumentiert, daß bei spastischen Hemiparesen die Arme stärker betroffen seien als die Beine, was jedoch mit dieser Ausschließlichkeit nicht zutrifft. Die ätiopathogenetische

Idee, die hinter diesem Begriff steht, ging davon aus, daß beide Hirnhälften von Schädigungsereignissen getroffen worden sind, die ansonsten, wenn einseitig geschehen, zu einer spastischen Hemiparese geführt hätten. Weil die Neurologie der »bilateralen Hemiparese« jedoch der Definition der spastischen Tetraplegie HAGBERGS entspricht (Arme gleich schwer oder schwerer betroffen als Beine) bestand keine Notwendigkeit mehr, die bilaterale Hemiplegie als besondere nosologische Entität in seine Klassifikation aufzunehmen.

Mit der Klassifikation nach HAGBERG lassen sich die meisten Formen der spastischen, ataktischen und dystonen Syndrome erfassen. Jedoch erfordern neuere Befunde ein Überdenken und eine Modifikation seiner Klassifikation:

1. Für die wenigsten der ataktischen und dyskinetischen Erkrankungen trifft die definitorische Forderung der fehlenden Progredienz zu. Insofern besteht die Gefahr, langsam progrediente Ataxien und Dyskinesien als Zerebralparesen zu vereinnahmen und daher auf diagnostische Maßnahmen zu verzichten.

2. Die ataktische Diplegie wird heute kaum noch gesehen. Sie war offenbar früher häufig bei Kindern mit einem nicht geshunteten Hydrozephalus zu finden. Nachdem dieser mit ableitenden Ventilsystemen behandelt werden kann, kommt die ataktische Diplegie nur noch selten vor.

3. Bei sehr unreifen Frühgeborenen werden als Folge perinataler Komplikationen motorische Störungen beobachtet, die nicht einer festgelegten phänomenologischen Klassifikation zugeordnet werden können. Die neurologische Symptomatik wird charakterisiert durch einen fluktuierenden Tonuswechsel der Muskulatur, durch Muskelhypotonien und Hypertonien in unterschiedlichen Muskelgruppen, durch dyskinetische Phänomene und durch zentrale Hypotonien. Oft fehlt die klare neurologische Symptomatik einer Pyramidenbahnläsion.

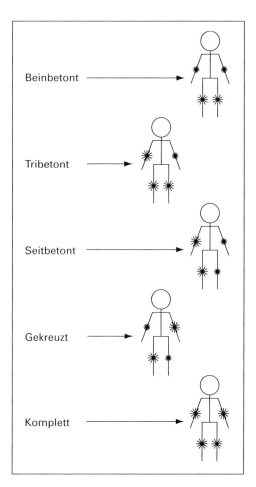

Abb. 1
Klassifikation der spastischen Tetraparesen

4. Die epidemiologische Situation bestimmter spastischer Zerebralparesen scheint sich zu verändern. Die klassische Form der Diplegie bei Frühgeborenen wurde mit sinkender Mortalität zuerst häufiger beobachtet, nahm dann jedoch mit Verbesserungen der Geburtsüberwachung und der neonatalen Intensivmedizin in den letzten Jahren wieder ab.

Die Prävalenz der spastischen Hemiparesen hat sich dagegen (außer in der Gruppe der sehr kleinen Frühgeborenen) nicht wesentlich geändert, was den Schluß zuläßt, daß die Entstehung unabhängig von den modernen Methoden der Geburtsüberwachung und der neonatologischen Intensivtherapie verläuft und ätiologischen Faktoren unterliegt, die bisher kaum verstanden werden.

Schwere Behinderungen tetraparetischer Kinder, und hier vor allem Reifgeborener, scheinen dagegen zuzunehmen, bedingt durch prä- und perinatale Infektionen und durch das Überleben von Neugeborenen mit schwersten hypoxisch-ischämischen Enzephalopathien.

Modifikation der Klassifikation nach HAGBERG

Bei einer Untersuchung zweier Polulationen diplegischer und tetraplegischer Kinder (10) wurde von uns eine differenziertere phänomenologische Klassifikation verwendet, die es erlaubte, die gefundenen neurologischen Auffälligkeiten und Behinderungen leichter und korrekter zu dokumentieren. Die Abb. 1 zeigt die von uns verwendete Klassifikation.

In einer gemeinsam mit der Göteborger Arbeitsgruppe durchgeführten epidemiologischen Studie zur Häufigkeit von Tetraparesen (Di- und Tetraplegien zusammengenommen) in Südschweden und in Südwestdeutschland hat sich diese Einteilung bewährt. Die phänomenologische Klassifikation erbrachte eine nicht in dieser Präzision erwartete genaue Übereinstimmung der beiden Populationen, womit die dokumentierten neurologischen Befunde gut vergleichbar wurden. Außerdem stellten sich sehr ähnliche epidemiologische Verläufe über die Jahre 1975–1986 dar (6).

Die phänomenologische Klassifikation führte aber auch überraschenderweise zu pathomorphologisch distinkten Kategorien: Magnet-Resonanz-Befunde zeigten relativ einheitliche zentrale Lokalisations- und Läsionsmuster, die den Nutzen dieser phänomenologischen Kategorien unterstrichen (7). Die phänomenologische Klassifikation eröffnete also auch die Chance, nosologisch sinnvolle Entitäten bilden zu können.

Die Zerebralparesen lassen sich damit einteilen in:

Abb. 2–4
Unilaterale periventrikuläre Läsion auf der Höhe des Centrums semiovale und der Cella media;
T2-gewichtete Kernspinbilder;
13jähriges, normal begabtes Mädchen
mit kongenitaler Hemiparese (reifgeboren)

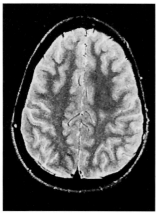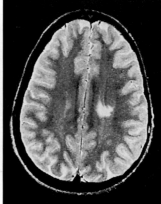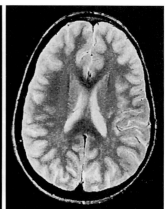

Spastische Syndrome

Hemiparesen: armbetont; beinbetont; Arm = Bein betroffen.

Tetraparesen: beinbetont; beinbetont + 1 Arm betont (tribetont); seitbetont (die Extremitäten einer Seite sind deutlich schwerer neurologisch und funktionell betroffen als die der anderen Seite); gekreuzt betont (eine obere Extremität und die untere Extremität der anderen Körperseite sind deutlich stärker betroffen); komplette Tetraparese (Arme und Beine sind gleich schwer oder die Arme sind schwerer betroffen).

Ataktische Syndrome
(ohne oder mit nur geringer Spastik)

Dyskinetische Syndrome
(ohne oder mit nur geringer Spastik)

Wie bereits erwähnt, ist besonders bei den ataktischen und dyskinetischen Syndromen zu beachten, daß sie nicht Symptom einer progredienten Enzephalopathie sind. Eine choreoathetotische Symptomatik wird – wie heute in der Neurologie üblich – dem dyskinetischen Syndrom zugeordnet.

Dyskinetische und ataktische Befunde, die mehr oder weniger ausgeprägt ein spastisches Syndrom begleiten, werden in ihrer neurologischen Qualität und Quantität bei der entsprechenden spastischen Kategorie mitprotokolliert. Ein Vergleich zweier Populationen komplett tetraparetischer Kinder aus Schweden und Tübingen mit einmal ausgeprägten und einmal nur geringen oder fehlenden dyskinetischen Anteilen ergab keine wesentlichen nosologischen Unterschiede der beiden Populationen (9), so daß zur Zeit nichts dagegen spricht, eine zusätzliche dyskinetische Symptomatik in ihrer Ausprägung bei den spastischen Syndromen mitzudokumentieren. Erfahrungsgemäß scheinen allerdings Kinder mit einer stärkeren dyskinetischen Beteiligung weniger stark in ihren geistigen Fähigkeiten eingeschränkt zu sein.

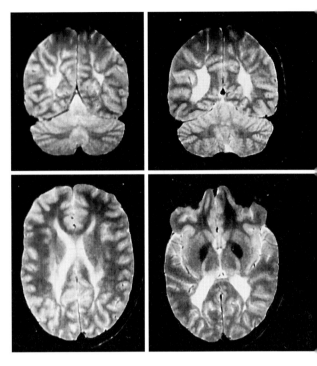

Abb. 5–8
Periventrikuläre Leukomalazie; bilaterale Zonen vermehrter Signalintensität, besonders im Trigonum- und Cella media-Bereich; T2-gewichtete Kernspinbilder; 12jähriges normal begabtes Mädchen mit leichter, beinbetonter spastischer Tetraparese (Gestationsalter 32 Wochen; Geburtsgewicht 1600 g)

Nosologische Charakteristika

Kongenitale Hemiparesen

Häufig ist noch die Meinung zu finden – auch in Lehrbüchern –, bei hemiparetischen Kindern sei immer der Arm schwerer betroffen als das Bein, eine Meinung, die sich seit den Tagen FREUDS bis in unsere Tage hinein verfolgen läßt, eine Meinung, die in dieser Ausschließlichkeit nicht mehr aufrechterhalten werden kann (nach unserer Nachuntersuchung ist die funktionelle Beeinträchtigung bei etwa

165

20–30% der Betroffenen armbetont, bei 30–40% beinbetont, und bei etwa 40% sind Arm und Bein gleich schwer betroffen).

Viele hemiparetische Kinder bieten eine leere pränatale und perinatale Anamnese. Im Gegensatz zu den spastischen Diplegien sind dies überwiegend (60–70%) reifgeborene Kinder (14). Hirnfehlbildungen, meist unilaterale oder asymmetrische periventrikuläre Läsionen und porenzephale Defekte wohl als Folge von Verschlüssen vor allem der A. cerebri media lassen sich computertomographisch und mit der Magnet-Resonanz-Tomographie darstellen (11) (Abb. 2–4). Warum diese entstanden sind, kann heute bei den meisten Patienten nur hypothetisch beantwortet werden. Die Entwicklungsprognose hemiparetischer Kinder ist eher gut, besonders dann, wenn kein Anfallsleiden die Hemiparese kompliziert.

Tetraparesen

Kinder mit Tetraparesen vom »diplegischen Typ« waren in den von uns untersuchten Hospital-based-Populationen (10) etwa zu ⅔ zu früh und zu ⅓ am Termin geboren.

In der bereits erwähnten, mit Göteborg gemeinsam durchgeführten epidemiologischen Studie konnten eine Reihe von Kindern dieser Gruppe mit der Magnet-Resonanz-Tomographie untersucht werden (5). Dabei zeigte sich, daß bei frühgeborenen Kindern vor allem periventrikuläre Leukomalazien und Ventrikelerweiterungen die zentralen Läsionen charakterisieren (Abb. 5–8), jedoch unerwarteterweise, auch bei den reifgeborenen Kindern.

Die Befunde erlauben den Schluß, daß, wie durch die Sonographie bekannt, Frühgeborene ihre zentralen Läsionen vorwiegend in der Neonatalzeit erleiden, während bei den reifgeborenen tetraparetischen Kindern vom diplegischen Typ diese Läsionen intrauterin etwa um die 30.–34. Woche entstanden sein müssen,

ohne daß der Schwangerschaftsverlauf als solcher dadurch gestört wurde. Wodurch intrauterin Durchblutungsstörungen der periventrikulären Matrix ausgelöst werden, ist nicht bekannt.

Die Kinder mit beinbetonten Tetraparesen haben eine günstigere Prognose gegenüber den tribetonten oder gekreuzten Tetraparesen, die Behinderung ist häufig auch weniger stark ausgeprägt. Die seitenbetonte Tetraparese scheint nach Magnet-Resonanz-Befunden eher den Hemiparesen nahezustehen, soweit sie durch periventrikuläre Leukomalazien bedingt sind. Auch für diese Kategorien der Tetraparesen gilt, daß ein Hinzutreten des Anfallsleidens die Prognose verschlechtert.

Da die Pyramidenbahn mit ihren Anteilen in der Nähe der Ventrikel zum Hirnstamm und Rückenmark zieht, und da die Fasern des 1. Neurons der Beine den Ventrikeln am nächsten liegen, wird verständlich, daß durch periventrikuläre Ischämien und Blutungen in der periventrikulären Matrix die Fasern der unteren Extremitäten als erste von solchen Ereignissen in Mitleidenschaft gezogen werden.

Die komplette Form der Tetraparesen ist prognostisch die ungünstigste und von der Behinderung her die schwerste der Tetraparesen. Zu hohen Anteilen sind diese Kinder mikrozephal (etwa 70%) und leiden an Epilepsien (etwa 80–90%) (9). Die meisten der Kinder sind schwer motorisch und geistig behindert.

Teils entstehen komplette Tetraparesen nach pränatalen, natalen oder neonatalen viralen oder bakteriellen Infektionen, teils nach schweren, zu hypoxisch-ischämischen Enzephalopathien führenden Asphyxien, die kurz vor, unter oder kurz nach der Geburt abgelaufen sind. Mit Magnet-Resonanz-Untersuchungen kommen dann zentrale Läsionen im Sinne einer multizystischen Enzephalopathie, Porenzephalie, parasagittalen kortiko-subkortikalen Veränderungen oder einer Läsion der Stammganglien (dann mit einer stärker ausgeprägten dyskinetischen Symptomatik) zur Darstellung (7).

Die genannten Läsionen sind typisch für zentrale Schädigungen, die das Gehirn des reifen Kindes betreffen. Zu ergänzen ist allerdings, daß auch bei frühgeborenen Kindern komplette Tetraparesen nicht selten sind. Das zentrale Läsionsmuster entspricht dann aber dem entsprechenden Reifezustand des Gehirnes, ausgelöst also durch periventrikuläre hypoxisch-ischämische Läsionen, häufig kombiniert mit Blutungen, deren große Ausdehnung die Schwere des klinischen Bildes erklärt.

Dyskinesien und Ataxien

In aller Regel erfüllen Dyskinesien und Ataxien die Definition der Zerebralparesen nicht, da sich die meisten dieser Erkrankungen über die Länge der Zeit als progrediente Enzephalopathien herausstellen. Dyskinesien, die Folge einer ischämischen oder hämorrhagischen Schädigung der Stammganglien sind, können einer nicht progredienten Enzephalopathie entsprechen. Meist sind sie jedoch mit einer spastischen Symptomatik verbunden.

Inwieweit und unter welchen Bedingungen und ob überhaupt Dyskinesien und Ataxien noch den Zerebralparesen zugerechnet werden können, wird die Zukunft zeigen. Verläßliche und größere Untersuchungen zu dieser Kategorie der Zerebralparesen fehlen bis heute, sie wären jedoch interessant, wichtig und notwendig.

»Zerebralparesen«, die nicht der Definition entsprechen

Für die folgenden neurologischen Krankheitsbilder trifft die heute noch verwendete Definition der Zerebralparesen in aller Regel nicht zu; häufig sind diese Erkrankungen nicht von statischer Qualität.

Spastische Monoparesen

Kinder mit spastischen Monoparesen haben diese meist durch zentrale Traumen oder Infektionen in den ersten Lebensjahren erworben. Sehr selten sind sie pränataler Genese. Spastische Monoparesen sollten daher als Zerebralparesen immer nur mit großer Vorsicht diagnostiziert werden. Ist die Ätiologie nicht offenkundig, können sich dahinter auch eine progrediente Enzephalopathie, zerebrale Raumforderungen, ein STURGE-WEBER-Syndrom oder Tumoren oder Prozesse des oberen oder unteren Rückenmarkes (z. B. Neuroblastome) verbergen.

Spastische Paraparesen

Hierbei handelt es sich um Paresen ausschließlich der unteren Extremitäten, die fast immer auf ein prozeßhaftes, progredientes Geschehen im Bereich des Rückenmarkes, z. B. auf eine familiäre spastische Spinalparalyse oder auf raumfordernde Prozesse im Rückenmark hinweisen.

Hypotone Zerebralparese

Diese Diagnose erfreut sich besonderer Beliebtheit, da sich hierunter alle »zentralen hypotonen Zustände« (positive Sehnenreflexe bei muskulärer Hypotonie) unbesehen und einfach zuordnen lassen. Die Gefahr einer übersehenen schwerwiegenden neurologischen Erkrankung ist hierbei jedoch erfahrungsgemäß groß.

Besonders häufig werden übersehen: Muskeldystrophien einschließlich der kongenitalen myotonen Dystrophie, strukturell definierte kongenitale Myopathien, metabolische Systemerkrankungen, die primär überwiegend zu einer hypotonen Symptomatik führen, wie z. B. mitochondriale und peroxisomale Erkrankungen, verschiedene Syndrome (z. B. und vor allem das PRADER-WILLI-Syndrom) und Myelodysplasien.

Eine unbesehene Benennung bestimmter neurologischer Befunde als spastische Monoparese, Paraparese oder hypotone Zerebralparese erhöht die Gefahr, diagnostische und eventuell relevante therapeutisch notwendige Schritte zu unterlassen, und nicht nachzuforschen, ob für die betroffene Familie ein genetisches Risiko vorliegen könnte. Die inkorrekte Anwendung der Definition der Zerebralparesen (nicht progrediente Erkrankung) trägt damit aber auch ein hohes forensisches Risiko in sich.

Fazit

Klassifikationen sind, der nosologischen Zuordnung und Sicherheit wegen, notwendig. Sie sagen etwas Verläßliches über die Ätiologie, die Symptomatik, die Schwere der Behinderung, über den Verlauf und über die Prognose aus. Klassifikationen tragen jedoch auch eine Gefahr in sich: Sie verleiten dazu, eine Zuordnung auch dann vorzunehmen, wenn das phänomenologische Bild nicht oder nur teilweise der gewählten Klassifikation entspricht. Etwas gewaltsam wird bei fraglichen Befunden dann doch noch eine Klassifikation erreicht.

In solchen Situationen ist es jedoch empfehlenswerter, die Befunde phänomenologisch genau zu beschreiben und eine endgültige Einordnung bewußt offen zu lassen. Damit öffnet sich die Chance, intensiver nach einer möglichen Diagnose zu suchen.

Die offengebliebene diagnostische Zuordnung muß immer wieder die Suche nach der richtigen Diagnose stimulieren, die manchmal erst nach Monaten oder Jahren gefunden wird. Allerdings ist darüber auch offen mit den Eltern zu sprechen, die sonst der Meinung sind, sie müßten sich selbst um eine endgültige Diagnose bemühen, was dann immer wieder zu Wiederholungen diagnostisch schon durchgeführter Maßnahmen an verschiedensten Institutionen führt, mit oft für die Eltern frustrierenden und unverständlichen Erklärungen, Deutungen und therapeutischen Empfehlungen, die sie noch mehr verunsichern.

Für die Eltern vertrauensbildender ist dagegen, ihnen eine Überweisung an eine bestimmte Institution des eigenen Vertrauens vorzuschlagen, um dort weitere Diagnostik oder therapeutische Maßnahmen durchführen zu lassen.

Literatur

1. BRETT, E. M.: Cerebral palsy. In: BRETT, E. M. (Hrsg.): Pediatric Neurology. Churchill Livingstone, Edinburgh-London 1983.
2. FREUD, S.: Die infantile Cerebrallähmung. Hölder, Wien 1897.
3. HAGBERG, B.: Klinische Syndrome bei Cerebralparesen: Eine umfassende neuropädiatrische Studie. Mschr. Kinderheilk. **121**, 259–264 (1973).
4. INGRAM, T. T. S.: The neurology of cerebral palsy. Arch. Dis. Childh. **41**, 337–357 (1966).
5. KRÄGELOH-MANN, I. u. Mitarb.: Bilateral spastic cerebral palsy – Pathogenetic aspects from MRI. Neuropediatrics **23**, 46–48 (1992).
6. KRÄGELOH-MANN, I. u. Mitarb.: Bilateral spastic cerebral palsy – A comperative study between Southwest-Germany and West-Sweden. I. Clinical patterns and disabilities. Devel. Med. Child Neurol. **35**, 1037–1047 (1993).
7. KRÄGELOH-MANN, I. u. Mitarb.: Bilateral spastic cerebral palsy – MRI pathology and origin. Analysis from a representative series of 56 cases. Devel. Med. Child Neurol., eingereicht.
8. MICHAELIS, R. u. K. EDEBOL-TYSK: Zerebralparesen. pädiat. prax. **36**, 199–205 (1988).
9. MICHAELIS, R. u. K. EDEBOL-TYSK: New aetiopathological and nosological aspects of cerebral palsy syndromes. Giorn. Neuropsich. Eta Evol. Suppl. **4**, 25–30 (1989).
10. MICHAELIS, R. u. U. HEGE: Die infantilen Zerebralparesen. Akt. Neurol. **9**, 35–41 (1982).
11. NIEMANN, G. u. Mitarb.: Congenital hemiparesis and periventrikular leucomalacia: Pathogenetic aspects from MRI. Devel. Med. Child Neurol., akzeptiert.
12. SIMON, C.: Klinische Pädiatrie, 5. Aufl. Schattauer, Stuttgart-New York 1986.
13. TRUWIT, C. L. u. Mitarb.: MR findings in 40 patients. Am. J. Neuroradiol. **13**, 67–78 (1992).
14. UVEBRANT, O.: Hemiplegic cerebral palsy – aetiology and outcome. Acta paediat. scand., Suppl. 345 (1988).

Therapeutische Ansätze

Therapie bei Entwicklungsstörungen im Säuglingsalter

Indikationen und Möglichkeiten

H. G. Schlack, Bonn

Die Frühbehandlung von Säuglingen mit zerebralen Schädigungen stützt sich auf Vorstellungen von der Plastizität des menschlichen Gehirns in den ersten Lebensjahren, die aus der klinischen Empirie und aus Tierexperimenten abgeleitet wurden. Aus dem Wunsch heraus, die Kompensation einer Schädigung zu einem möglichst frühen Zeitpunkt günstig zu beeinflussen und einer pathologischen Entwicklung nach Möglichkeit vorzubauen, wurde der Therapiebeginn in immer frühere Lebensabschnitte gelegt.

Je jünger aber ein Säugling ist, desto unspezifischer ist der neurologische Befund. Wegen der Unreife des ZNS ergibt die neurologische Untersuchung beim jungen Säugling nur eine allgemeine Risikobestimmung, aber keine genaue Diagnose und Prognose, an der sich die Auswirkung einer Therapie messen ließe (23). Beginnt man also bereits in den ersten Lebenswochen zu behandeln, muß man davon ausgehen, daß man dann auch zahlreiche Kinder behandelt, die sich wahrscheinlich spontan normal entwickeln würden. Gerade im Alter zwischen 3. und 6. Lebensmonat ist auch ohne Behandlung bei Kindern mit perinataler Risikobelastung und neurologischen Auffälligkeiten ein starker Normalisierungstrend zu beobachten (21).

Die Erfolgsquoten der »durch Frühbehandlung geheilten Kinder« müssen daher skeptisch betrachtet werden; Skepsis ist auch angebracht gegenüber der Verfahrensweise, im Zweifelsfall – d. h. bei jeder entdeckten neurologischen Auffälligkeit – immer eine Übungsbehandlung einzuleiten. Dies führt nicht nur zu erheblichen Kosten, sondern auch zu unnötiger Beunruhigung der Eltern, die durch die Behandlung mit dem Verdacht auf eine drohende Behinderung des Kindes konfrontiert werden (3).

Die Vielfalt der Therapieempfehlungen und die »Glaubenskriege« zwischen therapeutischen Richtungen sind ein untrügliches Zeichen für den Beweisnotstand in Sachen Effektivitätskontrolle.

Durch die Verflechtung der spontanen Entwicklung mit dem Effekt einer Therapie ist es nicht möglich, den Wert einzelner Maßnahmen zu objektivieren. Aus diesem Grunde sind auch die folgenden Überlegungen und Empfehlungen zu Indikation, Form, Inhalt und Chancen einer Frühbehandlung erklärtermaßen subjektiv gefärbt.

Methodische Anforderungen an die Diagnostik

Die Notwendigkeit eines orientierenden neurologischen Untersuchungsrepertoires für die Praxis steht außer Frage. Das Ziel eines neurologischen Screenings soll und kann es sein, auffällige Kinder möglichst früh herauszufinden und dann einer weiteren Diagnostik zuzuführen, die etwa die Differentialdiagnose »Normvariante – pathologische Normabweichung« klären soll. Der Wert einer neurologischen Screeninguntersuchung ist jedoch begrenzt; ein Screening liefert keine Diagnose und daher auch keine Behandlungsindikation.

Als orientierend sind alle Untersuchungsgänge zu bezeichnen, die nur einige wenige, bestimmte Teilfunktionen des Nervensystems testen. Hierzu gehört auch die Prüfung der 7 Lagereaktionen nach VOJTA (24): Für den Erfahrenen zweifellos ein wertvolles zusätzliches Instrumentarium, als alleinige diagnostische Maßnahme jedoch unvollständig und nicht ausreichend für eine Therapieindikation.

NOREN u. FRANZEN (9) legten in einer prospektiven Untersuchung an Kindern mit ausgesucht niedriger Risikobelastung und normaler Entwicklung dar, daß die Lagereaktionen nach VOJTA in einem hohen Prozentsatz falsch positive (d. h. »pathologische«) Befunde ergeben. Die Rate der falsch positiven Resultate war am höchsten im Alter von 3 Monaten; dies entspricht dem Zeitpunkt der Vorsorgeuntersuchung U 4, bei der besonders häufig »zerebrale Bewegungsstörungen« notiert werden.

Eine neurologische Diagnose, die zur Einleitung einer Therapie berechtigt, muß die Eindeutigkeit einer von der Norm abweichenden Symptomatik belegen können. Dazu ist eine Methodik erforderlich, die altersspezifisch, standardisiert, umfassend, semiquantitativ und deskriptiv ist (nach TOUWEN, 23). Die Standardisierung schließt die Beachtung des Verhaltenszustandes ein. Ein am schreienden Säugling erhobener neurologischer Befund ist von geringem Wert, da hierbei abnorme Symptome simuliert oder aggraviert werden können. Oft muß man sich deshalb, besonders beim älteren Säugling, für die Kontaktaufnahme ebenso viel Zeit lassen wie für die eigentliche Untersuchung.

Eine zweite wichtige Forderung geht dahin, die funktionelle Auswirkung einer neurologischen Störung zu beurteilen, z. B. ob eine Retardierung in einzelnen Teilfunktionen vorliegt. Dazu muß die neurologische Untersuchung bei pathologischen Befunden durch eine Entwicklungsdiagnostik ergänzt werden (22).

Wahl des therapeutischen Vorgehens

Eine krankengymnastische Behandlung bewegungsgestörter Säuglinge nach den beiden wichtigsten Methoden (BOBATH und VOJTA) ist als Übungsbehandlung konzipiert. Das bedeutet, daß nach einem unter funktionellen Gesichtspunkten aufgestellten Programm mit dem Kind geübt wird und die Eltern den Auftrag erhalten, diese Übungen zur Festigung des Effekts täglich regelmäßig durchzuführen.

Die Übungsbehandlung stellt, wenn sie von der Mutter ernst genommen wird, eine nicht unbeträchtliche zeitliche und oft sogar in noch stärkerem Maße eine psychische Belastung dar. Dies hängt vor allem mit der durch die Behandlung auf die Mutter übertragenen Verantwortung und mit dem vom Kind oft gezeigten Unmut oder Widerstand zusammen (8).

Für die Einleitung einer Übungsbehandlung sollten daher kritische Maßstäbe angelegt werden. Eine I n d i k a t i o n *dafür besteht m. E., wenn eine eindeutig patho-*

logische neuromuskuläre Entwicklung mit einem funktionellen Defizit kombiniert ist.

Eine solche Konstellation kann durchaus schon vom 1. Lebensmonat an gegeben sein.

Eine Alternative zur Übungsbehandlung ist die »korrigierende Beobachtung«. Sie besteht in einer Beratung und Anleitung der Eltern bezüglich des »Handling« (richtige »Handhabung« des Säuglings beim Tragen, Füttern, Baden und Anziehen), der richtigen Lagerung (z. B. Achten auf Symmetrie) und der allgemeinen Stimulation (Ansprechen, Streicheln, Blickkontakt usw.). Kurzfristige Kontrollen sind notwendig, um bei ungünstiger Entwicklung rechtzeitig auf eine Übungsbehandlung übergehen zu können.

Die korrigierende Beobachtung hat 2 wichtige Indikationsgebiete:

1. Leichtere und mittelgradige neurologische Auffälligkeiten in frühen Altersstufen, solange keine funktionelle Beeinträchtigung nachweisbar bzw. die prognostische Bedeutung der neurologischen Abnormität noch unklar ist. Da solche Störungen eine gute Kompensationstendenz haben, kann vielen Eltern und Kindern eine Übungsbehandlung erspart werden.

2. Leichte motorische Auffälligkeiten oder »Restbefunde« nach ehemals gravierenden Störungen im 2. und 3. Lebensjahr, sofern das Kind funktionell kaum noch gestört ist. Kann ein solches Kind motorisch alles leisten, was es selbst will, kann die Fortsetzung einer regelrechten Übungsbehandlung wegen noch vorhandener »abnormer Muster« für Kind, Eltern und Therapeuten eine Qual sein. Durch Kontrolluntersuchungen kann man gewährleisten, daß bei ungünstiger Entwicklung die Therapie intensiviert wird.

Nach dieser differenzierten Indikationsstellung verfahren wir in unserem Zentrum seit mehreren Jahren. Wir haben keinen Anhalt dafür, daß die Resultate schlechter wären als nach grundsätzlicher Durchführung einer Übungsbehandlung. Im Gegenteil: Bei mehreren Kindern wurde die Entwicklung durch das Absetzen einer nach den genannten Kriterien nicht mehr indizierten Übungsbehandlung eindeutig begünstigt (8).

Inhalte der Frühbehandlung

Eine neurologische Schädigung äußert sich beim jungen Säugling am augenfälligsten in Störungen der Motorik. Daraus kann jedoch nicht der Schluß gezogen werden, daß eine ausschließlich auf die Beeinflussung der Motorik gerichtete Übungsbehandlung eine spezifische und hinlängliche Maßnahme sei.

Die Frage der Spezifität einer krankengymnastischen Behandlung ist sicher beim älteren Säugling und Kleinkind mit typischen Symptomen einer zerebralen Bewegungsstörung anders zu beantworten als bei der Frühbehandlung in den ersten Lebenswochen und -monaten. Werden z. B. einem zerebralparetischen Kind mit den speziellen Techniken der BOBATH-Therapie im Verlauf einer Behandlungsstunde Bewegungen und Körperhaltungen ermöglicht, zu denen es außerhalb der Therapie nicht (oder noch nicht) fähig ist, so handelt es sich dabei zweifellos um eine spezifische Behandlung.

In der Frühbehandlung eines Risikokindes ist es dagegen schwieriger, die motorischen Fortschritte bestimmten Behandlungstechniken ursächlich zuzuordnen. Es muß vorläufig dahingestellt bleiben, ob in dieser frühen Lebensphase spezielle Therapiemethoden die entscheidende Bedeutung haben oder ob es vorrangig auf die generelle Stimulation und eine intensive Wechselbeziehung zwischen Mutter und Kind ankommt (19).

Zumindest für den Bereich der geistigen Entwicklung spricht einiges dafür, daß die Art und der Umfang der sozialen Interaktionen innerhalb der Familie für die Kompensation erlittener Hirnschädigungen bedeutsamer sind als spezielle Übungsprogramme (18). Aus diesem Grunde darf sich die Frühbehandlung nicht auf die rein motorische Übung beschränken, zumal das Risiko durch die neurologische Schädigung alle Entwicklungsbereiche und nicht nur die Motorik betrifft.

Dem bewegungsgestörten Kind muß in der Therapie dazu verholfen werden, die jeweils trainierten motorischen Fähigkeiten im Spiel und in der Kontaktnahme nutzbar zu machen (10). Darüber hinaus ist eine Beratung und Anleitung der Eltern erforderlich, damit sie ihr Kind beobachten und in seinem Verhalten und seinen Reaktionen besser verstehen lernen (5, 19). Dies ist für die kognitive Förderung und für die Prophylaxe von Beziehungsstörungen von größter Wichtigkeit.

Was erbringt die Frühbehandlung?

Unter Bezugnahme auf Literaturangaben soll die Frage der Effektivität der Frühbehandlung unter 3 Aspekten differenziert werden:

1. Wie weit kann durch krankengymnastische Behandlung die Entwicklung einer Zerebralparese verhütet oder ihre Ausprägung gemildert werden?

2. Welche Auswirkungen hat eine umfassende Frühförderung auf die mentale Entwicklung zerebral bewegungsgestörter Kinder?

3. Welchen Nutzen haben heilpädagogische und funktionstherapeutische Maßnahmen für mental entwicklungsgestörte Kinder?

Zur Frage der Verhinderung oder Kompensation einer Zerebralparese räumen die meisten Autoren ein, daß unter den eingangs erwähnten methodischen Schwierigkeiten eine exakte Erfolgsbeurteilung nicht möglich ist, daß aber die Beobachtungen für eine positive Auswirkung der Frühbehandlung bei vielen Kindern im Sinne der Kompensation und Vermeidung abnormer Entwicklungen sprechen (6, 7, 10, 17, 20).

HOCHLEITNER (4) konnte im gleichen Zeitraum frühbehandelte mit unbehandelten Kindern vergleichen und stellte deutliche Vorteile für die behandelten Kinder fest. VOJTA (24) hingegen spricht von einer Erfolgsrate von 94% bei den nach seiner Methode behandelten Kindern, und womöglich noch höher schätzen PFEIFFER u. PFEIFFER-MEISEL (13) die von ihnen proklamierte Behandlungsform ein, die nicht nur der Entwicklung von Zerebralparesen, sondern auch von Sprachstörungen, Hüftdysplasien und Epilepsien (!) vorbeugen soll.

Im Hinblick auf die genannten Überlegungen zu den methodischen Schwierigkeiten der Erfolgskontrolle bedürfen solche Aussagen keiner weiteren Kommentierung.

Der Auswirkung der Frühförderung auf die mentale Entwicklung ist insbesondere HORSTMANN (5) in einer sorgfältigen prospektiven Untersuchung nachgegangen. Danach unterschieden sich früh geförderte zerebral bewegungsgestörte Kinder im Entwicklungsniveau nicht von gesunden Kindern, wiesen aber gegenüber gleichaltrigen, nicht geförderten Kindern einen signifikant höheren Entwicklungsquotienten auf. Ferner schwächte ein früher Therapiebeginn die Unterschiede im mentalen Niveau zwischen leichter und stärker bewegungsgestörten Kindern ab.

Mit steigendem Alter fanden sich zunehmend deutliche Zusammenhänge zwischen dem intellektuellen Niveau, einem anpassungsfähigen Verhalten des Kindes und einer den kindlichen Bedürfnissen angemessenen mütterlichen Erziehungshaltung. Der Nachweis eines durchgehend starken Einflusses der elterlichen Erziehungshaltung auf die kognitive und sozialemotionale Entwicklung des bewegungsgestörten Kindes zeigt, daß sich Frühförderung nicht in der Ausübung motorischer Therapietechniken erschöpfen darf (5).

Eine Anhebung der Entwicklungsquotienten zerebral bewegungsgestörter Kinder unter pädagogischer Frühförderung wurde auch von AEBI u. WÄLTI (1) berichtet.

Schließlich sollen noch die *Chancen der Frühbehandlung und Frühförderung bei Entwicklungsrückständen anderer Genese* angesprochen werden. Besonders deutlich sind Entwicklungsfortschritte unter Behandlung bei sozial benachteiligten bzw. deprivierten Kindern (11, 15). Auch bei Kindern mit DOWN-Syndrom sahen einige Untersucher (2, 12, 16) bessere Fortschritte bei behandelten im Vergleich zu nicht behandelten mongoloiden Kindern.

Andere Autoren sahen keinen Effekt der Frühbehandlung (14). Eine Ursache für solche widersprüchlichen Ergebnisse könnte darin liegen, daß dabei nur das »Übungsprogramm«, nicht aber die Form der Eltern-Kind-Interaktion außerhalb des Programms methodisch erfaßt wurde (19).

Schlußfolgerungen

Bei einem neurologisch auffälligen Säugling mit Risiken für die weitere Entwicklung sollte das therapeutische Vorgehen differenziert und dem Ausprägungsgrad der Entwicklungsstörung angemessen sein. Das schematische Verordnen einer motorischen Übungsbehandlung bei motorischer Auffälligkeit ist in manchen Fällen zu wenig, in anderen schon zu viel. Die Einleitung einer regelrechten Übungsbehandlung erfordert eine kritische Indikationsstellung, und im Zweifelsfall sollte man sich kollegialer Konsultationsmöglichkeiten bedienen.

Ist eine Übungsbehandlung indiziert, so darf sich die ärztliche Funktion nicht im bloßen Anordnen einer Therapie erschöpfen, die dann oft genug ohne jede Kommunikation zwischen dem verordnenden Arzt und der ausführenden Therapeutin abläuft. Man muß sich vor Augen halten, daß die Verordnung einer entwicklungsfördernden Behandlung für die Eltern nicht weniger bedeutet als die Mitteilung, daß bei ihrem Kind das Gehirn nicht richtig funktioniert und daß die Möglichkeit oder Wahrscheinlichkeit einer späteren Behinderung besteht. Dies führt regelmäßig bei den Eltern zu Verunsicherung,

Ängsten, therapeutischer Überaktivität oder auch zur Verdrängung – immer aber zu Belastungen der Eltern-Kind-Interaktion.

Daher ist eine kompetente Information und einfühlsame Beratung der Eltern ebenso wichtig wie die Übungsbehandlung. *Die Eltern-Kind-Beziehung hat für die Entwicklungsförderung und Kompensation einer Entwicklungsstörung eine so zentrale Bedeutung, daß sie nicht durch unzulängliche Prozeduren gefährdet werden darf.*

Literatur

1. AEBI, U. u. U. WÄLTI: Funktion und Grenzen der Frühpädagogik beim Kind mit zerebraler Bewegungsstörung. Pädiat. FortbildK. Praxis (Karger) **40**, 186–193 (1974).

2. ARONSON, M. u. K. FÄLLSTROM: Immediate and long-term effects of developmental training in children with Down's syndrome. Devel. Med. Child Neur. **19**, 489–494 (1977).

3. HARNACK, G. A. v., W. MORTIER u. E. SCHMIDT: Werden zu viele Säuglinge als neurologisch geschädigt diagnostiziert? Mschr. Kinderheilk. **125**, 895–896 (1977).

4. HOCHLEITNER, M.: Vergleichende Untersuchungen von Kindern mit zerebralen Bewegungsstörungen, mit und ohne neurophysiologische Frühtherapie. Oester. Ärzteztg. **32/18**, 1108 (1977; zit. n. Köng).

5. HORSTMANN, T.: Frühförderung bei Kindern mit zerebralen Bewegungsstörungen unter sonderpädagogischem Aspekt. Schindele, Heidelberg 1982.

6. KALBE, U.: Die Cerebral-Parese im Kindesalter. Fischer, Stuttgart-New York 1981.

7. KÖNG, E.: Langzeiterfahrung der Frühtherapie zerebraler Bewegungsstörungen. In: F. HANEFELD u. D. RATING (Hrsg.): Aktuelle Neuropädiatrie 2. Thieme, Stuttgart 1981.

8. MOINI, A. R., H.-G. SCHLACK u. D. EBERT: Verhaltensstörungen bei Säuglingen und Kleinkindern durch inadäquate krankengymnastische Behandlung. pädiat. prax. **27**, 635–640 (1982/83).

9. NOREN, L. u. G. FRANZEN: An evaluation of seven postural reactions (»Lagereflexe« selected by Vojta) in twentyfive healthy infants. Neuropediatrics **12**, 308–313 (1981).

10. ORTH, B.: Therapie der Cerebralparesen. In: F. HANEFELD u. D. RATING (Hrsg.): Aktuelle Neuropädiatrie 2. Thieme, Stuttgart 1981.

11. PECHSTEIN, J.: Umweltabhängigkeit der frühkindlichen zentralnervösen Entwicklung. Thieme, Stuttgart 1974.

12. PENNER, H. u. Mitarb.: Entwicklungsverläufe mongoloider Kinder. pädiat. prax. **19**, 547–552 (1977/78).

13. PFEIFFER, H. u. H. PFEIFFER-MEISEL: Analyse der Frühtherapie nach dem Frankfurter Modell. Kinderarzt **12**, 372–380 u. 1473–1474 (1981).

14. PIPER, C. u. J. B. PLESS: Early intervention for infants with Down syndrome: A controlled trial. Pediatrics **65**, 463–467 (1980).

15. RAMEY, C. T. u. B. J. SMITH: Assessing the intellectual consequences of early intervention with high-risk infants. Am. J. Ment. Defic. **81**, 318–324 (1977).

16. SCHAMBERGER, R.: Frühtherapie bei geistig behinderten Säuglingen und Kleinkindern. Beltz, Weinheim 1978.

17. SCHERZER, A. L.: Physical therapy as a determinant of change in the cerebral palsied infant. Pediatrics **58**, 47–51 (1976).

18. SCHLACK, H. G.: Behinderung, Therapie und soziale Schicht. Sozialpädiatrie **3**, 435–441 (1981).

19. SCHLACK, H. G.: Frühforderung aus ärztlicher Sicht: Das sozialpädiatrische Konzept. Z. Heilpädagogik **33**, 377–382 (1982).

20. STAUDT, F., A. ROSIE u. H. HELWIG: Sinn und Unsinn der Behandlung von Bewegungsstörungen im Säuglingsalter. Mschr. Kinderheilk. **130**, 476–479 (1982).

21. STAVE, U.: Entwicklungsneurologische Untersuchungen an Risikosäuglingen. Mschr. Kinderheilk. **127**, 621–627 (1977).

22. TOUWEN, B. C. L.: Neurological development in infancy. Proceedings of the 3. Congress of the International Associations for the Scientific Studies of Mental Deficiency, The Hague 1973.

23. TOUWEN, B. C. L.: Neurologische Untersuchung im Säuglingsalter. Pädiat. FortbildK. Praxis (Karger) **40**, 58–63 (1974).

24. VOJTA, V.: Die cerebralen Bewegungsstörungen im Säuglingsalter. Enke, Stuttgart 1974.

Erschienen in:

pädiat. prax. **27**, 623–628 (1982/83)

Hans Marseille Verlag GmbH, München

Kinderärztliche Vorsorge und kindliche Hirnfunktion

Therapie entwicklungsgestörter Kinder –
Überdenken alter Konzepte

BARBARA OHRT, München

Eine Periode von etwa 20 Jahren intensiver Bemühung um die frühe Förderung entwicklungsgestörter Kinder liegt hinter uns. Anfänglich ging es vornehmlich um die krankengymnastische Behandlung zerebralparetischer Kinder. Heute werden alle Bereiche der kindlichen Entwicklung durch verschiedene Berufsgruppen von der Säuglingszeit an fördernd begleitet. Trotzdem bleiben sehr viele Fragen offen:

1. Welche Kinder brauchen Hilfe zur Optimierung ihrer Entwicklung?
2. Wann wirkt eine Intervention am besten?
3. Welche Methoden sind besonders wirksam?
4. Wie können frühe Interventionen vernünftig organisiert werden?
5. Warum besteht so viel Unsicherheit über die Effizienz therapeutischer Interventionen?

Diese Probleme sollen unter 3 Aspekten erörtert werden:

1. Selektion entwicklungsgefährdeter Kinder: Neuüberdenken des Risikokonzepts.

2. Neurologische Beurteilung des Kindes: die Diagnose.

3. Möglichkeiten früher Interventionen zur Optimierung der Entwicklung: Neuüberdenken des Therapiekonzepts.

Das Risikokonzept

Als Risikokinder wurden bisher landläufig solche bezeichnet, die perinatalen Komplikationen ausgesetzt waren. Präventive Maßnahmen in dieser Periode haben sich in den letzten Jahren erfreulich entwickelt; das Spektrum der Entwicklungsrisiken hat sich dadurch verschoben. Für Schweden nimmt HAGBERG (5) an, daß die Ursache für 80% der mentalen Retardationen und 45% der Zerebralparesen heute nicht mehr perinatal, sondern pränatal zu suchen ist.

Eine intensive Hirnentwicklung findet aber auch noch während der ersten Lebensjahre statt. Diese sensible und gleichzeitig vulnerable Entwicklungsperiode ist ebenfalls zu beachten, wenn Entwicklungsrisiken erfaßt und Entwicklungsstörungen vorgebeugt werden soll. Die Gesundheit des Kindes in den ersten 3 Lebensjahren, die sozioökonomischen Verhältnisse der Familie und die menschlichen Beziehungen innerhalb dieser sind wesentliche entwicklungsbestimmende Faktoren.

Die effektiv schädigende Wirkung eines bestimmten Umstandes festzulegen, ist schwierig. Schädigt z. B. eine Geburt durch Sectio, ist ein Blutzucker unter 20 mg% beim Neugeborenen immer als pathologisch zu bewerten? PRECHTL (14, 16) definierte darum, was einfacher ist, für Schwangerschaft und Geburtsperiode eine Anzahl optimaler Bedingungen, z. B. spontane Geburt, keine Hypoglykämie unter 20 mg% usw. Mit Hilfe eines solchen Optimalität-Scores können Kindern innerhalb einer vergleichbaren Kindergruppe durch Addition der vom Optimalen abweichenden Faktoren ein Platz auf einer Perzentilenkurve zugewiesen und Gruppen mit geringerem, mittlerem und hohem Entwicklungsrisiko getrennt werden. Dieses Vorgehen zur Risikobestimmung wird gleichzeitig dem Umstand gerecht, daß die prognostische Aussagekraft einzelner Risikofaktoren gering ist und daß vielmehr das Zusammentreffen mehrerer nicht optimaler Umstände das Entwicklungsrisiko bestimmt. MICHAELIS ergänzte die Punkte aus Schwangerschaft und Geburt durch solche der Neugeborenenperiode (10).

Ein solcher Score müßte nach den heutigen Erkenntnissen durch frühkindliche Faktoren wie Gesundheit, familiäre Interaktion und sozioökonomische Verhältnisse ergänzt werden. Daraus wird deutlich, daß sich das Entwicklungsrisiko eines Kindes nicht zu einer bestimmten Zeit, z. B. bei der Geburt, endgültig bestimmen läßt. Vielmehr kann man während der ersten Lebensjahre jeweils nur für kurze Zeit Entwicklungsgefährdungen einschätzen und entsprechende Hilfen planen.

Die entwicklungsneurologische Untersuchung

Bis heute gibt es keine einheitliche und allgemein akzeptierte Form der neurologischen Beurteilung von Säuglingen und Kleinkindern. Grund dafür ist, daß die Beurteilung der sehr komplexen zerebralen Leistungen nahezu nur aus der Beobachtung des Kindes in seiner spontanen Aktivität und seinen Reaktionen auf bestimmte Reize in einer rein klinischen Untersuchung möglich ist. Weder für Entwicklungsparameter noch für die Beurteilung der Intaktheit der Hirnfunktion stehen apparative neurophysiologische oder radiologische Untersuchungstechniken zur Verfügung.

Jeder Pädiater muß darum erneut mühsam erlernen, durch Schulung seiner Beobachtungsfähigkeit entwicklungstypische Phänomene und die Qualität der einzelnen Leistungen zu beurteilen.

Beim jungen Kind gelingt es nur schwer, die geprüften Funktionen bestimmten Mechanismen des Zentralnervensystems zuzuordnen. An jeder beobachteten Funktion sind mehrere zentrale Steuermechanismen im Sinne einer konzertierten Aktion beteiligt. Erschwerend kommt hinzu, daß sich die zerebralen Kontrollstationen für bestimmte Funktionen mit der Entwicklung ändern. An der Kontrolle des Schreitmechanismus und der Stehbereitschaft beim Neugeborenen sind z. B. ganz andere Zentren beteiligt als an der Balancebewahrung beim Stehen und der Bewegungskoordination beim Gehen des älteren Kindes. Es ist darum schwer, für Verlaufsuntersuchungen Parameter zu finden, die für die Funktion bestimmter Hirnzentren in verschiedenen Altersstufen repräsentativ sind (22).

Schwierig ist ferner die Deutung bestimmter neurologisch abnormer Befunde bei Säuglingen. Ein Beispiel: Kinder, die eine bleibende geistige Störung entwickeln, können im Säuglingsalter auf sehr verschiedene Weise auffallen; folgende passagere neurologische Befunde können vorkommen (12):

1. Zeichen extrapyramidalmotorischer Störungen, wie sie sonst bei sich entwickelnden Zerebralparesen typisch sind.

2. Gleichförmige neurologisch normale, aber mangelhaft differenzierte psychische und motorische Äußerungen.

3. Motorische Inaktivität bis zur Apathie, häufig mit Muskelhypotonie, wie sie auch bei neuromuskulären und myopathischen Erkrankungen oder im Frühstadium sehr schwerer Zerebralparesen beobachtet wird.

4. Motorische Unruhe, verbunden mit Primitivität der Äußerungen, die mangelhaft variabel und unzureichend situationsspezifisch sind.

Schließlich gibt es Säuglinge mit neurologischen Auffälligkeiten, wie Haltungsasymmetrien, Tonusstörungen usw., die passager sind und sich spontan ohne jede bleibende Hirnfunktionsstörung zurückbilden. Bei anderen können diese Auffälligkeiten früher Ausdruck somatischer Erkrankungen sein (z. B. Muskelhypotonie bei Zöliakie).

Aus dem Gesagten zeigt sich, daß frühe, neurologisch abnorme Symptome mit großer Vorsicht zu deuten sind. Es ergibt sich aber nicht, daß eine frühe neurologische Beurteilung nicht möglich oder nicht relevant für Prognose und Therapie ist: im Gegenteil. Die neurologische Untersuchung und Beurteilung des Säuglings ist möglich und ist hoch bedeutsam, wenn wichtige Aspekte berücksichtigt werden.

PRECHTL u. BEINTEMA (15) haben mit der Entwicklung der neurologischen Untersuchung des Neugeborenen eine Reihe wichtiger Bedingungen aufgezeigt:

1. Berücksichtigung und möglichst Konstanthalten innerer und äußerer Umstände, wie Verhaltenszustand, Sättigungsgrad, Raumtemperatur, Untersuchungsverlauf.

2. Prüfung aller Teilbereiche des Zentralnervensystems in altersentsprechenden Punkten.

3. Prüfung einer bestimmten Funktion in verschiedenen Situationen und Körperpositionen und in mehreren Items.

VLACH (24) hat durch sorgfältige Untersuchungen wichtige Beobachtungen für die Beurteilung des Säuglings beigesteuert. Die in unserem Land zugänglichen umfassenden neurologischen Untersuchungsschemata beruhen weitgehend auf diesen Vorarbeiten (18, 26). Solche Untersuchungen sind zeitaufwendig und mühsam, jedoch erlernbar. Dazu sind eine Fortbildung der Pädiater und die Vermittlung entwicklungsrelevanter Beobachtungskriterien sowie neurophysiologischer Aspekte der Hirnfunktion notwendig; im Studium und in der pädiatrischen Facharztweiterbildung werden diese kaum vermittelt.

Der verständliche Wunsch nach einem kurzen und mit klaren Angaben präzisierten Schema zur neurologischen Beurteilung von Säuglingen hat 2 ungünstige Umstände verursacht:

1. Es werden Screeninguntersuchungen, die mit wenigen Parametern Hirnleistungen prüfen sollen, angeboten. Sie richten eher Schaden als Nutzen an, wenn sie nicht wirklich nur zur Selektion Verdächtiger und zur Indikation für eine umfassende Untersuchung dieser Kinder benutzt werden, weil sie zu vielen Kindern eine Hirnfunktionsstörung zuschreiben würden (21). Die motoskopische Screeninguntersuchung von 7 Lagereflexen nach VOJTA (25) ermöglicht zwar für Hirnstammfunktionen der Lagekontrolle und der primären Lokomotion eine gute Reifebestimmung. Eine Beurteilung der Integrität z. B. auch kortikaler Funktionen und eine gute Trennung zwischen Kindern mit passageren Verzögerungen und solchen mit ernstzunehmenden neurologisch abnormen Befunden ist aber nicht möglich (11).

2. Meilensteine der Entwicklung lassen sich beobachten und gut objektivieren. Entwicklungsparameter deswegen als Ausdruck der Hirnleistung stellvertretend für eine neurologische Beurteilung zu bewerten, ist ein verbreiteter Fehler. Will man aber wirklich eine Auskunft über die Intaktheit zentraler Mechanismen erhalten, so muß man die Qualität der beobachteten Leistungen beurteilen:

Altersentsprechung und Qualität
des neurologischen Verhaltens
zeigen
Reife und Integrität
des Zentralnervensystems

Die neurologische Untersuchung erfolgt am besten nach dem Optimalitätsprinzip, d. h.: durch Beobachtung der Kinder werden altersgemäßes und physiologisches, spontanes und reaktives Verhalten ermittelt und solche Befunde registriert, die von der Norm abweichen. In der zusammenfassenden Beurteilung können diese Befunde als Syndrome beschrieben werden (20), z. B.:

1. Hyperexzitabilität – Apathie;
2. Hypertonie – Hypotonie;
3. Hypermotilität – Hypomotilität;
4. Koordinationsstörung der Motorik;
5. Funktionsstörungen der Hirnnerven;
6. Gleichgewichtsstörungen;
7. Retardation der Entwicklung.

Solche Syndrome sind für die Beurteilung von Entwicklungsverläufen sowie von Entwicklungsrisiken und für die Planung von Maßnahmen einer Entwicklungsförderung bzw. -behandlung zur Prävention von Sekundärschäden ausreichend. Eine definitive Diagnose, wie z. B. »geistige Entwicklungsstörung« oder »Zerebralparese«, ist im Säuglingsalter nicht möglich, weil der Entwicklungsverlauf zu dieser Zeit noch nicht sicher vorauszusagen ist.

Frühe Entwicklungsförderung – Therapie

Es gibt nur wenige Studien über die Effizienz der Therapie (1, 3, 17, 27). Das liegt zum einen an der Schwierigkeit, Befunde der kognitiven und sensomotorischen Hirnleistung zu objektivieren und zum anderen daran, daß verschiedene Faktoren am Entwicklungsverlauf eines Kindes beteiligt sind; es fällt schwer, den Einfluß einzelner Umstände, wie z. B. einer therapeutischen Intervention, isoliert zu erfassen.

Derartige Entwicklungsfaktoren sind:

1. Die noch fortschreitende Ausreifung des Zentralnervensystems mit entsprechender Leistungsentwicklung unabhängig von der Therapie.

2. Die Plastizität des Zentralnervensystems mit der bei Kindern sehr unterschiedlichen Fähigkeit zur funktionellen Selbstheilung.

3. Die volle Ausprägung einer Hirnfunktionsstörung erst bei Ausreifung einzelner Hirnzentren, deren z. B. perinatale Schädigung erst mit ihrer Funktionsübernahme im Laufe der Entwicklung deutlich wird.

4. Die Gesundheit des Kindes in den ersten Lebensjahren und seine Umweltbedingungen.

Eine Beurteilung der therapeutischen Effizienz ist auch schon im gedanklichen Ansatz nicht einfach, weil die Entwicklung ein sehr komplexer Vorgang ist. Will man z. B. aus dem Alter, in dem ein Kind frei laufen konnte, den Erfolg der Behandlung messen? Oder ist das Behandlungsziel die Entwicklung einer möglichst selbständigen und harmonischen Persönlichkeit neben dem Erwerb von Fertigkeiten? Wie lassen sich diese Umstände messen?

Trotz methodischer Bedenken läßt sich aus der Zahl unabhängiger Erfahrungsberichte und theoretischer Überlegungen folgern, daß eine frühe Entwicklungstherapie wirksam und daher angebracht ist (7, 8, 19, 23).

Therapie entsprechend
der Symptomatik

Zerebralparesen

Zerebralparesen nach perinatalen Komplikationen werden heute seltener beobachtet. Kommen sie vor, handelt es sich meist um schwer geschädigte, mehrfach behinderte Kinder. Eine handwerklich qualifizierte krankengymnastische Behandlung ist nach wie vor eine entscheidende Hilfe für die motorische Entwicklung und die Prävention sekundärer körperlicher Schäden. Sie kann aber trotz frühzeitigen Beginns eine schwere Zerebralparese nicht zum Verschwinden bringen. Darum muß von vornherein eine umfassende Förderung auch der kognitiven und emotionalen Entwicklung des Kindes bedacht werden.

Entwicklungsstörungen

Viele Säuglinge und Kleinkinder, die wegen Entwicklungsstörungen vorgestellt werden, haben Symptome, die auf schwerwiegende Teilleistungsstörungen der höheren Hirnfunktionen bei normaler Intelligenz hinweisen oder solche, die Frühzeichen geistiger Entwicklungsstörungen sind. Diese Kinder übertreffen zahlenmäßig bei weitem diejenigen mit vorwiegend schwerer Zerebralparese. Sie werden anfangs entsprechend der hohen Bedeutung, die sensomotorische Erfahrungen für die kognitive Entwicklung haben, ebenfalls günstig durch eine Krankengymnastin behandelt, aber in einer sehr differenzierten Weise. Bei diesen Kindern geht es darum, ihnen beim Erlernen differenzierter Reaktionen auf unterschiedliche Reize zu helfen.

Neugeborene auf Intensivstationen

Zahlreiche Studien bestätigten die große Fähigkeit neugeborener Kinder, gezielt auf Reize zu antworten. Das Neugeborene vermag durch sein Verhalten Zuwendung und mütterliche Bindung hervorzulocken.

Ein krankes Neugeborenes ist aber oft nicht in der Lage, Kommunikationssignale zu geben und auf soziale Stimuli zu antworten. Dadurch werden natürliche rückkoppelnde Entwicklungen einer Eltern-Kind-Beziehung erschwert und die Eltern in ihrer Kompetenz verunsichert.

Die Situation der Mutter beeinflußt das Neugeborene. Angst der Mutter während der Gravidität korrelierte mit Aktivität und Gewichtszunahme der Neugeborenen und mit dem Ergebnis psychometrischer Tests im Alter von 8 Monaten (2). Ein gesundes Kind gedeiht häufig auch in ungünstiger Umgebung gut. Unreife und kranke Neugeborene aber sind hochsensibel gegenüber Umgebungsbedingungen.

Diese Kinder sind darauf angewiesen, daß die Umgebung zur rechten Zeit den rechten Stimulus bereithält, um zu der ihnen möglichen Hirnreifung und Lernfähigkeit zu gelangen (4). Die Umgebung kann wichtige organisierende und formende Stimuli geben, die das Kind in die Lage versetzen, seinerseits seine Umgebung zu beeinflussen. Die Interaktion zwischen Mutter und Kind scheint ein Prozeß zu sein, der sowohl Mutter als auch Kind formt. Risikokinder und -mütter brauchen Hilfe zur Entwicklung dieser Interaktion.

Es gibt viele Untersuchungen über Stimulationsprogramme bei Risikoneugeborenen (9). Bedenkt man, daß bei kranken Neugeborenen der wichtige Aufbau der Bindungsfähigkeit zwischen dem Kind und seinen Bezugspersonen erschwert ist, wünscht man, daß therapeutische Maßnahmen für eine physiologische Stimulation des kranken Neugeborenen möglichst nicht so gewählt werden sollten, daß durch sie die Zahl der technischen Interventionen auf der Neugeborenen-Intensivstation erhöht wird. Vielmehr soll durch taktile, auditive oder visuelle Stimulationen der natürliche Prozeß einer wachsenden Beziehung zwischen Eltern und Kind gefördert werden. Diese Überlegung wird von einer Studie über Interventionsprogramme am Neugeborenen bestätigt (6).

Die Erfolge ließen sich weniger aus Beginn und Dauer des Interventionsprogrammes ableiten als aus dem Maße, mit dem die Familien mit in die Aktivitäten einbezogen wurden.

Entwicklungsbegleitung
bei und nach Intensivpflege

Für die Begleitung entwicklungsgefährdeter und -gestörter Kinder und ihrer Familien hat sich bei uns folgendes Vorgehen bewährt: Frauen in ungünstiger sozioökonomischer oder psychosozialer Situation sollten möglichst schon während der Schwangerschaft entlastend begleitet werden. Ganz besonders bedürfen diese Mütter einer Hilfe und Unterstützung, wenn ihr Kind auf der Neugeborenen-Intensivstation liegt. Ihre Angst vor dem Umgang mit einem ungewöhnlichen Kind in fremder Umgebung ist verständlich. Hilfreich ist, ihnen die Maßnahmen der medizinischen Versorgung zu erklären, sie an der täglichen Pflege des Kindes soweit wie möglich zu beteiligen und sie zu ermutigen, Kontakt mit ihrem Kind aufzunehmen. Die Krankengymnastin wird den Eltern schon während der stationären Behandlung zeigen, wie sie ihr Kind so stimulieren und handhaben können, daß es sich wohl fühlt, und sie wird ihnen helfen, Zeichen und Reaktionen des Kindes beobachten zu lernen.

1–2 Wochen nach der Entlassung erhalten die Eltern Gelegenheit, bei einem ambulanten Besuch ihre Beobachtungen und Sorgen zu besprechen. Dabei können neue Hilfen für die Handhabung des Kindes erarbeitet werden. Diese Anleitung kann, wenn es die Entwicklung des Kindes nötig macht, fließend in eine eigentliche krankengymnastische Behandlung übergehen. Die Eltern werden auf diese Weise vor dem Schock einer plötzlichen Therapiebedürftigkeit ihres Kindes bewahrt. Eine Indikation zur Behandlung ist ja sehr häufig nicht gleichbedeutend mit einer bleibenden Störung. Viele vorbehandelte Kinder entwickeln sich später normal (bei uns etwa 15% der Kinder, die nach Neugeborenen-Intensivpflege eine Behandlung erhielten).

Entwicklungsförderung
bei früh abnormem Verhalten

Reines Funktionstraining, wie es zu Anfang der krankengymnastischen Behandlung von Zerebralparesen auch in der BOBATH-Therapie erfolgte und heute noch in der VOJTA-Behandlung geübt wird und wie es teilweise auch Inhalt von Fördermaßnahmen pädagogischer Art ist, muß immer enttäuschen.

Man wird daher versuchen, neben der besonders gestörten Funktion die gesamte funktionelle Entwicklung des Kindes zu fördern. Vor allem aber geht es darum, daß das Kind trotz bleibender Beeinträchtigungen seine Persönlichkeit möglichst harmonisch entwickelt. Dieses gelingt erfahrungsgemäß am besten, wenn eine gute Beziehung zwischen dem Kind und seinen Eltern sowie innerhalb der ganzen Familie erhalten oder erreicht werden kann.

Die Erfahrung hat zudem gezeigt, daß der Erwerb bestimmter Fähigkeiten und die Gesamtentwicklung des Kindes Regeln folgt, die oft gar nicht zu erfassen sind. Es kommt z. B. vor, daß ein sorgfältig behandeltes Kind nach einer therapiefreien Ferienzeit mit den Eltern plötzlich sprechen kann, läuft oder Bewegungsübergänge dosiert, was während langer Therapieperioden nicht erreicht werden konnte.

Wird daraus der Schluß gezogen, daß eine »ganzheitliche«, einfach liebevolle Begleitung eines entwicklungsgestörten Kindes wertvoller sei als eine Behandlung, z. B. durch eine Krankengymnastin, so wäre das falsch. Wir verfügen heute über Techniken, die für die Förderung der Entwicklung und die Verhinderung schwerer Beeinträchtigungen wichtige Hilfe leisten können. Diese Techniken werden für alle Beteiligten wertvoll sein und zur Gesundung des Kindes beitragen, wenn sich ihre Wirkung in einer Bereicherung der familiären Interaktion und in einer Entlastung der Familiensituation äußert. Diese unsere Erfahrungen werden durch die Ergebnisse einer Langzeitstudie von Kindern nach perinatalen Komplikationen bestätigt (13). Die gute soziale Interaktion zwischen Eltern und ihren Kindern im Alter von 4 Wochen war prognostisch für die Kompetenz der Kinder im Alter von 2 Jahren statistisch gesehen bedeutsamer als die perinatale Anamnese.

Ziele der Therapie

Heute sind bei der Planung einer frühen Behandlung entwicklungsgefährdeter Kinder folgende Z i e l e wichtig:

1. Die Eltern sollen sich an ihrem Kind freuen können. Das geht am besten, wenn ihnen dabei geholfen wird, das Verhalten des Kindes zu beobachten, um seine Zeichen verstehen zu lernen. Ihnen muß versichert werden, daß sie die allerwichtigsten Personen für die Entwicklung ihres Kindes sind, und zwar nicht, weil sie möglichst viel mit ihm »üben«, sondern weil ihr Kind zu ihnen die innigste Beziehung hat.

2. Die Therapie muß sich in Inhalt und Intensität der individuellen Familiensituation anpassen.

3. Gilt es, die Fähigkeiten des Kindes zu fördern, wird nie der Erwerb einzelner Funktionen, z. B. der motorischen Entwicklung, isoliert gesehen werden können. Die Entwicklung von Sozialverhalten und Aufmerksamkeit als wichtige Bedingungen für den Erwerb kognitiver Fähigkeiten und für die emotionale Entwicklung werden bei der Behandlung immer mitbedacht werden müssen.

Zusammenfassung

Die Geburt und mögliche Komplikationen in ihrem Verlauf sind heute dank der Neugeborenen-Intensivmedizin nicht mehr das Hauptrisiko für eine gesunde Entwicklung. Hirnfunktionsstörungen scheinen großenteils bereits pränatal verursacht zu werden. Die Umstände, unter denen das Kind seine ersten Lebensjahre verbringt (Gesundheit, die sozioökonomische familiäre Situation und innerfamiliäre Beziehungen), haben entscheidenden Anteil an seiner Entwicklung. Das Risikokonzept zur Erfassung entwicklungsgefährdeter Kinder ist durch ein Optimalitätskonzept zu ersetzen. Damit gelingt es zu jedem Zeitpunkt der kindlichen Entwicklung, aus anamnestischen und momentanen Umständen, statistisch die aktuellen Entwicklungsrisiken zu erfassen. Für das einzelne Kind ist eine sichere prognostische Aussage nicht möglich.

Die entwicklungsneurologische Untersuchung von Kindern zur frühen Erfassung von Hirnfunktionsstörungen muß umfassend sein und alle Teilbereiche der Hirnleistung prüfen. Sie erfordert häufig die Zusammenarbeit verschiedener Fachvertreter. Screeninguntersuchungen und Feststellung des Entwicklungsstandes dürfen nicht als diagnostische Techniken mißverstanden werden. Im 1. Lebensjahr können wegen der noch im Fluß befindlichen Hirnreifung definitive Diagnosen nicht gestellt werden. Sinnvoll ist das Zusammentragen auffälliger Befunde. Damit ist eine ausreichende Voraussetzung für Therapieindikationen und Verlaufsbeurteilungen gegeben.

Frühe Förderung entwicklungsgefährdeter Kinder ist sinnvoll, wenn sie gezielt dabei hilft, Basisfähigkeiten zum sozialen, emotionalen, motorischen und kognitiven Lernen zu adaptieren. Es geht weniger um das Training einzelner Funktionen als um die Vermittlung der Voraussetzung dazu, nämlich der fein angepaßten Verarbeitung und Beantwortung verschiedener Reize.

Da die persönliche Interaktion zwischen Kind und Umgebungspersonen für seine Entwicklungsfähigkeit entscheidend ist, werden alle therapeutischen Bemühungen so aufgebaut, daß sie mit wenig Fremden auskommen und dem Lebenszusammenhang von Kind und Eltern angepaßt sind.

Literatur

1. AEBI, U.: Frühbehandlung cerebraler Bewegungsstörungen: Befunde bei 50 Sonderschülern. Helv. paediat. Acta **31,** 319 (1976).

2. DAVIDS, A., R. H. HOLDEN u. G. B. GRAY: Maternal anxiety during pregnancy and adequacy of mother and child adjustment eight months following childbirth. Child Dev. **34**, 993–1002 (1963).

3. FELDKAMP, M.: Was wird aus den frühdiagnostizierten und frühbehandelten Kindern mit »zerebralen Bewegungsstörungen?« Kinderarzt **12**, 1493–1498 (1976).

4. FIELD, T. M.: Interaction Patterns of Preterm and Term Infants. In: Infants born at risk. Sp. Med. scientif. books, New York 1979.

5. HAGBERG, B.: Epidemiological and preventative aspects of Cerebral Palsy and severe mental Retardation in Sweden. Eur. J. Pediat. **10**, 20 (1979).

6. HOROWITZ, F. D.: In: BRAUN, A. W. u. J. J. VOLPE (Hrsg.): Neonatal Neurological Assessment and Out come Report of 77 Ross Conference on Pediatric. Research, Columbus Ohio Ross Labor, 116–127 (1980).

7. KLAUS, M. u. J. KEMMEL: Mother-Infant bounding: The Impact of Early Seperation of loss on family Development. Mosby, St. Louis 1976.

8. LAZAR, I.: On the Perceptual Distortion of Data: Early Intervention Programs are effective in overcoming environmental deprivation. Letter to the Ed. Pediatrics **68**, 613–614 (1981).

9. LIPPSIT, L. P.: Learning Assessment and Intervention for the Infant Born at Risk. In: Infants born at risk. SP. Med. scientif. books, New York 1979.

10. MICHAELIS, R. u. Mitarb.: Die Erfassung obstetrischer und postnataler Risikofaktoren durch eine Liste optimaler Bedingungen. Mschr. Kinderheilk. **127**, 105–145 (1979).

11. NOREN, L. u. G. FRANZEN: An evaluation of seven postural reactions (»Lagereflexe« selected by Vojta) in twenty-five healthy infants. Neuropädiatrie **12**, 308–313 (1981).

12. OHRT, B.: Therapie der Cerebralparesen. Akt. Neuropädiatrie **2**, 173–186 (1981).

13. PARMELEE, A. H. u. Mitarb.: Diagnostik and Intervention studies of High Risk Infants. Final report Los Angeles, Mai 1979.

14. PRECHTL, H. F. R.: Neurological findings in new born infants after pre- and paranatal complications. In: JONXIS, J. H. P. u. Mitarb. (Hrsg.): Aspects of Prematurity and Dismaturity. Kroese, Leiden 1968.

15. PRECHTL, H. F. R. u. D. BEINTEMA: The neurological examination of the fullterm newborn infant: In: Clinics in Developmental Medicine, Bd.12. Heinemann, London 1964.

16. PRECHTL, H. F. R.: The optimality concept. Early hum. Dev. **4**, 201–205 (1980).

17. SCHERZER, A. L.: Physical therapy as a determinant of change in the cerebral palsied infant. Pediatrics **58**, 47–52 (1976).

18. STAVE, U.: Standardisierte Nachuntersuchungen von Risikokindern. Sozialpädiatrie **2**, 34 (1980).

19. TJOSSEM, T.: Intervention strategies for high Infants and young children. Univers Park Press, Baltimore 1976.

20. TOUWEN, B. C. L.: Neurologische Untersuchung im Säuglingsalter. Pädiat. FortbildK. Praxis (Karger) **40**, 58–63 (1974).

21. TOUWEN, B. C. L. u. Mitarb.: Neurological screening of full term newborn infants. Devl Med. Child Neur. **19**, 739–747 (1977).

22. TOUWEN, B.: Neurological development in infancy. In: Clinics in Development Medicine, Bd. 58, Heinemann, London 1976.

23. TOUWEN, B. C. L.: The preterm infant in the extrauterine environment. Implications for neurology. Early hum. Dev. **4**, 287–300 (1980).

24. VLACH, V., H. M. WEINMANN u. CH. MEITINGER: Exteroceptive Reflexe bei Frühgeborenen. Z. Kinderheilk. **107**, 53–73 (1969).

25. VOJTA, V.: Die zerebralen Bewegungsstörungen im Säuglingsalter. Frühdiagnose und Frühtherapie, 3. Aufl. Enke, Stuttgart 1981.

26. WEINMANN, H. M. u. S. STUNKEL: Die neurologische Diagnostik im Säuglings- und Kleinkindalter. Z. Allgemeinmed. **55**, 1530–1540 (1979).

27. WRIGHT, T.: Physiotherapy for the Spastic child: An Evaluation. Devl Med. Child Neur. **15**, 146–163 (1973).

Erschienen in:
pädiat. prax. **27**, 569–576 (1982/83)
Hans Marseille Verlag GmbH, München

Therapiekonzepte zur Behandlung von Kindern mit Zerebralparese

H. G. SCHLACK, Bonn

Die Frage nach der »richtigen« Therapie bei Kindern mit Zerebralparese führt nicht selten zu eher konfessionellen als professionellen Antworten. Woran liegt das? Zum einen sicherlich daran, daß alle gebräuchlichen Therapiemethoden vor fast unlösbaren Problemen der Effizienzbeurteilung stehen, zum andern wohl daran, daß in der Diskussion häufig nicht genau nach Indikationsbereichen unterschieden wird. Auf diese beiden Aspekte möchte ich zunächst eingehen, weil sich danach die Differenzen zwischen den Methoden etwas relativieren.

Gemeinsame Probleme aller Therapiemethoden

Alle Maßnahmen zur Behandlung und Förderung hirngeschädigter bzw. behinderter Kinder können sich nur mittel- bis langfristig auswirken. Das bedeutet, daß ihre möglichen Effekte mit den Auswirkungen anderer Einflußgrößen verflochten sind, z. B. mit der »spontanen« Reorganisation und weiteren Reifung des ZNS sowie mit zahlreichen Milieufaktoren außerhalb der eigentlichen Therapiemethode. Diese multifaktorielle Bedingung macht es äußerst schwierig, im Einzelfall das Ergebnis der Entwicklung einer bestimmten therapeutischen Verfahrensweise zuzuschreiben.

Hinzu kommt, daß die meisten Untersuchungen, die sich mit dem Effekt z. B. von Krankengymnastik befassen, methodisch unzureichend sind. Bei Meta-Analysen vorliegender Publikationen wurde deutlich, daß der Effekt krankengymnastischer Behandlung (verschiedener Methoden) um so weniger objektivierbar war, je strenger die angelegten methodischen Kriterien waren (4, 5). Solche Kriterien sind z. B. die Bildung von Kontrollgruppen mit randomisierter Zuweisung der Probanden zu den Gruppen, eine exakte Operationalisierung des Interventionsprogramms mit Ausschluß oder wenigstens Kontrolle zusätzlicher Einflußgrößen, die genaue Definition der Meßgrößen am Ende und vor allem die »blinde« Auswertung, d. h. die Beurteilung der Ergebnisse ohne Kenntnis der durchgeführten Maßnahmen. Studien, die bei Erfüllung notwendiger methodischer Ansprüche die Effektivität üblicher Behandlungsmethoden bei Zerebralparesen im Kindesalter zweifelsfrei belegen, stehen weltweit noch aus.

Freilich stehen die Behandlungsmethoden bzw. ihre Protagonisten dabei auch vor einer sehr schwierigen Aufgabe. Zerebralparese ist definitionsgemäß die Folge einer organischen Hirnschädigung. Die Besonderheiten des Nervensystems machen eine Heilung im eigentlichen Sinne unmöglich, sie erlauben allenfalls eine mehr oder weniger weitgehende Kompensation.

Eine weitere Gemeinsamkeit aller Therapiemethoden ist schließlich auch, daß sie primär aus der praktischen Empirie stammen und daß später der Versuch einer theoretischen Fundierung gemacht wurde. Die dabei entwickelten Hypothesen, die das eine Mal eher, das andere Mal weniger plausibel sind, werden oft als Dogma behandelt.

**Differenzierung
nach Indikationsbereichen**

Sodann ist es für die Diskussion der Therapiemethoden und die Beurteilung ihrer Effekte von entscheidender Wichtigkeit, daß man sich darüber klar wird, von welchen Kindern bzw. von der Behandlung welcher Störungsbilder man spricht.

Scheinbar ist die Sache klar: Infantile Zerebralparesen oder zerebrale Bewegungsstörungen sind Folge einer nicht progredienten Hirnschädigung, die in der Zeit zwischen der frühen Schwangerschaft und dem 3. Lebensjahr eingetreten sind; die Häufigkeit (Prävalenz) der infantilen Zerebralparese beträgt etwa 2 auf 1000, die Angaben in der Literatur stimmen darin weitgehend überein.

Es werden aber rund 20mal mehr Kinder krankengymnastisch behandelt, als es der Prävalenz der infantilen Zerebralparese

entspricht (diese Schätzung ergibt sich aus der Häufigkeit von Verordnungen nach den Daten einer großen AOK). Daraus läßt sich der Schluß ableiten, daß die Indikation zu krankengymnastischer Behandlung mehrheitlich bei Kindern gestellt wird, die keine oder noch keine definitive Zerebralparese haben, sondern neurologische Auffälligkeiten, die auf ein Entwicklungsrisiko hinweisen.

Diese Behandlungsindikation ist nicht grundsätzlich falsch, vertritt sie doch den Standpunkt der sekundären Prävention. Man muß sich aber immer bewußt bleiben, daß von der Frühbehandlung viele Kinder erfaßt werden, die sich möglicherweise auch ohne spezielle therapeutische Maßnahmen bzw. mit Hilfe anderer stimulierender Umweltfaktoren günstig entwickelt hätten. Darauf werde ich später noch einmal zurückkommen.

Andere Bedingungen als bei den infantilen Zerebralparesen liegen auch bei Kindern mit später erlittenen Hirnschädigungen vor, insbesondere nach Schädel-Hirn-Trauma. Auf diese Besonderheiten will ich ebenfalls nachher noch eingehen im Zusammenhang mit Überlegungen differenzierter Verfahrensweisen je nach Indikationsgebiet.

Kurzdarstellung der gebräuchlichsten Therapiemethoden

Diese grundsätzlichen Überlegungen habe ich an den Anfang gestellt, um deutlich zu machen, daß in der Bewertung der verschiedenen Verfahrensweisen eher kritische Bescheidenheit angesagt ist als eine eifernde Omnipotenzbehauptung dieser oder jener Methode.

Ich will nunmehr versuchen, die gebräuchlichsten Methoden kurz zu charakterisieren, wobei ich mir der Unvollkommenheit dieses Versuches im voraus bewußt bin. Zum einen erfordert der gegebene Rahmen eine Beschränkung auf grobe, möglicherweise vergröbernde Umrisse, zum anderen habe ich selbst nur mit einer Methode, nämlich dem BOBATH-Konzept, praktische Erfahrungen, was eine ganz unparteiische Darstellung fast unmöglich macht.

Das BOBATH-Konzept

Seit der ersten Beschreibung von Behandlungstechniken durch das Ehepaar BOBATH, wonach durch bestimmte periphere Reize eine Beeinflussung der Spastik möglich war, haben sich bis heute die Verfahrensweisen so stark erweitert und verändert, daß eher von einem Konzept als von einer Methode gesprochen werden kann.

Ein wesentlicher Punkt darin ist das »Denken in Funktionen«: dem Kind sollen komplexe, willentliche Bewegungsabläufe ermöglicht werden, deren Ziel die größtmögliche Selbständigkeit des Kindes ist. Als Mittel dazu dienen bestimmte Techniken der Hemmung (Inhibition) von falschen Haltungsmustern mit ungünstigem Muskeltonus, der Anbahnung (Facilitation) von Bewegungsabläufen und vor allem der Stimulation zur Verbesserung des Muskeltonus und der Aufrichtung. Über allem steht die Zielsetzung, das Kind zu größtmöglicher Eigenaktivität zu motivieren.

Das VOJTA-Prinzip

Die von VOJTA entwickelte Behandlungsmethode besteht in einer Stimulation angeborener komplexer Bewegungsmuster, die als genetisch vorgegebene und für die weitere Entwicklung unverzichtbare Basis der statomotorischen Entwicklung (der »posturalen Ontogenese«) angesehen werden.

VOJTA formuliert es so: »Ausgehend von bestimmten Körperhaltungen werden durch gezielte Reize reflektorisch Muskelaktivitäten erzeugt, wie sie in der normalen motorischen Entwicklung von selbst auftreten. Damit kann anstelle der pathologischen Bewegungs- und Körperhaltungsmuster wieder ein richtiges zusammenspiel der Muskeln entstehen« (6).

Es geht also nicht um die Anbahnung komplexer Funktionen, sondern um die Normalisierung der Voraussetzungen, auf deren Basis das Kind diese komplexen Funktionen danach selbst erwerben kann. Das zentrale Postulat besteht also darin, daß die Behandlungsmethode in der Lage sei, die Grundfunktionen der posturalen Ontogenese auch bei definitiver Hirnschädigung zu normalisieren.

Sensorische Integrationstherapie (JEAN AYRES)

Das Konzept der sensorischen Integrationsstörung ist sehr komplex, es dient oft als moderneres Synonym für »MCD«, ohne die mit diesem Begriff verbundenen Unklarheiten nennenswert zu reduzieren. Die sensorische Integrationstherapie reklamiert demzufolge ein weites, manchmal etwas unscharf begrenztes Tätigkeitsfeld. Ein wesentliches Element dieser Methode ist die Stimulation der Körperwahrnehmung, d. h. die bessere Verarbeitung der Afferenzen von Muskel- und Sehnenrezeptoren, Vestibulärapparat und Hautrezeptoren.

Bei Kindern mit zerebralen Bewegungsstörungen sind Störungen der Körperwahrnehmung offenbar häufig; deshalb spielen Elemente der sensorischen Integrationstherapie auch in der Behandlung zerebralparetischer Kinder eine Rolle. Darauf werde ich beim Versuch der Zusammenfassung der verschiedenen Ansätze noch zurückkommen.

Konduktive Förderung (PETÖ)

Die konduktive Förderung versteht sich als interdisziplinäres (»zusammenführendes«) Konzept; es ist in seinem Ansatz vorwiegend pädagogisch-psychologisch orientiert, auch wenn medizinische Therapieelemente integriert sind. Das Ziel ist eine möglichst große Selbständigkeit in allen Lebensbereichen; auch hier wird also die Befähigung zu komplexen Funktionen angestrebt. Eine große Rolle spielt die bewußte, suggestive Beeinflussung des Kindes auf der verbalen Ebene.

187

Methode nach DOMAN und DELACATO

DOMAN u. DELACATO propagierten ursprünglich gemeinsam, inzwischen getrennt, mit unterschiedlichen Akzenten ein aufwendiges und mit vielen Erfolgsverheißungen ausgeschmücktes Behandlungskonzept. Darin wird postuliert, daß durch vielfältige sensorische Stimulation einschließlich der passiven Erfahrung bestimmter Bewegungsabläufe neurologische Funktionen auf motorischer, kognitiver und sprachlicher Ebene auch bei schwerer organischer Hirnschädigung induziert werden können.

Ergänzt wird die Stimulationsbehandlung durch Maßnahmen zur »Schaffung eines optimalen physiologischen Milieus« für das Gehirn über Sauerstoffmaskenbeatmung, Vitamingaben u. a. Das Therapieprogramm nimmt 6–8 Stunden täglich in Anspruch und erfordert die Mitwirkung mehrerer Erwachsener. Die theoretischen Grundlagen dieser Methode beruhen auf überholten neurophysiologischen Konzepten. Kritisch ist außerdem anzumerken, daß hierbei das Kind ein weitgehend passiver Stimulationsempfänger mit allenfalls reflektorischen Antwortmöglichkeiten ist, während es nach dem heutigen Wissensstand bei der Entwicklungsförderung in erster Linie auf die Stimulation der Eigenaktivität des Kindes ankommt.

Methode nach KOZIJAWKIN

Bei diesem Verfahren wird postuliert, daß die Symptome der Zerebralparese nicht nur durch die Schädigung des ZNS hervorgerufen werden, sondern zusätzlich durch sekundäre »Blockierungen von Segmenten der Wirbelsäule«, die sich durch Manualtherapie und ergänzende Maßnahmen, wie Akupressur und Bienengiftapplikation, therapeutisch beeinflussen lassen.

Während von Eltern und auch von Ärzten über zum Teil eindrucksvolle Soforteffekte bei dieser Behandlung berichtet wird, sind die mittel- bis längerfristigen Effekte (auch nach eigenen Nachuntersuchungen von Kindern 3–7 Monate nach Behandlung durch KOZIJAWKIN) weniger deutlich in der Auswirkung auf Befund und Verlauf im Vergleich zur vorherigen Behandlung. Ob die manuelle Wirbelsäulentherapie, die auch schon früher von Vertretern dieser Richtung für die Behandlung zerebralparetischer Kinder propagiert wurde, sich künftig stärker behaupten und als hilfreiche Methode erweisen wird, ist heute noch nicht abschließend zu beurteilen.

Versuch einer Bewertung im Überblick

Die Vielfalt der angebotenen Methoden – deren Aufzählung zudem sehr unvollständig geblieben ist – ist auf den 1. Blick sehr verwirrend. Auf den 2. Blick ist zu erkennen, daß es beträchtliche Gemeinsamkeiten zwischen scheinbar sehr unterschiedlichen Methoden gibt. So gehen z. B. die BOBATH- ebenso wie die VOJTA-Methode davon aus, daß über bestimmte sensorische Reize vorhersagbare motorische Reaktionen induziert werden können, deren Einübung für die weitere statomotorische Entwicklung notwendig oder nützlich ist. Die sensorische Integrationstherapie und die BOBATH-Therapie sehen in der Stimulation der Körperwahrnehmung einen zentralen Ansatzpunkt. Verbindendes Moment zwischen dem PETÖ- und dem BOBATH-Konzept sind das »Denken in Funktionen« und der hohe Stellenwert der Eigenmotivation.

Was macht nun das Spezifikum einer Methode aus, und wie weit kommt es auf dieses Spezifikum an? Zu dieser Frage möchte ich Ergebnisse der vielzitierten Studie von PALMER u. Mitarb. (1) anführen.

In dieser Untersuchung wurden 2 Gruppen von Kindern mit spastischer Diplegie im 2. Lebensjahr miteinander verglichen. Die eine Gruppe erhielt eine krankengymnastische Behandlung auf neurophysiologischer Grundlage, die andere Gruppe eine Art heilpädagogischer Frühförderung ohne spezielle Krankengymnastik. Diese 2. Gruppe wies nach 1 Jahr nicht nur im Durchschnitt einen etwas höheren Entwicklungsquotienten auf, sondern überraschenderweise auch bessere motorische Fähigkeiten.

Das läßt den Schluß zu, daß es möglicherweise gar nicht so sehr auf vermeintlich spezifische Techniken ankommt, sondern generell auf eine Stimulation, welche den Antrieb, die Eigenaktivität, die Kontaktfähigkeit des Kindes verbessert und sich auf diese Weise mittelbar auch günstig auf die motorischen Fähigkeiten auswirkt. Es erscheint danach sehr wichtig, die Förderung der Eigenmotivation des Kindes bewußt als Therapieziel zu formulieren. Das verlangt, die emotionale Befindlichkeit des Kindes im Behandlungskonzept zu berücksichtigen.

Einige Methoden disqualifizieren sich selbst durch unseriöse Erfolgsversprechungen und finanzielle Ausbeutung der Eltern. Bei aller berechtigten Kritik muß aber eingeräumt werden, daß bei schwerer zerebraler Schädigung alle Methoden an ihre Grenzen stoßen und daß es immer wieder Patienten gibt, bei denen eine Außenseiter- oder »Wunder«-Methode mehr bewirkt als die vorherige Behandlung nach einem etablierten Vorgehen. Das liegt dann sehr wahrscheinlich nicht an der Methode im engeren Sinne, d. h. der Behandlungstechnik, denn sonst müßte sich der Effekt auch über die Einzel-Situation hinaus statistisch nachweisen lassen; vielmehr ist die Ursache wohl in der Art und Weise zu suchen, wie die behinderten Kinder und vor allem ihre Eltern motiviert und überzeugt werden.

Unter den etablierten Methoden kann keine den stichhaltigen Beweis ihrer Überlegenheit führen. Die Methodenvielfalt hat auch ihre Chance; sie kommt den unterschiedlichen Sympathien und Temperamenten von Therapeuten und Eltern entgegen. Wichtig ist nur, darauf zu achten, daß dabei auch die Bedürfnisse der Kinder ausreichend berücksichtigt werden. Solange noch so viele Fragen zur spezifischen Wirksamkeit der einen oder anderen Methode offen sind, ist Bescheidenheit bezüglich der Erfolgserwartung angesagt. Es gibt keine Rechtfertigung dafür,

Eltern durch einen Methodenstreit zu verunsichern und unter Druck zu setzen.

Welche Methoden sind bei welchen Fragestellungen angemessen?

In der Diskussion über Methoden und Verfahrensweisen wird meist nicht danach differenziert, ob es sich um die Behandlung von Risikokindern, von Kindern mit infantiler Zerebralparese oder von Kindern mit später erworbener Bewegungsstörung handelt. Die Prämissen sind jedoch so unterschiedlich, daß davon auch die Indikationsstellung beeinflußt wird.

Bei Kindern mit Entwicklungsrisiken (Tab. 1) ist die prognostische Unsicherheit früher neurologischer Auffälligkeiten zu bedenken. Diese Auffälligkeiten werden vorwiegend auf der Basis motorischer Kriterien festgestellt, das bedeutet aber nicht unbedingt, daß ein motorisch

Tab. 1
Kinder mit Entwicklungsrisiken

Prämissen

Unsichere Prognose früher neurologischer Auffälligkeiten

Fragliche Spezifität der therapeutischen Methoden

Sinnvolle Interventionen

Stimulation (sozial, emotional, motorisch, sensorisch)

»Korrigierende Beobachtung«

Tab. 2
Kinder mit infantilen Zerebralparesen

Tab. 3
Kinder mit später erworbenen Hirnschäden

auffälliger Säugling auf dem Weg ist, eine zerebrale Bewegungsstörung zu entwickeln. Ein abnormer neurologischer Befund kann auch auf ein Entwicklungsrisiko z. B. im kognitiven oder sprachlichen Bereich hinweisen, oder er kann auch nur Ausdruck einer vorübergehenden Reifungs- und Entwicklungsstörung mit guter Prognose sein.

Deshalb sollte nicht gewissermaßen reflexhaft auf die Feststellung motorischer Auffälligkeiten die Verordnung einer motorischen Übungsbehandlung erfolgen. Einerseits bedeutet die Verordnung einer Übungsbehandlung ein Alarmsignal für die Eltern, welches geeignet ist, auch außerhalb der eigentlichen Übungssituationen die Interaktion zwischen Eltern und Kind zu beeinflussen. Andererseits wissen wir nicht, ob die Übungsbehandlung – gleich welcher Methode – wirklich spezifisch und geeignet ist, eine tatsächlich oder vermeintlich drohende Zerebralparese abzuwenden.

Andererseits gibt es konkrete, empirisch vielfach abgesicherte Anhaltspunkte dafür, daß die soziale und emotionale Stimulation die Entwicklung von Kindern mit organischer Risikobelastung entscheidend begünstigt (2, 3). Stimulation kann in vielfältiger Weise angeboten werden, und die Methodenvielfalt ist so lange kein Nachteil, als sie einen Spielraum dafür läßt, die Befindlichkeit des Kindes zu berücksichtigen, und die Eltern nicht verunsichert. Oftmals genügt es auch, den Entwicklungsverlauf eines Risikokindes mit beratender Hilfestellung für die Eltern zu beobachten.

Bei Kindern mit infantiler Zerebralparese (Tab. 2) ist die eigentliche Übungsbehandlung indiziert, und sie ist auch indiziert in den häufigen Situationen, in denen noch nicht definitiv von einer Zerebralparese gesprochen werden kann, aber nach Befund und Verlauf eine hohe Wahrscheinlichkeit dafür besteht. In diesem letztgenannten Bereich gibt es allerdings, je nach Untersuchungs- und Beurteilungsmethode, noch beträchtliche Unterschiede in der Indikationsstellung.

Die Ursache einer Zerebralparese ist eine strukturelle Hirnschädigung, die der kurativen Intention, nämlich durch Therapie Heilung herbeizuführen, Grenzen setzt. Wie weit durch Therapie die noch in Gang befindliche Entwicklung des kindlichen ZNS wirklich beeinflußt werden kann, ist weitgehend hypothetisch. Die Resultate kritischer, d. h. methodisch gut kontrollierter Therapiestudien sind jedenfalls, wie schon eingangs erwähnt, nicht sehr überzeugend.

Diese Feststellung ist kein Plädoyer für therapeutischen Nihilismus, sondern für realistische Erwartungen an die therapeutischen Möglichkeiten. Da es durch die »neurophysiologischen« Methoden gelingt, mit peripheren Reizen bestimmte erwünschte motorische Reaktionen hervorzurufen, ist es begründet, mit einem Übungseffekt zu rechnen. Bei schwer behinderten Kindern muß es schon als bedeutsamer Behandlungserfolg gewertet werden, wenn es gelingt, den Status quo zu halten und eine fortschreitende Inaktivierung sowie die Ausbildung von Kontrakturen zu vermeiden.

Übungsbehandlung bei infantiler Zerebralparese hört deshalb grundsätzlich nie auf, notwendig zu sein. Aus diesem Grund ist es entscheidend wichtig, die Motivation des Kindes zu erhalten, nicht nur in dem Sinne, daß das Kind keine Widerstände gegen die Behandlung entwickelt, sondern daß es darüber hinaus seinen eigenen Willen, seine eigene Aktivität zur Kompensation der Störung einsetzt.

Von zentraler Bedeutung im Behandlungskonzept ist die optimale Hilfsmittelversorgung. Trotz ihrer Wichtigkeit kann sie hier nur kurz erwähnt werden. Sowohl die funktionelle Situation als auch die körperliche und psychische Befindlichkeit des Kindes kann durch geeignete und gut angepaßte Hilfsmittel entscheidend verbessert werden.

Schließlich möchte ich noch auf die Kinder mit später, insbesondere durch Schädelhirntrauma erworbenen Bewegungs-störungen eingehen (Tab. 3). Obwohl auch hier eine strukturelle Hirnschädigung vorliegt, sind die Voraussetzungen teilweise anders als beim Kind mit infantiler Zerebralparese. Oft sind die früheren, bereits normal entwickelt gewesenen Funktionen wenigstens teilweise reaktivierbar, und oftmals hat das Kind auch eine besonders große Motivation gegenüber der Therapie, weil die Zielsetzung durch das schon einmal beherrschte Repertoire vorgegeben ist. Das ist Rehabilitation im eigentlichen Sinne, d. h. Wiederherstellung und Wiedereingliederung, bei der die Übungsbehandlung einen hohen Stellenwert und auch eine besondere Erfolgsaussicht hat.

Zusammenfassung

Alle in der Behandlung zerebralparetischer Kinder gebräuchlichen Methoden sind mit dem Problem konfrontiert, daß ihre Spezifität und ihre Effektivität bisher nicht in einer eindeutigen Form, wie sie sonst für Behandlungsmethoden in der Medizin selbstverständlich ist, nachgewiesen werden konnte. Von daher sind kritische Indikationsstellung, kritische Erfolgsbeurteilung und Verzicht auf Methodendogmatismus geboten. Es muß auch bedacht werden, daß es keine linear-kausale Verknüpfung zwischen motorischer Übungsbehandlung und motorischem Entwicklungsfortschritt gibt.

Jede Behandlung, auch wenn sie ausschließlich als motorische Übungsbehandlung konzipiert ist, ist unvermeidlich ein komplexes Geschehen, in welchem die Motivation des Kindes, seine soziale Interaktion und seine psychische Befindlichkeit eine entscheidende Rolle im Fortgang der funktionellen Entwicklung spielen. Das zerebralparetische Kind benötigt eine umfassende Fürsorge, welche Hilfen für die Familie einschließt und die systemischen Wechselwirkungen zwischen dem Therapiekonzept und den damit engagierten Personen einerseits und dem familiären Beziehungssystem andererseits berücksichtigt.

Literatur

1. PALMER, F. E. u. Mitarb.: The effects of physical therapy on cerebral palsy. A controlled trial in infants with spastic diplegia. New Engl. J. Med. **318,** 803–808 (1988).

2. SCHLACK, H. G.: Kompensation und Dekompensation nach frühkindlicher Hirnschädigung: Die Bedeutung der sozialen Interaktion. Sozialpädiatrie **6,** 630–635 (1984).

3. SCHLACK, H. G.: Psychosoziale Einflüsse auf die Entwicklung. In: KARCH, D. u. Mitarb. (Hrsg.): Normale und gestörte Entwicklung. Springer, Berlin-Heidelberg-New York 1989.

4. TIROSH, E. u. S. RABINO: Physiotherapy for children with cerebral palsy. Am. J. Dis. Child. **143,** 552–555 (1989).

5. TURNBULL, J. D.: Early intervention for children with or at risk of cerebral palsy. Am. J. Dis. Child. **147,** 54–59 (1993).

6. VOJTA, V. u. A. PETERS: Das Vojta-Prinzip. Springer, Berlin-Heidelberg-New York 1992.

Erschienen in:
der kinderarzt **25,** (1994): im Druck

Autor und Verlag danken wir für die Nachdruckgenehmigung

Das entwicklungs-
gestörte Kind
und seine Familie

Die Belastung der Eltern-Kind-Beziehung durch therapeutische Maßnahmen

R. Michaelis, Tübingen

Seit einiger Zeit wird sehr heftig darüber diskutiert, inwieweit eine krankengymnastische Frühtherapie das Eltern-Kind-Verhältnis gefährden könne (8–10). Nach unseren Erfahrungen muß jedoch bei jeder Art der Frühtherapie mit einer möglichen Störung der Eltern-Kind-Beziehung gerechnet werden. Wenn daher in diesem Beitrag die negativen Einwirkungen therapeutischer Maßnahmen auf die Eltern-Kind-Beziehung dargestellt werden, sollen damit alle Formen einer therapeutischen Intervention angesprochen sein.

Frühdiagnose und Frühtherapie

Frühdiagnose und Frühtherapie gelten heute als selbstverständliche Forderungen für Kinder, die von einer Behinderung bedroht sind. Dabei wird von einigen therapeutischen Schulen davon ausgegangen, daß durch eine frühzeitige Intervention die drohende Behinderung vollständig vermieden werden kann. Nicht alle, die Kleinkinder entwicklungsneurologisch zu beurteilen haben, können sich jedoch dem heute propagierten Diagnose- und Therapiepositivismus anschließen. Dies vor allem aus 2 Gründen:

1. Die kritische und nüchterne Erfahrung zeigt, daß auch bei optimal und frühbehandelten Kindern z. B. eine Zerebralparese nicht zu verhindern ist, auch wenn mit einer krankengymnastischen Therapie eine wesentliche funktionelle Verbesserung erreicht werden kann.

2. Die neurologischen Symptome bei einem Säugling, der noch keine manifeste Zerebralparese zeigt, sind im Sinne eines »neurologischen Durchgangssyndroms« zu bewerten. In aller Regel sind sie Ausdruck prognostisch günstiger sensomotorischer Steuerungsimbalancen in Übergangsphasen der kindlichen Entwicklung. Sie berechtigen daher auch nicht zu rigorosen therapeutischen Konsequenzen.

In diesem Zusammenhang sei auf die Arbeit von Haas (5) und auf unsere Bewertung der Frühdiagnose von Zerebralparesen verwiesen (7).

Man könnte den Streit über die Wertigkeit einer Frühtherapie auf sich beruhen lassen mit dem Hinweis, daß Krankengymnastik keinesfalls schaden könne. Unsere Erfahrungen – und inzwischen auch die vieler anderer – zeigen aber, daß eine Physiotherapie keine indifferente, immer und unbedenklich anwendbare Methode ist. Dabei steht für uns nicht so sehr die Frage zur Diskussion, welche Therapieform die überlegenere sei, *sondern ob überhaupt eine Therapie notwendig ist.*

Weiterhin steht zur Diskussion, auf welche Weise Eltern dazu gebracht werden, eine Therapie zu akzeptieren, an der sie sich selbst zu beteiligen haben und von der sie eine Belastung der Beziehung zu ihrem Kind befürchten.

Allerdings steht heute die Diskussion der Wertigkeit bestimmter Therapieschulen ganz im Vordergrund. Sie wird außerordentlich engagiert – wenn nicht sogar i d e o l o g i s c h – geführt.

Wer in der Tat des guten Glaubens ist, nur mit einer speziellen Therapie eine Zerebralparese oder irgendeine andere Art von Behinderung heilen zu können, wird sich moralisch verpflichtet fühlen, die Eltern unter allen Umständen zur Aufnahme der Therapie zu bewegen. Dabei wird besonders auf die mit Sicherheit zu erwartenden Folgen hingewiesen, die eintreten, falls keine Therapie einsetzte. Gerade in einer solchen Argumentation liegt aber die vielfach unterschätzte G e f a h r für die Eltern-Kind-Beziehung. Beabsichtigt oder unbeabsichtigt wird in den Eltern Angst um die Zukunft ihres Kindes entstehen, was ihr Verhalten zu ihrem Kind beeinflussen wird. Die Verhaltensänderung der Eltern löst auch beim Kind eine Verhaltensänderung aus. *Damit kann das ganze subtil verflochtene System sich gegenseitig beeinflussender verbaler, nichtverbaler und emotionaler Beziehungen um seine Stabilität gebracht werden* (1, 6, 11).

Ängste der Eltern

Ob und wie Eltern die Ängste verarbeiten, entscheidet darüber, ob Störungen der Eltern-Kind-Beziehung eintreten und ob eine solche Belastung kompensiert werden kann. Aus dieser Psychodynamik entstehen 2 Extrempopulationen:

1. die eine, die sich mit der Situation sehr gut zurechtfindet, mit geringen Konsequenzen für die Eltern-Kind-Beziehung;

2. die andere, die durch die Mitteilung, ein auffälliges Kind zu haben, in Panik gerät, Zweifel an der Diagnose äußert, und die sich nicht in der Lage sieht, eine bestimmte Therapie durchzuhalten, von der sie überzeugt ist, daß ihr Kind sie nicht zu tolerieren vermag.

Eine 3. Gruppe, die anteilig größte, wird Probleme haben, mit ihnen aber letztendlich zurechtkommen.

Die 2. Gruppe der Eltern wird sich um eine unabhängige Beurteilung durch eine andere Institution bemühen. Sie wird sich von der erstberatenden Institution abwenden, um bei einer anderen Institution angemessenere Therapiemöglichkeiten zu finden. Daher wird auch die Argumentation mancher therapeutischer Schulen verständlich, die berichten, keinerlei negative Auswirkungen auf das Eltern-Kind-Verhältnis gesehen zu haben, während eine andere Institution Eltern zu sehen bekommt, bei denen negative Folgen für die Eltern-Kind-Beziehung eingetreten sind.

Deshalb geht auch die Diskussion, wer im Hinblick auf die Nebenwirkungen bestimmter Therapieformen emotional und wer wissenschaftlich argumentiere, völlig an den tatsächlichen Gegebenheiten vorbei (8): Die Therapieschulen, die ihre negativ beeinflußte Extrempopulation nicht mehr zu sehen bekommen, können – auch mit wissenschaftlichen Methoden – nur Positives von Eltern und Kindern berichten, während die Emotionen der Population der Eltern, die mit ihren Problemen nicht fertig wurden, anderswo abgeladen werden.

An einigen Beispielen soll gezeigt werden, wie Eltern die Gespräche über die Notwendigkeit einer Therapie erlebt und verarbeitet haben. Dabei wird nicht bestritten, daß Arzt und Therapeut das Gespräch anders »gemeint« haben. Es darf sogar unterstellt werden, daß die Beratung wohlmeinend und im besten Glauben an die vertretene Therapieform erfolgt ist. Relevant für die Eltern ist jedoch nicht, was »gemeint« war, sondern was die Eltern von einem solchen Gespräch verstanden und wie sie das Gehörte verarbeitet haben.

So berichten Eltern, die in Konflikt mit den Forderungen einer bestimmten Therapie und dem negativen Verhalten ihrer Kinder geraten sind, daß sie auf ihre Fragen, ob nicht auch mit einer anderen Therapie der gewünschte Effekt erreicht werden könne, über folgende Antworten:

1. Natürlich gibt es auch andere Therapien – aber dann wird Ihr Kind nie zum Gehen kommen.

2. Natürlich gibt es auch andere Therapien – aber wenn Ihr Kind nicht krabbelt, wird es keine normale geistige Entwicklung durchlaufen.

3. Natürlich gibt es auch andere Therapieformen – wenn Sie aber fürchten, daß Ihr Kind immer nur schreit und daß Ihr Kind Sie nicht mehr als Mutter akzeptieren kann, dann sollten ausschließlich nur noch Sie sich um das Kind kümmern, nicht mehr der Vater, damit das Kind sicher ist, daß es auch eine Mutter hat, die es nicht plagt.

4. Nur mit dieser Therapie werden Sie verhindern können, daß bei Ihrem Kind keine Legasthenie oder Rechtschreibschwäche eintreten wird (das Kind steht im 1. Lebensjahr).

5. Was wollen Sie lieber, ein spastisch gelähmtes Kind – oder ein psychisch vielleicht gestörtes Kind, dessen Störungen sich jedoch sicher wieder abbauen lassen?

Festzuhalten ist, daß ein Teil dieser Kinder nach unserer Beurteilung einen unauffälligen entwicklungsneurologischen Befund hatten und auch behielten, ein anderer Teil bereits eine manifeste Behinderung entwickelt hatte, die funktionell zwar zu verbessern, aber nicht mehr grundsätzlich zu heilen war.

Weitere Erfahrungen: Der Versuch, mit den Therapeuten in ein Gespräch über das betroffene Kind zu kommen, wird fast immer mit Hinweis auf starre i d e o l o g i - s c h e Konzepte verweigert.

Mütter, die sich schließlich an eine andere Institution wenden, befinden sich nahezu ausnahmslos in einer schweren psychischen Krise. Sie wollen alles für ihr Kind tun, sehen aber ihr Verhältnis zu ihrem Kind durch die Therapie bedroht, oder sie sind über den Entwicklungsstand ihrer Kinder ganz anderer Meinung. Diskussionen in der oben zitierten Weise haben das ihrige zur Verunsicherung getan.

Nicht selten wurde den Eltern zu verstehen gegeben, daß Kinderärzte und Institutionen, die sie zusätzlich befragen wollten, bar jeder Kenntnisse in der Beurteilung ihrer Kinder seien. Dagegen wurden andere Institutionen dringend empfohlen, die allein in der Lage seien, die richtige Diagnose zu stellen (nämlich die, die bereits gestellt worden war).

Der hier skizzierten S i t u a t i o n begegnet man in der letzten Zeit e h e r h ä u f i - g e r als seltener. Keine Institution sollte sich jedoch in der Sicherheit wiegen, sie habe keine Extrempopulation an Eltern, die trotz aller Behutsamkeit der Gesprächsführung sich nicht doch an eine andere Institution aus diesen oder jenen Gründen gewandt hat.

Entscheidend ist nach unserer Erfahrung, wie die Schwerpunkte in der Beratung der Eltern gelegt werden: Eingehen auf das Kind und die Eltern mit ihren Bedürfnissen oder Herausstellen der Prinzipien einer Therapie.

Notwendige Emotionen

Wer erlebt hat, in welch gravierender Weise das Durchsetzen therapeutischer Prinzipien nicht so selten zur Verstörung der Eltern und zur Zerstörung des diffizilen Interaktionsgewebes zwischen Eltern und Kind geführt haben und welche Folgen daraus entstanden sind, kann nicht ohne Emotionen bleiben. Er ist aufgerufen, die Partei derjenigen Eltern zu ergreifen, die in schwere psychische Bedrängnis geraten und denen nicht mit der Zusicherung geholfen ist, daß eine bestimmte Therapie mit Sicherheit allen Schaden abwenden werde. Dies gilt ganz besonders dann, wenn die eigene Beurteilung zeigt, daß Durchgangssyndrome als Vorstufe einer Zerebralparese fehlgedeutet wurden und eine entschiedene therapeutische Intervention daher gar nicht indiziert war.

Auch SPITZ, dessen Beschreibung der Deprivation institutionalisierter Kinder heute als klassisch anerkannt ist, sah sich dem Vorwurf ausgesetzt, nicht wissenschaftlich, sondern vor allem emotional gearbeitet zu haben. Zitiert nach EMDE (4): »Er ließ sich von dem seelischen Zustand (der institutionalisierten Kinder) emotional berühren. Das emotionale Berührtsein führte zu einer aufmerksameren Beurteilung der Situation dieser Kinder. Ein klinisches Syndrom (nämlich die Erkenntnis, daß hier eine Deprivation vorlag) wurde erkannt.« Dieses Zitat darf auch auf die Beobachtungen von WEBER (10) über die Gefährdung der Mutter-Kind-Beziehung bei der Frühtherapie übertragen werden. *Emotionen sind also notwendig und erwünscht. Sie sollten jedoch eine sachliche Diskussion nicht unmöglich machen.*

Frühe Sozialisation

Unbestritten ist heute, daß ein unbefangenes, warmherziges, akzeptierendes Verhalten der Eltern die wichtigste und sicherste Prämisse für eine ungestörte kindliche Entwicklung ist (1) – und zwar für gesunde und behinderte Kinder. Dabei sind Eltern und Kind auf eine außerordentlich präzise gegenseitige Interaktion programiert. Diese ist zwar genetisch in Eltern und Kind angelegt, benötigt aber ausreichende Aktivitäten, um sich verfeinern und optimalisieren zu können. Diese Interaktion bildet aber auch die Basis jeglicher sozialen und emotionalen Entwicklung, die zu einem sozial gereiften und emotional stabilen Erwachsenen führt.

Nach EMDE (4) werden zwischen dem 2. und 7. Monat soziale Beziehungen aufgenommen, denen dann ab dem 8.–12. Monat eine Phase gezielter und gerichteter sozialer Bindungen folgt. In diesen »sensitiven Perioden« ist das Kind im wahrsten Sinne des Wortes »auf Gedeih und Verderb« auf die Kommunikation jeglicher Art mit einer ihm vertrauten Person angewiesen (1, 11). AINSWORTH (1) faßt die sensitive Periode weiter, und zwar bis in das 3. Lebensjahr hinein. BECKWITH (3) zitiert Untersuchungen, nach denen die soziale Kompetenz eines 10jährigen Kindes von der mütterlichen Sensibilität abhängig war, mit der die Mutter auf die Kommunikationsangebote des Säuglings reagierte.

Demgegenüber behinderten Mütter die spätere Sprachentwicklung und die geistige Entwicklung ihrer Kinder, wenn sie sich mehr strafend, aufdrängend, kritisch oder direktiv dem Säugling gegenüber verhielten. BECKWITH (2) fand bei eigenen Untersuchungen, daß 7–10 Monate alte Kinder ihre Kommunikation einschränkten und sich nicht mehr nach ihren Müttern orientierten, wenn diese ihre Kommunikationsangebote ignorierten oder deren Verhalten konstant mißbilligten.

Die intakte Kommunikation mit den Eltern, und hier vor allem mit der Mutter, garantiert aber auch die Sicherheit, mit der Kinder gegen Ende des 1. Lebensjahres den Mut finden, sich aus dem mütterlichen Schutz zu wagen. Sie versuchen mit einer solchen Rückversicherung, Kontakte mit fremden Personen aufzunehmen. Sie wagen auch eine räumliche Trennung von der Mutter. Die mütterliche Nähe reduziert die Furcht vor neuen Situationen und neuen Erfahrungen (1, 6).

Gefährdung der frühen Sozialisation

Beim Menschen ist die Entwicklung eines Verhaltens, das soziale, stabile Bindungen erst ermöglicht, an eine »Mutter-Figur«

gebunden, die die subtilen Signale des Kindes wahrnimmt und darauf antwortet (1). Fehlt eine solche »Mutter-Figur« oder ist sie nicht in der Lage, ausreichend auf die Kommunikationsangebote einzugehen, entsteht die Gefahr schwerer, nicht reversibler Ausfälle in der Sozialisationsentwicklung (1, 6, 11).

Die gleiche Gefahr ist gegeben, wenn Mütter die Signale des Kindes bewußt oder unbewußt nicht verstehen, da sie ein anderes Verhalten des Kindes für richtig halten oder eine andere Vorstellung davon haben, wie sich ihr Kind entwickeln sollte. Sie intervenieren nach ihren Vorstellungen und Plänen im krassen Gegensatz zu den Kommunikationswünschen ihrer Kinder (1). AINSWORTH (1) weist darauf hin, daß 2 Arten der mütterlichen Intervention die sich entwickelnden sozialen Bindungen in besonderer Weise gefährden:

1. das Schreien des Kindes zu ignorieren oder zu versäumen, adäquat darauf zu reagieren;

2. das Kind abrupt hochzunehmen und es nur kurze Zeit zu halten.

Kinder reagieren auf ein solches Verhalten, wenn es zur Gewohnheit wird, mit einem übersteigerten Bedürfnis nach Körperkontakt und mit einem ausgeprägt ambivalenten Sozialverhalten. In schlimmster Konsequenz kommt es zu bleibenden oder später entstehenden psychosozialen Behinderungen (6, 11).

Die hier dargestellten heutigen Kenntnisse über die Entwicklung sozialer Bindungen des Kleinkindes zeigen deutlich, *daß Entwicklungstherapien im Sinne einer Frühtherapie die entstehenden fokussierten Bindungen sehr wohl stören und schädigen können,* da die Therapie genau die Zeit der sensitiven Periode trifft.

Zum einen wird eine Mutter Gefahr laufen, für das Kind nicht mehr der sichere Hort zu sein, von dem aus die Welt exploriert werden kann, wenn sie glaubt, um der Zukunft ihres Kindes willen gegen ihre eigenen Gefühle eine Therapie durchset-

zen zu müssen. Sie läuft auch Gefahr, um der Therapie willen die Kommunikationsangebote des Kindes nicht mehr zu beachten oder sie bewußt zu ignorieren.

Zum anderen wird eine Mutter, die hin und hergerissen ist zwischen dem Bedürfnis, auf die Kommunikationsangebote ihres Kindes einzugehen und der Angst, etwas Entscheidendes für die Gesundheit ihres Kindes zu unterlassen, nur noch bedingt oder gar nicht mehr in der Lage sein, die notwendige Intensität der Kommunikation aufrechtzuerhalten. Die Gefahren, die hier für die psychische Stabilität der Mutter drohen sowie für die Sozialisationsentwicklung des Kindes, werden zur Zeit noch weit unterschätzt.

Zum Glück reagieren nicht alle Mütter und Kinder in der hier dargestellten Weise. Einmal auf solche Gefahren aufmerksam geworden, sollte es die Pflicht von Therapeuten und Ärzten sein, therapeutische Notwendigkeiten mit den Bedürfnissen von Mutter und Kind in Einklang zu bringen.

Daß nicht noch sehr viel häufiger negative und schwere Folgen therapeutischer Maßnahmen beobachtet werden, liegt nach unserer Meinung daran, daß bei den meisten Kindern eine Frühförderung gegen Ende des 2. Lebensjahres abgeschlossen ist. Die Chance ist nicht klein, daß nach dieser Zeit gestörte Eltern-Kind-Beziehungen sich wieder stabilisieren. Wie bereits erwähnt, reicht nach AINSWORTH (1) die »sensitive Periode« bis in das 3. Lebensjahr hinein. Wenn aber über 90% aller Risikokinder bis Ende des 2. Lebensjahres unauffällig werden, dann muß die Frage diskutiert werden, ob ein striktes Therapiekonzept überhaupt notwendig ist – und nicht für eine Extremgruppe sogar eine erhebliche potentielle Gefahr bedeutet.

Komplikationen bei Langzeittherapien

Wir haben in den letzten Jahren aber auch bei Kindern im Vorschulalter, die über längere Zeiträume behandelt werden mußten, schwere Störungen der Eltern-Kind-Beziehungen erlebt – keineswegs nur bei krankengymnastischen Therapien. Störungen wurden bei Kindern gesehen, deren Mütter sehr engagiert die empfohlene Therapie durchführten, die dabei nicht primär Zweifel an ihrem Tun und die eine stabile Beziehung zu ihrem Kind entwickelt hatten. Die Mütter wollten ihrem Kind helfen, möglichst weit in seiner Entwicklung zu kommen, trotz einer manifesten Behinderung. Im Laufe der Zeit entwickelten die Kinder jedoch außerordentlich effektive Abwehrmechanismen gegen die therapeutischen Aktivitäten ihrer Mütter. Sie lernten die geringsten Ansätze oder Intentionen zu durchschauen, die nicht nur reinste zweckfreie Zuwendung waren. Wiederum entsteht eine Störung des Eltern-Kind-Verhältnisses, das charakterisiert wird durch:

1. Schuldgefühle der Mutter;

2. Ärger und Aggressionen gegen das Kind, das sich den mütterlichen therapeutischen Bemühungen widersetzt;

3. den häufig verdrängten Wunsch der Mutter, das Kind so zu nehmen, wie es ist;

4. psychisch-emotionale Differenzen der Eltern;

5. gelegentliches, später konstantes »Fehlverhalten« des Kindes.

Sind bereits in den ersten Lebensjahren Störungen der Eltern-Kind-Beziehung eingetreten, kann es schließlich zu dramatischen Zuspitzungen kommen, die auch einmal zu einer Krisenintervention führen können. Die betroffenen Kinder weichen entweder in regressiv-neurotische Verhaltensmuster aus, bis hinein in ein autismusähnliches Benehmen, oder sie entwickeln aggressive oder autoaggressive, antisoziale Verhaltensbilder, je nach ihrer genetischen Disposition, auf Störfaktoren zu reagieren. Bei beiden Verhaltensweisen wird das Weiterführen einer Therapie unmöglich gemacht.

Als einzige Alternative bleibt, mit der Therapie völlig auszusetzen und die Mutter zu ermutigen, »zweckfreien« Kontakt mit ihrem Kind aufzunehmen. Wenn irgend möglich, sind Aktivitäten zu fördern, die beiden Freude und Spaß bereiten. Sind Eltern von dem Druck befreit, daß sie allein das Kind so weit wie möglich zu fördern haben, und können sie die Tatsache akzeptieren, daß trotz aller therapeutischen Bemühungen ihr Kind behindert bleiben wird, eine Therapie jedoch wesentliche funktionelle Vorteile bringen kann, aber nicht eine vollständige Heilung, dann ist eine sichere Ausgangsbasis für Förder- und Therapieansätze wieder gewonnen worden: Förder- und Therapieansätze, die nun von den Bedürfnissen des Kindes und seiner Eltern ausgehen und nicht umgekehrt von einer bestimmten Therapie, die besonders viel zu versprechen scheint und die deswegen der familiären Situation bedenken- und gedankenlos aufoktroyiert wird.

Therapiediktat – Therapieindikation

Die in diesem Beitrag dargestellten Zusammenhänge sollten nicht prinzipielle Formen der Frühtherapie infrage stellen. Sie sollten uns aber sensibel dafür machen, daß eine besondere Population existiert, bei der eine gewählte Therapieform gefährliche Nebenwirkungen auf das Eltern-Kind-Verhältnis haben kann. Besser noch: Wir sollten nicht mehr primär von einer bestimmten Therapie ausgehen und erst dann reagieren, wenn massive Schwierigkeiten bei Eltern und Kind eingetreten sind. Wir sollten uns vielmehr primär um ein Verständnis der Situation von Eltern und Kind bemühen, um dann eine Therapie zu suchen, die möglichst optimal den Forderungen der Therapie und den Bedürfnissen der Familie entgegenkommt.

Dies stellt sehr viel höhere Ansprüche an das therapeutische Können als die bequeme und scheinbar sichere Anwendung der immer gleichen, einmal erlernten Methode. Das Therapiediktat wird dann zugunsten von Eltern und Kindern durch eine Therapieindikation abgelöst.

Literatur

1. AINSWORTH, M. D. D.: The development of infantmother attachment. In: CALDWELL, B. M. u. H. N. RICCIUTI (Hrsg.): Review of Child Development research, Bd. 3. University of Chicago Press, Chicago 1973.

2. BECKWITH, L.: Relationships between infants social behavior and their mothers behavior. Child Dev. **43,** 397 (1972; zit. nach Martin).

3. BECKWITH, L.: Caregivers Infant Interaction and the development of the high risk infant. In: TJOSSEM, T. (Hrsg.): Intervention Strategies for High-Risk Infants and Young Children. University Park, Baltimore 1976.

4. EMDE, R. N.: Emotional availability: A reciprocal reward system for infants and parents with implications for prevention of psychosocial disorders. In: TAYLOR, P. M. (Hrsg.): Parent-Infant Relationships. Monographs in Neonatology. Grune & Stratton, New York 1980.

5. HAAS, G.: Neurologische Durchgangssyndrome im frühen Säuglingsalter. pädiat. prax. **27,** 585–588 (1982/83).

6. MARTIN, B.: Parent-Child Relations. In: Review of Child Development Research, Bd. 4. University of Chicago Press, Chicago-London 1975.

7. MICHAELIS, R. u. U. HEGE: Die infantilen Zerebralparesen. Akt. Neurol. **9,** 35 (1982).

8. STAUDT, F., A. ROSIE u. H. HELWIG: Sinn und Unsinn der Behandlung von Bewegungsstörungen im Säuglingsalter. Mschr. Kinderheilk. **130,** 476 (1982).

9. THIESEN-HUTTER, M.: Wissenschaftliche contra emotionale Diskussion um die Auswirkungen der Neurophysiotherapie Vojtas. Z. Krankengymnastik **34,** 346 (1982).

10. WEBER, S.: Psychodynamische Aspekte der Mutter-Kind-Beziehungen bei der krankengymnastischen Frühtherapie zur Prophylaxe infantiler Zerebralparesen. Klin. Pädiat. **193,** 457 (1981).

11. WOLFF, P. H.: Mother – infant interactions in the first year. New Engl. J. Med. **295,** 999 (1976).

Erschienen in:
pädiat. prax. **27,** 629–634 (1982/83)
Hans Marseille Verlag GmbH, München

Verhaltensstörungen bei Säuglingen und Kleinkindern durch inadäquate krankengymnastische Behandlung

A. R. Moini, H. G. Schlack und Dorothee Ebert, Bonn

Ausgangspunkt dieser Untersuchung war die Beobachtung einer offenbar überzufällig häufigen Kombination von krankengymnastischer Behandlung mit bestimmten Verhaltensstörungen im Säuglings- und Kleinkindalter. Im Jahre 1981 wurden in unserem Zentrum 29 Kinder vorgestellt, bei welchen in engem zeitlichem Zusammenhang mit der Einleitung einer krankengymnastischen Übungsbehandlung wegen neurologischer Auffälligkeiten bzw. zerebraler Bewegungsstörungen schwerwiegende Verhaltensprobleme aufgetreten waren.

Bei diesen Verhaltensproblemen handelte es sich:

1. 13mal um massive Fütterungsschwierigkeiten. Einzelne Kinder gingen mit der Nahrungsverweigerung so weit, daß sie teilweise nur noch im Schlaf oder Halbschlaf gefüttert werden konnten und die Mütter bis zu 14 Stunden am Tag mit dem Versuch einer Nahrungsverabreichung zubringen mußten. Kein einziges Mal konnten die Fütterungsschwierigkeiten ausreichend durch mundmotorische Störungen (2, 5) erklärt werden.

2. 8mal um Schlafstörungen. Dabei handelte es sich um stundenlanges Schreien vor dem Einschlafen und häufiges Aufwachen und Schreien in der Nacht. Bei allen Kindern waren bereits erfolglos Schlafmittel eingesetzt worden.

3. 5mal um aggressives Verhalten gegenüber der Mutter, und zwar in Form von Schlagen, Kratzen, Ziehen an den Haaren u. ä.

4. 4mal um ausgeprägte Kontaktstörung. Diese Kinder zogen sich ganz auf sich zurück, wirkten mürrisch, nahmen weniger Blickkontakt auf und »verstummten«, d. h. sie stellten mehr oder weniger vollständig ihr spontanes Plappern ein.

Bei 25 Kindern waren diese Verhaltensstörungen der vorrangige Grund für die Vorstellung in unserem Zentrum. Alle 29 Mütter bzw. Eltern gaben an, daß sich ihre Kinder gegen die Behandlung mit

1. Alter zum Zeitpunkt der Erstvorstellung bei uns 5–36 Monate	
davon im 1. Lebensjahr	17
im 2. Lebensjahr	7
im 3. Lebensjahr	5
2. Alter zum Zeitpunkt des auswärtigen Therapiebeginns 3–12 Monate	
davon im 1. u. 2. Vierteljahr	22
im 3. Vierteljahr	5
im 4. Vierteljahr	2

Tab. 1
Alter der Kinder (n = 29)

Tab. 2
Auftreten des Störverhaltens nach
Behandlungsbeginn (n = 29)

innerhalb der 1. Woche	1
innerhalb der 2. Woche	14
innerhalb der 3. Woche	8
innerhalb der 4. Woche	2
innerhalb des 2.–5. Monats	4

Schreien und aktivem oder auch passivem Widerstand wehrten. Von 21 Müttern bzw. Elternpaaren wurde die Vermutung geäußert, daß die Behandlung aus diesem Grunde nicht mehr effektiv sei.

Charakterisierung der Patienten

Alter und Behandlungsbeginn

Die Kinder, von denen die Rede ist, waren zum Zeitpunkt der Erstvorstellung in unserem Zentrum zwischen 5 und 30 Monate alt. Bei allen war zu einem früheren Zeitpunkt auswärts eine krankengymnastische Übungsbehandlung eingeleitet worden (Tab. 1).

Das eingangs geschilderte Problemverhalten trat überwiegend innerhalb der ersten 3 Wochen nach Einleitung der Behandlung auf (Tab. 2). Die zeitliche Differenz zwischen Therapiebeginn und Auftreten erheblicher Verhaltensstörungen einerseits und dem Zeitpunkt der Vorstellung in unserem Zentrum andererseits (Tab. 1) macht deutlich, daß die Familien über sehr lange Zeit mit diesen Problemen belastet waren (extremes Beispiel: massive Nahrungsverweigerung mit einer täglichen Fütterungsdauer von 10 und mehr Stunden über 2½ Jahre!).

Therapiemethoden

Die Kinder wurden nach folgenden Methoden behandelt:

21mal nach VOJTA,
 7mal nach BOBATH,
einmal nach dem »Frankfurter Modell«.

Aus dieser Zusammenstellung geht hervor, daß das Auftreten von Verhaltensproblemen unter einer krankengymnastischen Behandlung kein methodenspezifisches Phänomen ist, wenngleich die VOJTA-Methode eindeutig überwiegt. Daß in dieser Gruppe das »Frankfurter Modell« nur einmal vertreten ist, hat sicher regionale Gründe.

Auffällig war, daß alle 5 Kinder mit aggressiven Verhaltensstörungen nach VOJTA behandelt wurden. Hierzu zählen alle 4 Kinder, bei denen sich die Verhaltensproblematik erst relativ spät – vom 2.–5. Monat nach Behandlungsbeginn (Tab. 2) – ausgebildet hatte. Im übrigen zeigte sich kein signifikantes Überwiegen bestimmter Verhaltensstörungen bei der einen oder anderen Methode.

Neurologische Diagnose und Entwicklungsniveau

14 der 29 Kinder hatten leichtere neurologische Auffälligkeiten ohne schwerwiegende funktionelle Auswirkungen (hier als »Koordinationsstörungen« bezeichnet); die übrigen waren in erheblicherem Maße motorisch und zum Teil mehrfach beeinträchtigt (Tab. 3 u. 4).

Zwischen der Art der Verhaltensstörung und der Form der Bewegungsstörung bzw. dem Grad der Behinderung fanden sich keine signifikanten Korrelationen.

Exploration der Mütter

Aus den Angaben der Mütter ergaben sich deutliche Hinweise darauf, daß das Auftreten von Verhaltensproblemen beim Kind sehr stark davon abhängt, ob durch die Behandlung bzw. durch die sie begleitenden Aussagen und Informationen die Beziehung zwischen Mutter und Kind belastet wird.

Solche Belastungen der Mütter und ihre Beziehung zum Kind kristallisierten sich in den hier vorgestellten B e o b a c h t u n g e n immer wieder an typischen Punkten, die durch Zitate verdeutlicht werden sollen:

1. Die Mütter werden als »Ko-Therapeuten« in eine Verantwortung gestellt, durch die sie oft überfordert sind.

»Ich fühlte mich entmündigt; ich dachte dauernd, ich wäre eine schlechte Mutter, weil ich nicht 5mal am Tage mit meinem Kind turnen konnte, wie es mir die Therapeutin empfohlen hatte,

tetraplegische Bewegungsstörungen	
überwiegend spastisch	5
überwiegend athetotisch	3
überwiegend ataktisch	2
überwiegend hypoton	2
spastische Diplegie	2
spastische Hemiplegie	1
»Koordinationsstörungen«	14

Tab. 3
Neurologische Befunde bzw. Diagnosen

Tab. 4
Mentaler Entwicklungsstand
(Bestimmung des EQ mit der Münchener Funktionellen Entwicklungsdiagnostik)

im Bereich der Altersnorm	18
leichte bis mittelgradige Retardierung (EQ 90–50)	5
schwere Retardierung (EQ <50)	6

denn ich hatte außer diesem Kind noch meinen Haushalt mit 2 weiteren Kindern zu versorgen.«

Der Therapeutin hatte sie erklärt, daß sie es nicht schaffe, 5mal täglich mit dem Kind zu turnen, jedes Mal schreie das Kind wie am Spieß, bekomme Schweißausbrüche und nehme kaum mehr Blickkontakt auf. Daraufhin erklärte die Therapeutin:

»Wenn Sie nicht daran interessiert sind, daß Ihr Kind weitere Fortschritte macht, kann ich dies als Therapeutin auch nicht ändern. Sie werden sehen, daß durch lasche und unregelmäßige Behandlung Ihr Kind nie laufen lernen wird.«

Das Kind war so schwer behindert, daß ohnedies keine Aussichten auf Erlernen des Laufens bestanden; man mache sich klar, mit welchen Selbstvorwürfen eine Mutter leben muß, der auf diese Weise die Schuld an einem ungünstigen Entwicklungsverlauf zugeschoben wird!

2. Die Mütter erleben Versagens- und Schuldgefühle in bezug auf die »therapeutischen Hausaufgaben«.

»Ich habe starke Schuldgefühle entwickelt, weil ich mein Kind während der Behandlung nicht so hart anfassen konnte, wie es die Therapeutin mir gezeigt hatte. Andererseits hatte ich Angst, daß – wenn ich nicht intensiv mit meinem Kind turnte – es lebenslang behindert bleiben würde«.

»Ich war immer froh – so unglaublich das klingen mag –, wenn unsere Tochter krank war und Fieber bekam, damit ich nicht die krankengymnastische Behandlung mit ihr durchzuführen brauchte«.

3. Die Spontaneität dem Kind gegenüber geht verloren.

»Schon kurz nach der Geburt war mir die Chance genommen, zumindest kurzfristig die Behinderung zu vergessen. Die ständige Forderung und der Zwang zu Erfolg und Leistung hatten die Kehrseite, daß ich nur selten meinen Sohn als Kind akzeptieren konnte; sehr schnell wurde ich immer wieder darauf gestoßen, daß er behindert ist – in erster Linie jemand, dem etwas fehlt.«

»Ich hatte Rollenprobleme; manchmal hatte ich als Mutter einfach nachgegeben oder freundlich

reagiert – als Therapeutin fühlte ich mich veranlaßt, konsequent zu sein und mein Verhalten vom Erfolg her zu steuern. Das kann schwierig werden für die Spontaneität und die Äußerung von Gefühlen. Es fiel mir nicht leicht, beide Rollen zu integrieren, auch von meinem Mann z. B. verlangte ich manchmal, sich nach therapeutischen Richtlinien zu verhalten, so daß er weitgehend abhängig von meinen Informationen und Verhaltensmaßregeln wurde.« (Zitat aus »Frühförderung«, Rundbrief 17.)

4. In der Familie ergeben sich Konfliktsituationen.

»Zwischen meiner Frau und mir wäre es beinahe wegen der krankengymnastischen Behandlung bei unserem Sohn zu einer Ehekrise gekommen, weil ich der Meinung war, daß die krankengymnastische Behandlung für unseren Sohn eine Qual bedeutete, denn er hatte jedes Mal nach dem Turnen am ganzen Körper blaue Flecken.«

Vier Mütter haben aufgrund dieser Belastungen im Zusammenhang mit der Übungsbehandlung ihres Kindes selbst schwere Schlafstörungen entwickelt.

Behandlungskonzept und kindliche Bedürfnisse

Die Analyse der hier geschilderten Verläufe zeigte, daß die Art und Weise, wie die Behandlung praktiziert wurde, einen wesentlichen Anteil an der Entstehung der Verhaltensstörungen hatte. Daher war es nicht unbedingt nötig, die Behandlungsmethode zu wechseln, bei jedem Kind mußte jedoch die Vorgehensweise bei der Behandlung grundlegend geändert werden.

Behandlung bedeutet für das Kind – zumal für das geschädigte Kind – eine außergewöhnliche Situation, die seinen Lebensrhythmus empfindlich stören kann, wenn wir uns nicht bemühen, die notwendigen Maßnahmen auf die aktuelle Situation des Kindes einzustellen. Das verlangt Einfühlungsvermögen und Beobachtung, und dies wiederum erfordert Zeit und Konzentration. *Eine Behandlung ist nur dann erfolgreich, wenn sie sich nach den*

Bedürfnissen und Möglichkeiten des Kindes richtet und nicht nach denen des Therapeuten.

Wichtige Beobachtungen vor Beginn einer Behandlung sind:

Ist das Kind müde oder hungrig?

In welcher allgemeinen Erregungslage befindet sich das Kind? Dies ist ganz häufig abhängig von der Erregungslage der Bezugsperson – je kleiner das Kind ist oder je geschädigter, um so mehr.

Nimmt das Kind überhaupt Kontakt auf mit dem Therapeuten? Läßt das Kind es zu, sich anfassen zu lassen? Im Rahmen der zentralnervösen Schädigung kann eine Übererregbarkeit bestehen, die sich u. U. in einer allgemeinen taktilen Überempfindlichkeit äußert.

Behandlungsaufbau und Dosierung der motorischen Behandlung sind für die Durchführung der Behandlung von großer Bedeutung, d. h., daß die Übungen an das tägliche Leistungsvermögen des Kindes angepaßt werden müssen. Gute Leistungsbereitschaft und tatsächliches Leistungsvermögen gewährleisten eine Übernahme der zu lernenden Bewegungen und deren zweckvolle Verwendbarkeit. Ebenso wichtig sind die immer wieder zwischengeschalteten Erholungspausen. Gestattet man dem Kind Pausen, so hat das nichts mit lascher Behandlung oder Verwöhnung zu tun, sondern ganz im Gegenteil gibt man dem Kind die Möglichkeit, nach einer Pause erneut eine gute Leistung zu erbringen. Es ist immer wieder erstaunlich zu beobachten, zu welch guten Leistungen auch schwer behinderte Kinder bei derartigem Übungsaufbau in der Lage sind.

Behandlungsergebnisse

Bei 11 Kindern wurde die Übungsbehandlung beendet, da sie nach unseren Indikationskriterien (7) nicht mehr erforderlich war. Sie verblieben in Kontrolle, und dabei zeigte sich, daß ihre Entwicklungsfort-

schritte – gemessen mit der Münchener Funktionellen Entwicklungsdiagnostik – mindestens ebenso gut waren wie vorher unter Behandlung. Eine wesentliche Verbesserung lag aber darin, daß die bislang bestehende Verhaltensstörung bei 9 Kindern innerhalb von längstens 3 Wochen verschwand oder sich wenigstens soweit besserte, daß sie von den Eltern nicht mehr als Problem empfunden wurde.

Am hartnäckigsten erwiesen sich die Fütterungsschwierigkeiten. Bei 2 Kindern mit zentralmotorischer Koordinationsstörung und einem Kind mit hypotoner Bewegungsstörung war eine Interaktionstherapie nach COULIN (1) notwendig, um das Problemverhalten zu überwinden (6).

Bei den übrigen Kindern wurde das therapeutische Vorgehen so geändert, daß es nach den oben beschriebenen Kriterien auf die Bedürfnisse der Kinder ausgerichtet wurde. Bei 4 Kindern konnte unter diesen Bedingungen auch die VOJTA-Therapie ohne Probleme fortgesetzt werden; bei den anderen nach VOJTA behandelten Kindern wurde entweder die Therapie beendet oder nach der BOBATH-Methode weiterbehandelt, weil bei Eltern und Kind erhebliche Widerstände gegen die VOJTA-Methode entstanden waren.

Mit Ausnahme eines Kindes, dessen Fütterungsschwierigkeiten sehr hartnäckig blieben, zeigten alle diese Patienten lediglich nach Änderung des therapeutischen Vorgehens (mit entsprechender Beratung der Eltern!) eine schnelle und in den meisten Fällen vollständige Rückbildung des Problemverhaltens.

Diese Remissionen belegten unsere Annahme, daß die Verhaltensstörungen auf eine inadäquate Therapie zurückzuführen und nicht einfach »Folge des Zerebralschadens« waren.

Diskussion

Die hier mitgeteilten Beobachtungen erheben nicht den Anspruch, ein repräsentatives Bild von den mit einer krankengymnastischen Behandlung verbundenen Nebenwirkungen zu zeichnen. Immerhin sind sie (v e r m e i d b a r e!) Folgen einer ärztlich verordneten Behandlung, und möglicherweise werden solche Folgen bei schwächerer Ausprägung häufig auch übersehen.

Wir können nicht bestätigen, daß therapieabhängige Verhaltensstörungen bei Säuglingen und Kleinkindern ausschließlich der VOJTA-Methode zuzuschreiben sind, wie dies z. B. von WEBER (8, 9) postuliert wird. Vielmehr scheint dabei entscheidend zu sein, ob die Mutter-Kind-Beziehung durch Prozeduren belastet wird, die den aktuellen Möglichkeiten und physiologischen Bedürfnissen des Kindes nicht gerecht werden und die von den Müttern oft entgegen der eigenen Intuition im Autoritätsglauben gegenüber dem Fachmann praktiziert werden. Allerdings zeigt unsere Erfahrung, daß die VOJTA-Methode, die auch von Befürwortern als teilweise belastend für das Kind angesehen wird (3), in dieser Hinsicht deutlich höhere Risiken mit sich bringt als die BOBATH-Therapie.

Das Auftreten von Verhaltensstörungen nach Einleitung einer krankengymnastischen Behandlung beim Säugling oder Kleinkind muß daher als Warnsignal dafür akzeptiert werden, daß die therapeutische Vorgehensweise unzuträglich ist. Dabei ist nicht nur auf Schlaf- und Eßstörungen, Abkapselung oder Abwehr zu achten; bereits eine regelmäßig bei der Behandlung auftretende Übererregung des Kindes muß zur Revision des Behandlungsansatzes veranlassen. Eine solche Übererregung kann nicht nur durch die Fortsetzung einer inadäquaten Prozedur verfestigt werden; Übererregung ist auch unter neurophysiologischen Gesichtspunkten der ungünstigste Verhaltenszustand für das Erzielen von Lernerfolgen (4), was ja doch erklärtermaßen das Ziel einer Krankengymnastik auf neurophysiologischer Grundlage ist.

Unsere Beobachtungen zeigen, daß sich durch inadäquate krankengymnastische Behandlung für das Kind und seine Familie beträchtliche Schwierigkeiten und Belastungen ergeben können. Dies ist besonders traurig, wenn die Durchführung einer solchen Therapie gar nicht nötig ist, sondern nur angeordnet wird, »um nichts zu versäumen«.

Deshalb muß nachdrücklich auf die Notwendigkeit einer kritischen Indikationsstellung (7) hingewiesen werden.

Literatur

1. COULIN, S.: Frühtherapie von Kleinkindern mit emotionalen Störungen. Skizze einer Interaktionstherapie. In: HELLBRÜGGE, Th. u. M. MONTESSORI (Hrsg.): Die Montessori-Pädagogik und das behinderte Kind. Kindler, München 1978.
2. HABERFELLNER, H. u. B. HAFFNER: Gestörte Mundfunktion im Kindesalter. pädiat. prax. **22**, 37–45 (1979/80).
3. MIKSCHICZEK, D.: Diagnostik und Therapie nach Vojta. pädiat. prax. **19**, 217–226 (1977/78).
4. SCHLACK, H. G.: Aktivation und geistige Leistung bei Kindern. Urban & Schwarzenberg, München-Wien-Baltimore 1978.
5. SCHLACK, H. G.: Eßstörungen und Eßtherapie bei behinderten Kindern. Niedersächs. Zahnärztebl. **16**, 187–192 (1981).
6. SCHLACK, H. G.: Nahrungsverweigerung im Säuglingsalter – Beispiel einer Interaktionsstörung. Vortrag Tg. d. Rhein-Westf. Kinderärzte, Köln 1981.
7. SCHLACK, H. G.: Therapie bei Entwicklungsstörungen im Säuglingsalter. Indikationen und Möglichkeiten. pädiat. prax. **27**, 623–628 (1982/83).
8. WEBER, S.: Psychodynamische Aspekte der Mutter-Kind-Beziehung bei der krankengymnastischen Frühtherapie zur Prophylaxe infantiler Zerebralparesen. Klin. Pädiat. **193**, 457–460 (1981).
9. WEBER, S. u. P. RIEDESSER: Krankengymnastik beim Säugling – eine unschädliche und unbedenklich zu verordnende Maßnahme? Mschr. Kinderheilk. **130**, 475–476 (1982).

Erschienen in:
pädiat. prax. **27**, 635–640 (1982/83)
Hans Marseille Verlag GmbH, München

Familie im System der Hilfen

H. G. SCHLACK, Bonn

In der Frühbehandlung und Frühförderung behinderter Kinder hat die Familie schon immer einen hohen Stellenwert gehabt. Die Rolle, die der Familie dabei zugedacht ist, hängt maßgeblich mit dem vertretenen Konzept der Frühförderung zusammen. Ein Wandel in den Anschauungen und in der Praxis der Frühförderung, wie wir ihn in den letzten Jahren erleben, hat deshalb notwendigerweise auch wesentliche Auswirkungen auf Stellung und Funktion der Familie im System der Hilfen.

Die ursprüngliche »sozialpädiatrische« Rollenzuschreibung

In der Medizin, speziell der Kinderheilkunde, gingen die Anfänge der Frühförderung aus der Erfahrung mit dem Deprivationssyndrom hervor, d. h. aus der Beobachtung von primär ungeschädigten Kindern, die durch unzureichende Betreuung außerhalb der Familie erhebliche Beeinträchtigungen in der geistigen und seelischen Entwicklung erlitten hatten.

»Wenn schon ein völlig gesundes Kind in seiner Entwicklung zurückblieb, weil die Grundbedürfnisse seiner Sozialentwicklung in Heimen nicht befriedigt wurden, um wieviel mehr mußten sinnesgeschädigte, motorisch behinderte und mental retardierte Säuglinge in Sondereinrichtungen der Behindertenhilfe zurückbleiben! Umgekehrt: Welche Chancen boten sich für von Behinderung bedrohte Säuglinge an, wenn die Behandlung in die Familie verlagert wurde und wenn Fachkräfte ihre Kenntnisse auf Eltern übertrugen, d. h. die Familie zur Grundlage der Behandlung machten!« (6).

Als Faktor von entscheidender Bedeutung wurde die Verfügbarkeit einer konstanten Bezugsperson hervorgehoben, auf die das behinderte Kind wegen seiner verzögerten Sozialentwicklung noch wesentlich länger angewiesen sei als ein gesundes Kind (12). (Aus dieser Herleitung erklärt sich, warum der Begriff »sozialpädiatrisch« für Konzepte und Institutionen der Frühbehandlung im medizinischen Bereich verwendet und schließlich auch in das Gesundheitsreformgesetz übernommen wurde.)

In diesem Kontext hat die Familie demnach 2 grundlegende Funktionen: zum einen die Bereitstellung eines »natürlichen«, »optimalen« Lebensraums mit besonderen Ansprüchen an eine Hauptbezugsperson (in der Regel die Mutter) und zum anderen die Übernahme von therapeutischen Aufträgen. Diese Co-Therapeutenfunktion der Familie ist eine vordergründig schlüssige Ableitung aus den Denkweisen der kurativen Medizin: sieht man nämlich eine Behinderung in Analogie zur Krankheit und die Übungsbehandlung als das spezifische Heilmittel, dann ist in der Tat deren regelmäßige Verabreichung zu Hause eine sinnvolle Konsequenz.

Ein tragender Pfeiler dieses Konzepts ist die Annahme einer geradezu unbegrenzten Lern- und Kompensationsfähigkeit des kindlichen Nervensystems in den ersten Lebensjahren. Mit dieser Annahme verbindet sich ein großer therapeutischer Optimismus und – implizit oder explizit – die Vorstellung von der prinzipiellen Heilbarkeit einer Behinderung. Ist man davon und von der Effektivität der Behandlung überzeugt, so kann man es sich erlauben, die Betrachtung psychischer Prozesse beim Kind und seinen Eltern hintan zu stellen. Frühförderung und Frühbehandlung sind dann ein Kraftakt, der viele Opfer rechtfertigt, weil damit in einigen Jahren alles überstanden ist.

Dazu ein extremes, aber authentisches, durch mehrere Elternaussagen belegtes Beispiel: Eine Ärztin empfahl, Kinder zur Durchführung einer speziellen krankengymnastischen Übungsbehandlung auch nachts zu wecken; schlafen könnten sie – nach ihrer Heilung – dann noch ihr ganzes Leben lang.

Revisionsbedürftigkeit

Dieses Modell von der Funktion der Familie in der Frühförderung hat sich als revisionsbedürftig erwiesen (20). Die Anstöße zu einer Neuorientierung kamen hauptsächlich aus 2 Ursprüngen: zum einen äußerten die Betroffenen – die behinderten Kinder und ihre Eltern – ihre Unzufriedenheit, und die Fachleute lernten, darauf zu hören. Zum anderen wurden die wissenschaftlichen Grundlagen, auf denen die Frühförderung aufbaut, überdacht und neu gewertet.

Viele hochgespannten Erwartungen an die Frühbehandlung und Frühförderung erwiesen sich als nicht realistisch. Je deutlicher es im Einzelfall wird, daß eine Behinderung nicht wie eine Krankheit ein endliches, d. h. durch Therapie beendbares Problem ist, desto weniger befriedigt die Eltern die Rolle der Co-Therapeuten, der anstelligen Laien, deren Kompetenz vorrangig über die Aufnahme und Umsetzung der Behandlungsaufträge definiert wird.

Auf die Dauer der Auseinandersetzung mit der Behinderung wächst bei den Eltern die Erkenntnis, daß es Bereiche gibt, in denen sie kompetenter sind als die Fachleute. Schließlich kennen sie ihr Kind am besten, und sie haben eine konkrete Vorstellung von den täglichen Schwierigkeiten, von der Realisierbarkeit therapeutischer Aufträge, von den inneren und äußeren Belastungen. Sie haben den Fachleuten die Kompetenz des Betroffenseins voraus. Diese Kompetenz führt zweifellos oft zu Standpunkten und Wertungen, die von denen der Fachleute abweichen; die Fachleute sind deshalb schnell geneigt, sie als falsch anzusehen.

Beiden Seiten – Eltern und Fachleuten – fällt es oft schwer, mit einer solchen Nicht-Übereinstimmung der Einschätzungen zu leben; dabei ist sie doch eigentlich eine logische Folge unterschiedlicher Ausgangsbedingungen und nicht notwendigerweise nachteilig. Vielmehr können die unterschiedlichen Kompetenzen der Eltern und der Fachleute einander ergänzen, wenn man sie als gleichwertig und gleich wichtig akzeptiert.

Viele Eltern fühlen sich durch die verordnete Co-Therapeutenrolle in einen Konflikt mit ihrer Elternrolle gebracht. Der therapeutische Auftrag verändert den spontanen Umgang mit dem Kind, und oft steht die Aufgabe, im Rahmen der Übungsbehandlung Forderungen an das Kind zu stellen, im Gegensatz zu dem spontanen Wunsch, das Kind einfach anzunehmen und gewähren zu lassen. Die Co-Therapeutenrolle kann die Eltern-Kind-Interaktion erheblich belasten und ernsthafte Verhaltensprobleme beim Kind heraufbeschwören (9, 10). Wie immer sich Eltern in diesem Rollenkonflikt entscheiden: er ist eine Quelle von Schuldgefühlen.

Dieser Rollenkonflikt bei den Eltern hat seine Entsprechung im subjektiven Erleben des Kindes bei der Frühförderung. Dieses Erleben können uns Kinder, wenn sie noch sehr jung und zusätzlich behindert sind, nur sehr verschlüsselt mitteilen, und das Verstehen setzt Beobachtungsgabe und Einfühlungsbereitschaft voraus.

Jedes Kind, das darf man unterstellen, hat ein primäres Bedürfnis nach vorbehaltlosem Angenommensein, nach Bestätigung durch seine Bezugspersonen und auch nach Bestätigung durch das Ausüben der eigenen Fähigkeiten. Es erscheint zumindest schwierig für ein Kind, Zufriedenheit und ein positives Selbstbild zu gewinnen, wenn sein spontanes Tun – weil als fehlerhaft, unvollkommen oder unangepaßt bewertet – nichts gilt und andererseits das, was vom Kind erwartet oder mit ihm geübt wird, immer mühsam und oft von Mißerfolgen begleitet ist.

Es ist deshalb zweifellos ein Fortschritt, wenn das subjektive Empfinden und Erleben des behinderten Kindes, seine eigenständige Rolle im Prozeß der Frühförderung und seine möglichen Beiträge zur Gestaltung der Behandlung als wichtiges Korrektiv zu den Zielsetzungen der Fachleute erkannt worden ist (14, 16).

Das Abwehrverhalten des Kindes, das sich entweder unmittelbar in Verweigerung bei der Frühförderung oder auch mittelbar, z. B. in Eß- oder Schlafstörungen äußert (10), gibt bei einem solchen Verständnis dann nicht mehr Anlaß, neben dem Förderprogramm etwa noch zu-

sätzlich eine verhaltenstherapeutische Intervention zum Aufbau kooperativen Verhaltens anzusetzen, sondern vielmehr das bisherige Vorgehen in Frage zu stellen.

Wie schon erwähnt, geben auch wissenschaftliche Erkenntnisse Anstöße zur Revision. DUNST, SNYDER u. MANKINEN veröffentlichten 1989 eine Übersicht über 105 Publikationen aus dem angelsächsischen Raum zur Wirksamkeit der Frühförderung (2). Sie kamen bei ihrer Analyse zu dem Schluß, daß nur wenig Evidenz für entscheidende Auswirkungen funktionstherapeutischer Programme bei organisch behinderten Kindern bestehe; demgegenüber seien positive Auswirkungen entsprechender Interventionen auf Familienleben und Familienstruktur und auf die Befindlichkeit der Eltern wesentlich größer und eindeutiger. Es liegt auf der Hand, daß eine Relativierung der Funktionstherapie auch die Frage nach dem Sinn der Co-Therapeutenfunktion der Eltern stellt.

Nun besteht sicherlich kein Anlaß, das Kind mit dem Bade auszuschütten und generell die Übungsbehandlung als sinnlos über Bord zu werfen. Wohl aber darf man nicht erwarten, daß eine direkte, linearkausale Beziehung besteht zwischen Art und Umfang einer Übungsbehandlung und dem zu beobachtenden Entwicklungsfortschritt beim Kind.

Eine entscheidende Mittlerfunktion spielen elementare Faktoren, wie Eigeninitiative, Neugierverhalten, Selbstvertrauen und Kontaktfähigkeit des Kindes – sämtlich Merkmale, die wesentlich mit seiner emotionalen Befindlichkeit zusammenhängen. Diese wiederum wird entscheidend von der emotionalen Befindlichkeit des familiären Systems bestimmt, in welchem das Kind aufwächst. Deshalb ist es wohl angebracht, die bisherige Bewertung der Therapie als des »spezifischen« und des familiären Milieus als des »unspezifischen« Faktors der Entwicklungsförderung in Frage zu stellen (18).

Bei der Analyse einer größeren Zahl von Verlaufsstudien sowohl bei gesunden als auch bei behinderten Kindern ließen sich übereinstimmend einige Faktoren eruieren, die sich günstig bzw. ungünstig auf die Entwicklung des Kindes auswirkten (17, 18). Förderlich waren folgende Verhaltensweisen der Bezugsperson: Responsivität, emotionales Zugewandtsein, sprachliche Anregungen und das Angebot adäquaten Spielzeugs. Hemmend wirkten sich aus: Direktivität, autoritäre Einengung und Überstimulation (!), also Vorgehensweisen, die dem Kind wenig Raum für eigene Aktivität lassen.

Responsivität im Umgang mit dem Kind, emotionales Zugewandtsein und Anregungen – das waren die förderlichen Faktoren – gedeihen nur in einem familiären Umfeld, das sein emotionales Gleichgewicht bewahrt oder wiedererlangt hat. Sie sind also abhängig vom Prozeß der Auseinandersetzung der Eltern mit der Behinderung, dem Coping.

**Das neue Paradigma
und seine Bedeutung für die Familie**

Faßt man das bisher Gesagte zusammen, so ergibt sich daraus die Notwendigkeit, einige der Grundannahmen der Frühförderung neu zu definieren. Dabei sind vor allem die folgenden Annahmen von Bedeutung:

1. Was dem behinderten Kind durch Übung antrainiert werden kann, ist begrenzt; Frühförderung bedeutet vielmehr Hilfe zur Mobilisierung und Entfaltung verbleibender Kompetenzen.

2. Die Basis für den Erfolg einer so verstandenen Frühförderung ist das emotionale Gleichgewicht des Kindes und notwendigerweise auch der Familie. »Rehabilitationsinterventionen, die auf das emotionale Gleichgewicht der Familie des Patienten nicht besonders Bedacht nehmen, sind dazu verurteilt, gegen die eigenen angestrebten Ziele zu arbeiten« (11). Ein solches »Bedachtnehmen« verstehe ich unter dem Begriff der Psychohygiene, die bei allen, zweifellos unentbehrlichen, Maßnahmen der funktionellen Übungsbehandlung walten muß.

3. Bei allen Interventionen der Frühförderung ist zu beachten, daß es keine einfache, lineare, unidirektionale Ursache-Wirkungsbeziehung gibt. Vielmehr muß man von vielseitigen Interdependenzen (systemischen Wechselwirkungen) ausgehen.

Folgt man diesen Annahmen, so ergeben sich auch Konsequenzen für das Bild der Rolle, welche die Familie in diesem revidierten Konzept spielt. Einerseits bedeutet es eine Aufwertung der Familie, insbesondere eine Aufwertung der Kompetenz der Eltern und eine Entlastung von dem Leistungsdruck, der mit der Funktion eines Co-Therapeuten verbunden ist.

Andererseits wird die Sache auch für die Eltern komplizierter: Die Relativierung der professionellen Kompetenzen bringt die Eltern vermehrt in die Lage, Verantwortung übernehmen und Entscheidungen treffen zu müssen. Nach dem »alten« Konzept galt die herkömmliche Regel: die Fachleute sind zuständig fürs Anordnen, die Eltern für die Durchführung. Nun stehen die Eltern oft einem riesigen Katalog von Angeboten und Wahlmöglichkeiten gegenüber, weil es den »einzig richtigen Weg« offenbar nicht gibt.

Vor allem aber ist zu bedenken, daß das gewachsene Bewußtsein von der Bedeutung der emotionalen Situation und insbesondere des Coping-Prozesses die Intimsphäre der Familie zunehmend zum Gegenstand professionellen Interesses und auch professioneller Eingriffe macht. Damit können Ansprüche an die Eltern verbunden sein, die nur anders, aber nicht geringer sind als in der Co-Therapeutenrolle, und fehlerhafte Interventionen der Fachleute auf der emotionalen Ebene können erheblich schmerzhafter sein als auf der funktionellen Ebene.

**Das »System Familie« in der
Frühförderung und die besondere
Situation seiner Mitglieder**

Deshalb erscheint es mir wichtig, auf einige Besonderheiten hinzuweisen, durch welche die Situation der einzelnen Mitglieder des »Systems Familie« charakterisiert wird. Dazu sollen die einzelnen beteiligten Personen – das behinderte Kind, die Mutter, der Vater, die Geschwister – getrennt betrachtet werden, obwohl deren Situation und Befindlichkeit natürlich in enger Wechselwirkung stehen. Ich bin mir dabei bewußt, daß ich nur einige Gesichtspunkte nach subjektiver Einschätzung ihrer Relevanz auswählen kann und daß diese Hinweise Verallgemeinerungen enthalten, die den Variationsreichtum der individuellen Gegebenheiten nicht widerspiegeln können.

Das behinderte Kind: Subjekt, nicht Objekt

Eine der wichtigsten Voraussetzungen, dem behinderten Kind gerecht zu werden, ist die Bereitschaft des Erwachsenen, sich vorzustellen, daß das Kind eine Therapie- oder Fördersituation ganz anders bewertet als sie gedacht ist. Das kann z. B. daran liegen, daß Ziel und Inhalt einer Übung – vom Erwachsenen so gut gemeint ausgedacht – für das Kind ohne Bedeutung ist; daß die Anforderung zu hoch und die Erfolgserlebnisse zu selten sind; daß Ermüdung und aktuelle Befindlichkeit nicht berücksichtigt werden oder daß das Kind aus einem Übungsprogramm auch eine aggressive Komponente herausspürt, die aus der Frustration der Erwachsenen gespeist wird.

Die Unterstellung, daß ein Kind für jedes unerwünschte Verhalten einen subjektiv triftigen Grund hat, scheint mir eine nützliche Arbeitshypothese zu sein. Der Versuch, diesen Grund zu verstehen, ist oft der Schlüssel für ein erfolgreicheres Vorgehen. Er setzt eine sorgsame Beobachtung des Kindes und ein Aufnehmen seiner oft nur diskreten, nonverbalen Signale voraus sowie Einfühlsamkeit und Phantasie bei ihrer Deutung. Das ist – zumal bei schwer und mehrfach behinderten Kindern – nicht einfach, aber doch erlernbar; man muß nur davon ausgehen, daß ein Kind in der Frühförderung Subjekt und nicht Objekt ist, daß es etwas einzubringen und mitzuteilen hat.

Die Mütter und die Last eines überfordernden Ideals

Unter den heute gegebenen sozialen Bedingungen ist die praktische Betreuung und Förderung des behinderten Kindes ganz überwiegend den Müttern übertragen. Mehr noch: Je besser die Bedeutung der Interaktion mit der Bezugsperson für die Entwicklung des Kindes bekannt ist (15, 17), desto mehr fühlen sich Fachleute zu dem kritischen Urteil berechtigt, ob diese oder jene Mutter das auch gut und richtig mache.

Eine »gute« Mutter in der Frühförderung soll responsiv, sensibel, kompetent und dem Kind emotional zugewandt sein; sie soll darüber hinaus seine Behinderung »bejahen«. Es ist, wie man unschwer einsieht, ein absolut überforderndes Ideal, das in dieser Hinsicht das Mütter-Ideal der Psychoanalyse womöglich noch übertrifft. Dennoch wird dieses Ideal oft als Meßlatte genommen und bei einer Mutter, die hinter diesem Ideal zurückbleibt, die Schuld für einen nicht zufriedenstellenden Entwicklungsfortschritt gesucht.

JONAS (8) hat eindrucksvoll dargestellt, wie schwierig die Situation der Mutter eines behinderten Kindes in einem patriarchalisch strukturierten Gesellschaftssystem ist. Schon unter Normalbedingungen, so JONAS, ist Mutterschaft eine »sozial arrangierte Abhängigkeit«, in der das Reservat der Frau, ihre konkurrenzlose Domäne, eben darin liegt, eine gute, erfolgreiche Mutter zu sein. Wenn das Kind behindert ist, ist auch die Möglichkeit, als Mutter erfolgreich zu sein, abgeschnitten. Als – scheinbarer – Ausweg bietet sich zunächst eine Steigerung der Bemühungen, eine »Optimierung der Mütterlichkeit« (8), ein therapeutischer Aktionismus an. Stoßen diese Bemühungen an die Grenzen der Veränderbarkeit, bleiben Schuld und Versagensgefühle, Resignation und Depression übrig.

NEUHÄUSER, BECKMANN u. PAULI (11) beschrieben, daß bereits durch die Geburt eines Risikokindes (also ohne daß eine definitive Behinderung vorliegen muß) in einer Familie die traditionelle patriarchalische Rollenverteilung verstärkt wird und daß damit eine erhöhte Disposition zu Depressivität bei der Mutter verbunden ist.

Schon für nicht behinderte Kinder ist die Depressivität der Hauptbezugsperson einer der bedeutsamsten pathogenen Faktoren für die psychische und auch für die kognitive Entwicklung (1, 3, 13). Depression verändert nicht nur Stimmung und Antrieb, sondern auch die Wahrnehmung und Einschätzung der Kinder durch die Mutter und ihre Reaktionsweisen auf die Kinder.

Im Falle einer Behinderung wird die Situation dadurch verschärft, daß über die erhöhte psychische Belastung der Mutter die Depressivität verstärkt wird und mütterliche Verhaltensweisen, die für die Entwicklung des Kindes günstig wären (Responsivität und emotionales Zugewandtsein), zusätzlich eingeschränkt werden. Es kann sich auf diese Weise ein Teufelskreis von Streßbelastung und Depression bei der Mutter und fortdauernden Entwicklungs- und Verhaltensproblemen beim Kind ausbilden. In solchen Situationen sind Fachleute schnell geneigt festzustellen, daß eine Mutter »die Behinderung noch nicht verarbeitet« habe, und sie machen sich mit besten Absichten daran, »die schlechte Mutter-Kind-Beziehung zu verbessern«. Damit können zusätzliche Schuldgefühle induziert werden.

Die Väter und ihre Rolle – eine unterschätzte Größe?

Es ist sicher kein Zufall, daß der Rolle der Väter in der Frühförderung und im Umgang mit einem behinderten Kind erst in den letzten Jahren ein verstärktes Interesse zuteil wird. Allzu selbstverständlich wurde dieser Bereich lange Zeit in die Zuständigkeit der Mütter gelegt.

HINZE (7) hat die Unterschiede zwischen Vätern und Müttern in der Auseinandersetzung mit der Behinderung ihres Kindes untersucht. Er fand, daß Stärke und Dauer der seelischen Belastung bei den Vätern eher größer ist als bei den Müttern. Väter erleben eine stärkere narzißtische Kränkung, sie empfinden stärkere Angst vor sozialer Diskriminierung, und sie haben weniger Möglichkeit, sich durch praktisches Tun mit dem Kind zu engagieren und sich dabei auszuagieren.

Die Eltern, die rückblickend ihren Coping-Prozeß positiv beurteilten, beschrieben eine Veränderung des innerfamiliären Rollenverständnisses im Zuge dieser Entwicklung: die Mütter wurden selbstbewußter und sozial kompetenter, die Väter gefühlsoffener und weniger leistungsorientiert. Man kann also von einer Konvergenz aus den traditionellen Rollenpositionen in Richtung auf die Gegenposition sprechen.

Offenbar steht im Falle der Behinderung eines Kindes also nicht nur den Müttern, sondern auch den Vätern die Rollenzuschreibung der patriarchalisch strukturierten Gesellschaft im Wege. Fachleute verfestigen oft unversehens diese Rollenverteilung, weil sie vorzugsweise mit den Müttern zusammenarbeiten und die oft nötige besondere Einladung an die Väter vergessen oder als zu schwierig empfinden. Wenn man die Familie als ein System sieht, dessen Gleichgewicht bewahrt oder wieder hergestellt werden muß, kann der Nachteil eines solchen Versäumnisses kaum schwer genug eingeschätzt werden.

Die Geschwister – ihre Belastungen und Chancen

Zur Situation der Geschwister möchte ich exemplarisch einige Befunde und Aspekte aus den beiden Studien von HACKENBERG (4, 5) zitieren. Entgegen manchen Vorurteilen zeigte sich darin, daß bei den Geschwistern behinderter Kinder schwerwiegende psychische Störungen eher selten und positiv bewertete Entwicklungen häufig sind: Die Geschwisterkinder tendieren zu mehr emotionaler Ansprechbarkeit, mehr Selbstkritik, mehr sozialem Engagement.

Für die seelische Entwicklung der Geschwister ist es entscheidend, daß sie sich von den Eltern noch wahrgenommen fühlen; dabei spielt die Präsenz des Vaters – als Kompensation für die stärkere Inanspruchnahme der Mutter durch das behinderte Kind – eine große Rolle. Es ist für die seelische Gesundheit der Geschwister von großer Bedeutung, ob sie auch ambivalente oder ablehnende Gefühle gegen das behinderte Kind zulassen und äußern dürfen.

Eine bewußte, strukturierte Einbeziehung der Geschwister in Betreuungsaufgaben am behinderten Kind mit Übertragung von Verantwortung wirkt sich nicht als Belastung, sondern positiv aus, sofern es sich dabei nicht einfach um ein Weitergeben von Streß und Druck seitens der Eltern handelt, sondern um die Mitwirkung an einer Gemeinschaftsaufgabe der Familie. Das Bewältigen einer solchen Gemeinschaftsaufgabe hängt somit wesentlich vom Verlauf des Coping-Prozesses bei den Eltern ab.

Ein besonders wichtiger Faktor für eine günstige Entwicklung der Geschwister ist, ob es der Mutter gelingt, eine »Opferhaltung« zu vermeiden oder zu überwinden und trotz der Belastung durch die Behinderung eines Kindes zu einer Form der Zufriedenheit mit ihrer Rolle zu finden. Auch an dieser Stelle wird deutlich, wie sehr die Mütter unter den gegebenen Bedingungen im Zentrum des Systems stehen und wie viel nicht nur für das behinderte Kind, sondern auch für die anderen Familienmitglieder davon abhängt, daß es den Müttern »gut geht«.

Ausblick:
Warnung vor neuen Dogmen

Die angeführten Gesichtspunkte mögen deutlich gemacht haben, daß die Familie im neuen Paradigma der Frühförderung eine womöglich noch wichtigere Rolle spielt als im alten Co-Therapeutenmodell. Man sollte sich aber vor einer Dogmatisierung hüten.

Das Bild einer Familie, welche die patriarchalische Struktur überwunden hat und partnerschaftlich an der Gemeinschaftsaufgabe wirkt, einem behinderten Kind die optimale Förderung bereit zu halten; einer Familie, in welcher alle Mitglieder zu einem zufriedenstellenden Rollenbild und zu einer zukunftsweisenden Sinngebung gefunden haben: dieses Ideal ist zwar empirisch als gut erwiesen, aber es kann auch die Betroffenen überfordern. Und es ist sicher auch nicht der allein seligmachende Weg. Viele Eltern gehen – allen professionellen Dafürhaltens ungeachtet – aus eigener Überzeugung andere Wege und finden ihre eigenen Ziele.

Und schließlich ist vor einem Mißverständnis zu warnen: das hier dargestellte Konzept beinhaltet zweifellos einen starken psychotherapeutischen Akzent. Das darf aber nicht zu der fehlerhaften Annahme verleiten, die meisten Eltern behinderter Kinder oder auch nur ein größerer Teil von ihnen sei psychotherapiebedürftig. Einem solchen Irrtum kann man verfallen, wenn man die »logischen« und »normalen« Reaktionen der Eltern auf die Behinderung – z. B. Verleugnung, Aufbegehren, Verzweiflung, Niedergeschlagenheit – zu krankhaften Phänomenen erklärt.

Schwerpunkt dieses Konzepts ist deshalb nicht die Psychotherapie, sondern vielmehr die Psychohygiene.

Ich möchte diesen Begriff noch einmal mit den Worten von SORRENTINO (19) definieren: Alle Maßnahmen zur Förderung und Rehabilitation des Kindes müssen so geplant und gestaltet werden, daß sie auf das emotionale Gleichgewicht der Familie besonders Bedacht nehmen. Sehr viele psychotherapeutische Interventionen werden erst deswegen nötig, weil elementare Erfordernisse so verstandener Psychohygiene außer acht gelassen wurden: z. B. bei der Mitteilung der Behinderungsdiagnose, davor schon bei der Art und Weise, mit den Besorgnissen der Eltern umzugehen; bei der Verordnung von Therapie- bzw. Fördermaßnahmen und ihrer Begründung; bei den vielen Gelegenheiten, sich den Fragen, Zweifeln oder Verzweiflungen der Eltern stellen zu müssen.

Die Familie als den zentralen Ort des Geschehens und ihr emotionales Gleichgewicht als die wichtigste Voraussetzung für den Erfolg der Frühförderung zu bewerten: das setzt eine systemische Sichtweise voraus, die nicht nur von den Eltern, sondern vor allem auch von den Fachleuten die Bereitschaft zur Übernahme neuer Rollenbilder erfordert. Hier bietet sich das Modell der partnerschaftlichen Kooperation zwischen Eltern und Fachleuten an (20). Aber auch dieser schöne Begriff hat es noch nötig, mit Inhalten gefüllt zu werden.

Literatur

1. COX, A. D. u. Mitarb.: The impact of maternal depression in young children. J. Child Psychol. Psychiat. **28**, 917–928 (1987).
2. DUNST, C. J., S. W. SNYDER u. M. MANKINEN: Efficacy of early intervention. In: WANG, M. C., M. C. REYNOLDS u. H. J. WALBERG (Hrsg.): Low incidence conditions. Handbook of Special Education, Bd. 3., Oxford 1989.
3. FERGUSSON, D. M., L. J. HORWOOD u. F. T. SHANNON: Relationship of family life events, maternal depression and child-rearing problems. Pediatrics **73**, 773–776 (1984).
4. HACKENBERG, W.: Die psycho-soziale Situation von Geschwistern behinderter Kinder. Schindele, Heidelberg 1983.
5. Geschwister behinderter Kinder im Jugendalter. Probleme und Verarbeitungsformen. Edition Marhold, Berlin 1992.
6. HELLBRÜGGE, Th.: Erfolge der Entwicklungs-Rehabilitation durch Frühdiagnose, Frühtherapie und frühe soziale Eingliederung. In: SPECK, O., F. PETERANDER u. P. INNERHOFER (Hrsg.): Kindertherapie. Reinhardt, München-Basel 1987.
7. HINZE, D.: Väter und Mütter behinderter Kinder. Der Prozeß der Auseinandersetzung im Vergleich. Edition Schindele, Heidelberg 1991.
8. JONAS, M.: Behinderte Kinder – behinderte Mütter? Fischer, Frankfurt/M. 1990.
9. MICHAELIS, R.: Die Belastung der Eltern-Kind-Beziehung durch therapeutische Maßnahmen. pädiat. prax. **27**, 629–634 (1982/83).
10. MOINI, A. R., H. G. SCHLACK u. D. EBERT: Verhaltensstörungen bei Säuglingen und Kleinkindern durch inadäquate krankengymnastische Behandlung. pädiat. prax. **27**, 635–640 (1982/83).
11. NEUHÄUSER, G., D. BECKMANN u. U. PAULI: Zur Entwicklung sogenannter Risikokinder. Ergebnisse einer Längsschnittuntersuchung. Frühförd. interdisz. **9**, 1–11 (1990).
12. PECHSTEIN, J.: Sozialpädiatrische Zentren für behinderte und entwicklungsgefährdete Kinder. Klett, Stuttgart 1975.
13. SAMEROFF, A. J. u. R. SEIFER: Familial risk and child competence. Child Dev. **54**, 1254–1268 (1983).
14. SCHLACK, H. G.: Wer bestimmt, was »gut für das Kind« ist? Oder: Die Sache mit der Autorität des Fachmanns. In: D. EBERT (Hrsg.): Wer behindert wen? Fischer, Frankfurt/M. 1987.
15. SCHLACK, H. G.: Die soziale Interaktion: Mittelpunkt therapeutischer Intervention zur Entwicklungsförderung behinderter Kinder. In: SPECK, O., F. PETERANDER u. P. INNERHOFER: Kindertherapie. Reinhardt, München-Basel 1987b.
16. SCHLACK, H. G.: Ärztliche Aufgaben bei zerebralen Bewegungsstörungen im frühen Kindesalter. Frühförd. interdisz. **7**, 1–5 (1988).
17. SCHLACK, H. G.: Psychosoziale Einflüsse auf die Entwicklung. In: KARCH, D. u. Mitarb. (Hrsg.): Normale und gestörte Entwicklung. Springer, Berlin-Heidelberg-New York 1989.
18. SCHLACK, H. G.: Wie spezifisch wirken »Therapie« und »Milieu« auf die Entwicklung behinderter Kinder? Konsequenzen für die Praxis. In: KARCH, D. u. Mitarb. (Hrsg.): Normale und gestörte Entwicklung. Springer, Berlin-Heidelberg-New York 1989.
19. SORRENTINO, A. M.: Behinderung und Rehabilitation. modernes lernen, Dortmund 1988.
20. WEISS, H.: Entwicklungen und neue Problemstellungen in der Zusammenarbeit mit den Eltern. In: SPECK, O. u. M. THURMAIR (Hrsg.): Fortschritte der Frühförderung entwicklungsgefährdeter Kinder. Reinhardt, München-Basel 1989.

Erschienen in:
Vereinigung für Interdisziplinäre Frühförderung e. V. (Hrsg.): Familienorientierte Frühförderung, S. 11–19 (1991)
Ernst Reinhardt Verlag, München-Basel

Autor und Verlag danken wir für die Nachdruckgenehmigung

Autorenverzeichnis

BRANDMAIER, Dr. Dipl.-Inform. R.
Biometrisches Zentrum
für Therapiestudien
Pettenkoferstraße 35
D-80336 München

EBERT, DOROTHEE
Kinderneurologisches Zentrum
Rheinische Landesklinik
Gustav-Heinemann-Haus
Waldenburger Ring 46
D-53119 Bonn

EDEBOL-EEG-OLOFSSON, Dr. KARIN
Universitäts-Kinderklinik
East Hospital
S-41685 Göteborg

HAAS, Priv.-Doz. Dr. G.
Abteilung Neuropädiatrie,
Entwicklungsneurologie,
Sozialpädiatrie
Universitäts-Kinderklinik
Frondsbergstraße 23
D-72070 Tübingen

KAHLE, Dr. HEIDI
Abteilung Neuropädiatrie,
Entwicklungsneurologie,
Sozialpädiatrie
Universitäts-Kinderklinik
Frondsbergstraße 23
D-72070 Tübingen

KRÄGELOH-MANN, Priv.-Doz. Dr. INGEBORG
Abteilung Neuropädiatrie,
Entwicklungsneurologie,
Sozialpädiatrie
Universitäts-Kinderklinik
Frondsbergstraße 23
D-72070 Tübingen

LARGO, Prof. Dr. R. H.
Abteilung Entwicklung
und Wachstum
Universitäts-Kinderklinik
Steinwiesstraße 75
CH-8032 Zürich

MICHAELIS, Prof. Dr. R.
Abteilung Neuropädiatrie,
Entwicklungsneurologie, Sozialpädiatrie
Universitäts-Kinderklinik
Frondsbergstraße 23
D-72070 Tübingen

MICHAELIS, ULLA SOLVEJ
Abteilung Neuropädiatrie,
Entwicklungsneurologie, Sozialpädiatrie
Universitäts-Kinderklinik
Frondsbergstraße 23
D-72070 Tübingen

MOINI, Dr. A. R.
Kinderneurologisches Zentrum
Rheinische Landesklinik
Gustav-Heinemann-Haus
Waldenburger Ring 46
D-53119 Bonn

NEUHÄUSER, Prof. Dr. G.
Abteilung Neuropädiatrie
und Sozialpädiatrie
Universitäts-Kinderklinik
Feulgenstraße 12
D-35385 Gießen

NIEMANN, Dr. G.
Abteilung Neuropädiatrie,
Entwicklungsneurologie,
Sozialpädiatrie
Universitäts-Kinderklinik
Frondsbergstraße 23
D-72070 Tübingen

OHRT, Dr. BARBARA
Abteilung
Entwicklungsneurologie
Universitäts-Kinderklinik
Lindwurmstraße 4
D-80337 München

RIEGEL, Prof. Dr. Dr. h.c. K.
Abteilung Neonatologie
Universitäts-Kinderklinik
Lindwurmstraße 4
D-80337 München

SCHLACK, Prof. Dr. H. G.
Kinderneurologisches Zentrum
Rheinische Landesklinik
Gustav-Heinemann-Haus
Waldenburger Ring 46
D-53119 Bonn

Sachverzeichnis

223